漢方薬学

―現代薬学生のための漢方入門―

岡山大学名誉教授
奥田拓男 編

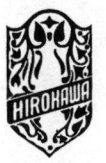

東京 廣川書店 発行

執筆者一覧 （五十音順）

井 上　　 誠	愛知学院大学薬学部教授
奥 田 純 子	
奥 田 拓 男	岡山大学名誉教授
奥 山 恵 美	城西国際大学薬学部教授
笠 井 良 次	広島国際大学薬学部教授
木 下 武 司	帝京大学薬学部教授
波 多 野　 力	岡山大学大学院医歯薬学総合研究科教授
吉 田 隆 志	松山大学薬学部教授

まえがき

　本書は，現代薬学を学んでいる人たちを対象にした現代的な漢方薬学の解説書である．その解説は薬学の関連諸教科目，即ち生薬学，薬理学，薬用植物学等で得られる知識を背景にした人たちにわかりやすいようにと心がけた．

　漢方については，今日までに存在してきた種々の異なる考え方があるが，本書では古方の治療体験と各処方の使い分け方を尊重しながら，できるだけ今日の医療での標準的な解釈に沿って集約するようにした．内容はコア・カリキュラムの「C7　自然が生み出す薬物」の（3）現代医療の中の　・漢方薬」に該当する．

　具体的には本書の第4章"漢方薬使い分けの手始めに"で，誰にも身近な病気であり，かつ現代医療で対応し切れていない"かぜ"を取り上げ，その患者の病状の現れ方の違いに応じて種々の漢方処方がどう使い分けされるかを示した．これは病名が一つでも，異なる状態の患者に応じて種々の異なる漢方処方を使い分ける，古方漢方の方法を示すための具体例である．

　また，併せてそれらの各処方から派生して，そこに他生薬を追加して組み合わせるなどした処方で，他の諸病に適用され得るものについても記述した．これは漢方の各処方の構成法と，各処方への別生薬の添加による効能の転換への理解を助けるためである．

　次いで第5章で，今日漢方薬が適用されることの多い諸病について，対応する漢方処方の各病状への適応を考慮しながら記述した．ここで記述した漢方処方は主に「一般用漢方処方」に選び出された処方であるが，医療用製剤が認められている処方については㊄の字でその旨を示した．

　第6章以下では，漢方各処方間の相関図，表等を見やすい形で示し，また現代医薬学で見出された漢方薬の効能や，漢方薬の歴史その他についても解説して，現代日本の医療の中での漢方薬について総合的に理解できるように努めた．

　各処方を適用する症状の記述に当たっては，できるだけ現代の医療，医薬になじんだ用語を使うよう心がけた．さらに基本的な各処方に生薬を追加したり，抜き去ったりして適用の対象を変えた加減方や，他の処方と併せた合方をすぐあとに記して，それらとの比較が，第4章での解説とともに漢方処方の成り立ちの理解に役立つようにと試みた．

　なお，歴史的に使用され今日も時々見られる，現代の医薬学や科学と相容れない観念や解釈については，本書のあとの方で簡単に紹介するに留めた．古典の漢方は患者の病状の客観的な観察と対応法に始まったが，後世に種々の思弁的な概念や体系が導入され，今日も時にその影響が見られる故に，本書のこの方針に対する批判的な意見が出る場合もあるかとも思われるが，あえて上記の方針で編集した．

　本書のこの方針にご賛同頂いた執筆者の諸先生方，強いお勧めを頂いた廣川書店社長廣川節男氏ならびにご協力くださった同社スタッフの方々のご尽力に強い感謝の意を表したい．

平成21年1月

奥　田　拓　男

目　次

第 1 章　現代日本医療の中の漢方薬 …………………………………………………………… 1

第 2 章　漢方と漢方薬 ……………………………………………………………………………… 3

2-1　漢方，漢方薬とは　3
2-2　漢方薬の始まり　4
2-3　日本の漢方と漢方薬　4
　2-3-1　漢方薬は現代日本医療の中の医薬品である　4
　2-3-2　現在主に使われる漢方薬の剤形　5
　2-3-3　現代薬学を学んだ者が扱う漢方　6
2-4　漢方と現代医学との違い ── 人を治す漢方　6
2-5　漢方と中国の中薬，中医療法との違い　7
2-6　漢方処方の内容を変えて使うことはできるか　7
2-7　漢方薬の原料　8

第 3 章　漢方薬選び出しの基本方針 …………………………………………………………… 9

3-1　傷寒論以来の漢方診断法 ── 寒熱虚実，病期，証と四診　9
3-2　現代医学の病名診断と漢方診断を組み合わせて漢方薬を選ぶ方法　10
3-3　漢方薬選びの他の方法　10

第 4 章　漢方薬使い分けの例 ── かぜ症候群の漢方薬について ………………………… 13

4-1　傷寒論での使い分け　14
4-2　傷寒論以外の古典と国内由来の漢方薬　15
4-3　かぜ症候群（および発熱症状）に使う処方例 ── 漢方薬使い分けの手始めに　15
　4-3-1　体力が中以上の人のかぜのひきはじめに使う処方　16
　4-3-2　体力が中程度の人のかぜや長引いたかぜに使う処方　18
　4-3-3　体力が中程度以下の人，虚弱者のかぜやかぜが長引いた場合に使う処方　21
　4-3-4　かぜの頭痛などに使う処方　25

第 5 章　現代医療の中での各病状への漢方薬の使い分け ………………………………… 27

5-1　咳，痰，気管支炎，気管支喘息などに使う処方　27
5-2　鎮吐薬およびしゃっくり止め　32
　5-2-1　鎮吐薬　32

5-2-2 しゃっくり止め　34
5-3 鎮痛, 鎮痙などに使う処方　35
　5-3-1 鎮痛, 鎮痙薬　35
　5-3-2 打撲による腫れ・痛みに使う処方　38
　5-3-3 消炎鎮痛その他に使う処方　38
　5-3-4 関節炎, リウマチなどに使う処方　39
5-4 高血圧に伴う諸症状に使う処方　39
5-5 精神不安, 神経症, 動悸, いらいら, めまい, ふらつき等に使う処方　40
5-6 口渇, ほてり, 尿量や排尿の異常, むくみなど水分代謝にかかわる処方　44
5-7 胃腸の不調に使う処方　48
　5-7-1 健胃消化薬　48
　5-7-2 止瀉整腸薬　52
　5-7-3 胃腸の鎮痛鎮痙および消炎薬　53
5-8 肝機能障害に使う処方　54
5-9 産科婦人科の諸病, 不定愁訴などに使う処方　56
5-10 広く虚弱な人に使う処方　61
5-11 便秘症に使う処方　63
5-12 痔に使う処方　64
5-13 化膿性疾患, 皮膚病に使う処方　65
　5-13-1 蓄膿症, 扁桃炎などに使う処方　65
　5-13-2 一般内服薬　67
　5-13-3 外用薬　68
5-14 駆虫薬　70

第6章　基本的処方と加減方, 合法との相関図 …………………………………………71

6-1 桂枝湯類　71
6-2 麻黄剤　72
6-3 柴胡剤　74
6-4 人参湯類　75
6-5 地黄剤　75

第7章　漢方製剤 ………………………………………………………………………………77

7-1 医療用漢方製剤と一般用漢方製剤　77
7-2 漢方処方・製剤の原典と主効能　78
7-3 生薬の品質　83
7-4 漢方製剤の問題点　84

第 8 章　漢方薬関連の生薬製剤 — 家伝薬と関連生薬製剤 ……………………………… 85

8-1　家伝薬　85
8-2　その他の和漢薬製剤　87

第 9 章　漢方用生薬の修治，生産と流通 ……………………………………………… 89

9-1　原料生薬の生産と流通　89
9-2　生薬の修治　89

第 10 章　漢方薬として用いられる生薬 ……………………………………………… 93

10-1　漢方薬に配合される各生薬，それらの主成分と効能，および配合処方例　93
10-2　主成分で分類した漢方処方生薬　120

第 11 章　漢方薬の効能の現代医学による証明と副作用 …………………………… 123

11-1　臨床および基礎研究　123
11-2　その他の重要漢方薬の試験結果　134
11-3　副作用　139
　11-3-1　生薬の使用上の注意　140
　11-3-2　漢方薬の使用上の注意　146

第 12 章　漢方の始まりと変遷，用語と原典 ………………………………………… 147

12-1　漢方の始まりとその後の時代での変化　147
　12-1-1　先秦時代～魏晋南北朝時代の中国の医学　147
　12-1-2　隋・唐代の中国医学と日本の医学　150
　12-1-3　中国宋代～明代の医学と日本　151
12-2　湯液治療と鍼灸治療　152
　12-2-1　鍼灸治療と十二経脈　153
　12-2-2　鍼灸治療の注意点　155
12-3　漢方の用語　155
12-4　漢方薬の名の付け方　157

第 13 章　中国の中薬と中医 …………………………………………………………… 161

13-1　日本の漢方療法，漢方薬と中医，中薬との違い　161
　13-1-1　在来の日本漢方医学と中医学　161
　13-1-2　中医学の診断・治療の考え方　162
13-2　漢方用生薬の名が日本と中国とで違うもの，同名異種の生薬　163

第 14 章　日本の民間薬 ……………………………………………………………… 167

参考図書　170

索　引 ………………………………………………………………………………… 171

現代日本医療の中の漢方薬

　今日の漢方薬は現代日本の医療の中で活用されている．主として漢方処方のエキス製剤（漢方製剤）が使われているが，病院，診療所での医師の診断を経て使用される医療用漢方製剤と，処方箋を必要とせずに家庭で広く使われる一般用漢方処方に基づいた製剤（以下，一般用漢方製剤との使用量を比べると，前者のほうがはるかに大きい．

　医療用漢方薬の使用にあたっては，まず現代医学に基づいて病名を診断し，その診断に応じて漢方薬が処方されている．しかし，各病名に対応する複数の漢方処方の中から最適の処方を選び出すにあたっては，漢方独自の治療体系に基づく判断が求められる．一般用漢方製剤を使うにあたっても，薬剤師および使用者は，直接あるいは間接に現代医療での病名を知り，それを前提にして使うべき漢方薬を選び分けるのが普通である．

　傷寒論，金匱要略等の古典が編集された後漢の時代の中国では現代医学に基づく病名診断はなかったが，種々の症状について積み重ねられた体験に基づいて，経験的に有効と判断された処方が整理され記録された．これに対して後世（宋，元，金等）の中国では，この国の当時の哲学による解釈が付け加えられるようになり，そこに生まれた観念的な体系に基づく薬の選び分けが行われるようになった．これは現代医学とは全く異なる診断治療体系であるが，江戸時代前期までに日本の漢方もその影響を受けた（後世派の漢方）．しかし，江戸時代中期にはこれに対して強い批判が行われ，傷寒論，金匱要略などの古典に記された体験とそのまとめ方を高く評価する一方で，中国の後世の方法を批判する動きが活発になった（古方派の漢方）．

　漢方薬のこのような異なる二つの扱い方に対して，現代日本の薬学では，19世紀末（明治時代）に麻黄のエフェドリンの単離と構造研究が新しい薬学の道を開いた例に見られるように，漢方で使われる生薬の科学的解明が実施されて以来，漢方薬の各々の効能の現代的解釈の道が開かれてきた．また，医療界においては漢方の古典以来の体験から生まれた処方について，その体験を尊重しながら現代医薬学による効能の解析研究が積み重ねられてきており，そのおかげで漢方薬の効能の解明も大きく進歩した．

　日本での漢方薬への親しみと信頼は，人々の心に広く深く根付いており，最近は日本薬局方にも漢方で用いられる生薬多数の規格が定められ，漢方処方エキスも収載されるようになった．漢方薬の長所の一つとしては，そこで用いられる生薬の組み合わせによる効能に加えて，長い年月の体験に基づく診断治療体系が，現代医学で手の及ばない病状にも効果を発揮する点にある．

"漢方では身体全体を見て治療する"といわれることが，その長所の一端を示している．したがって，漢方薬を活かして用いるには，現代医療での診断を十分に活かした上で，漢方の治療体系を適用しなければならない．

　一方，漢方製剤が普及した今日の医療界において起こりがちな問題の一つは，例えば漢方薬の処方の一つ一つである，葛根湯，小柴胡湯，柴苓湯，その他を扱うにあたって，各々がどのような効能の生薬で構成されているかをわきまえないで，各処方を一つの薬としてだけ扱いがちなことにある．少なくとも薬学を学んだ者としては，各処方を構成する生薬が何と何であり，どのような成分が含まれており，それ故にこそ目標の効能を発揮するということを理解しながら取り扱うことが期待される．

2 漢方と漢方薬

2-1 漢方，漢方薬とは

　中国古来の診断治療体系が日本に伝えられ，日本国内で使用中に種々の解釈が加えられたものを漢方または漢方医学と呼び，その中で使われる複合薬（漢方処方薬）を漢方薬と呼んでいる．漢方薬の各処方（薬方ともいう）は一般に複数の生薬（柴胡，大黄，葛根など）から成り立っている．これらの生薬（**漢薬，漢方用薬**）をもしばしば漢方薬と呼んでいる．

　漢方という名前は，江戸時代にオランダ人などがもたらした西洋医学を蘭方，旧来の医学を漢方と呼び分けたことに始まっている．中国には漢方，漢方薬の名はなく，その伝統医薬を，**中医，中薬**と呼んでいる．

　漢方の各処方の構成生薬を見ると，直接症状を抑える効果の著明な生薬（麻黄，杏仁，半夏など）と，患者の体調の調節に適用される生薬（人参，黄耆，熟地黄など）が適宜組み合わされており，患者の普段の体力と病状の進行によって変化する症状への考慮がなされていることがわかる．さらに加減方（→2-6および第6章）においては，特定の効能を強化するために新たに生薬を追加したり，長期化した患者の体力衰弱に応じて特定の生薬を増減したりの工夫が見られる．このような病気の進行に伴う病状の変化と患者の体力に応じて，処方内生薬の組み合わせをさまざまに変えることも，漢方薬の特徴の一つである．

　なお，漢方では**鍼灸治療**も行われており，これに対して漢方薬による治療を**湯液治療**とも呼び，これは主に煎じ薬を用いてきたことによる名前である．本書ではもっぱら後者について述べる．なお，漢方治療のこれら2本の柱のうち，古代において湯液治療が植物に富む中国中南部を中心に発達したのに対して，鍼灸治療は中国北部の遊牧生活の中で産み出されたとされ，その古典として**黄帝内経**がある．この書物は**素問**，**霊枢**などから成っている．漢方医学に似た名に**東洋医学**があり，この名は韓国その他東アジア各地に伝えられた中国伝統医学やインドの伝統医学アユルヴェーダその他をも含む名といえる．

> 漢方薬は当然ながら医薬品であって，これを取り扱うには医師，薬剤師等の資格が必要であり，保健機能食品，サプリメントなどとは異なる．一方，はり，きゅうを実施する者ははり師，きゅう師の国家試験に合格して登録しなければならない．健康にかかわるこれら以外の資格の中には国家試験合格を必要としないものもある（例：整体師）．

漢薬と日本の民族薬（和薬ともいう．日本の民間薬でゲンノショウコ，ジュウヤク，センブリなどの局方生薬やその他の薬草がこれに属する）を併せて**和漢薬**という．

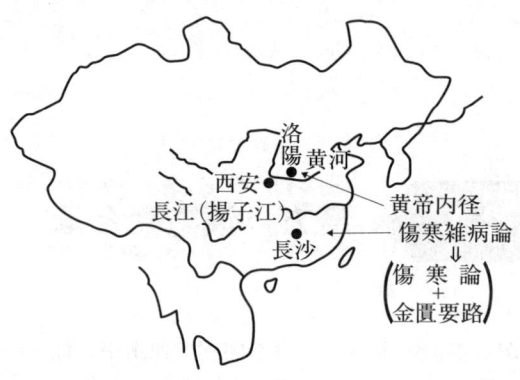

2-2 漢方薬の始まり

漢方は本来中国古来の医療であり（→第 12 章），日本に 1300 年前頃から仏教とともに伝来して以後，国内で独自の修飾が加えられて現在に至っている．その源は後漢（25～220 年）の張機（張仲景）が著した**傷寒雑病論**が後に**傷寒論**と**金匱要略**の 2 冊に分かれたものとされる．これらは漢方の最も重要な原典であり，そこに述べられている処方多数が今日の漢方で使用されており，これらを日本では**古方**という．漢方ではのちの時代（宋，元，金，またはそれ以後）に考案された処方も使われており，それらを**後世方**と呼んでいる．現代の漢方薬を扱う者は，処方としての後世方とそれが作られた時代の医療に対する考え方とを区別して扱わなければならない．

2-3 日本の漢方と漢方薬

2-3-1 漢方薬は現代日本医療の中の医薬品である

国内での漢方薬の使い方については，後世方が現れた頃の中国の思考法の影響があったことは

今日にも多少尾を引いている．しかし，今日の日本では，病院，診療所などでの漢方薬使用の普及につれて，臨床での漢方薬を用いた治療体験が現代医学の基準で判断されて報告されるようになり，現代医学の診断治療体系の中で漢方薬が使われるのが主流となった．

2-3-2 ◆ 現在主に使われる漢方薬の剤形

伝統的な漢方薬の剤形は，古典の中で各処方について定められている方法に基づいている．すなわち，従来は大部分の処方は煎剤として用い，一部を散（粉末），丹（微量で用いられるものに多い剤形で，内服と外用がある），丸（丸剤），膏（内服する膏剤と外用する膏薬とがある）などとして用いてきた．

現代日本での多忙な日常生活の中では処方ごとに1人分を煎じる伝統的な漢方薬の用法は実行しにくいため，工場で大量抽出後濃縮し顆粒剤や錠剤に製剤化した**漢方製剤**が広く用いられている．漢方製剤には下記の医療用漢方製剤および一般用漢方処方に基づいた製剤があり，これらはエキス剤と呼ばれる．本来丸剤または散剤として用いるように作られた処方も，今日では一般に煎剤あるいはエキス剤として用いられており，そのときには処方名の末尾に料の字を付けている（例：桂枝茯苓丸料など）．

エキス剤の製造にあたっては，各処方の比率に合わせて調合した原料生薬を抽出後濃縮して粉末とした後，細粒，顆粒，錠剤等にする．この製剤（**エキス剤**）は漢方薬の使用時の面倒な手間を省いて服用を容易にし，普及を促進した．こうして医療に使用される漢方薬の多くは製薬工場で製剤化された**医療用漢方製剤**である．これらは医師，歯科医師の処方箋に基づいて使用され，薬価基準に収載されていて，健康保険による支払いの対象となる．

処方箋を必要としない**一般用漢方処方に基づいた製剤**やその他の漢方製剤は，使用者が直接薬局などで買う漢方製剤である．一般用漢方処方として選び出された処方については，構成生薬，分量，用法，効能・効果の基準を厚生労働省で内規として示している．一般用漢方処方の多くは，医療用漢方製剤としても収載されているものと同名であるが，医療用と比べて内容の生薬の量に差がある．また，医療用の場合は特定有効成分の定量試験を定め，製剤内容の分量をより厳しくし，効能・効果の記し方にも差をつけている．現在，国内での使用量は医療用漢方製剤が一般用漢方処方による製剤と比べて著しく多い．本書では医療用漢方製剤の製造されている処方には㊕と付記した．しかし，医療用漢方製剤の内容生薬量は各メーカーごとに異なる設定について認可されたものであり，一定ではない．本書記載の各処方の構成生薬の量は一般用漢方処方に基づく量を記した（→ 7-1）．

また，漢方製剤については，大量の成分が時間をかけて抽出，濃縮される方法とその時間経過で生じる変化によって，1人1日分の煎剤を作った場合と服用時の内容が異なってしまうことが指摘されることもある．そのため，現在も毎日1人分の煎剤を作る方法に長所が認められており，少数の病院，診療所や薬局では古来の煎じ方が実施されている．

2-3-3 ◆ 現代薬学を学んだ者が扱う漢方

「漢方は経験医学である」とは，漢方薬で治療を行っている医療界での標準的見解である．この見解には，漢方治療においては各病状に対する有効性は体験で示されてはいても，その診断や治療の理論は近代医学によって確立されていないものが多いとの意見が潜んでいる．たとえ過去に観念的な思考を織り込んで提示された理論めいたものがあっても，体験の裏にはブラックボックスがあるとの見方でもある．

この見解については薬学の見地から指摘しなければならないことがある．それは，医師たちから見た漢方薬は，小柴胡湯，柴苓湯，柴朴湯などの各処方がそれぞれ一つの薬であって，各々の内容が問われずに使われていることであり，各処方を構成する生薬とその成分の効能を見ないで漢方薬を扱っていては，「経験医学」から抜け出すための重要な一歩を踏み出せないということである．日本の近代薬学の黎明期の麻黄のエフェドリンの解明以後，多数の研究者によって漢方薬として使われている数多くの生薬の成分の解明が化学，薬理学の両面で行われて，臨床知見との間隙を狭めてきた．漢方薬を構成する個々の生薬に含まれる成分の効能と，複数の生薬で構成される漢方処方の患者の病状に応じた選び分けとの間には未だ埋められていない隙間があるものの，ブラックボックスを縮小して行くための重要なステップが進行しているということができる．

したがって本書では，古典以来の経験と現代医療の診断とのつながりに加えて，漢方薬を構成する生薬とその成分の効能を示すことにも重点を置いた．

2-4 漢方と現代医学との違い —— 人を治す漢方

現代医学ではまず病名の診断から始めて治療を行うのに対して，古来の漢方では個々の患者の全身の状態と病態を診察してその患者の証を判断し，その証の名をそのまま処方名とするのが基本である．こうして各患者に適した漢方薬の選び分けは，その出発点では病名とは無関係に患者の身体の状態を観察し判断する診断法によって行われてきた．これが漢方は病でなく人を治すといわれる治療方針の原型である．

こうして選び出される漢方薬は本来現代医療の病名とは直接結びつかない．漢方処方に基づく薬（例えば葛根湯や安中散）を「かぜ薬」，「胃の薬」などと呼んでいる場合があっても，それは傷寒論などには見られない薬名である．

しかし今日では，漢方薬のどれかを用いようとする場合，医師の処方も患者自身の判断も，ともに何らかの現代医療の病名を頭に置いているから，順序としてはまず病名を診断し，その内容を検査し，それに続いて漢方の基準による患者の状態の判断で処方を決め，「人を治す」治療法（用いる処方）を決めるのが標準的な対処法である．

2-5 漢方と中国の中薬，中医療法との違い

　日本の漢方薬と中国の中薬とは本来同根から出たものではあるが，今日では日本の漢方と，中薬を重要手段として用いる中国の中医療法との間には大きい違いが生じている．中医の方法については現在中国の国内でも強い批判が出ているが，中国の病気治療がこの療法に大きく依存している現実がその存続を支えている．

　漢方と中医薬の両者間の違いはまず診断体系の違いにある（→第13章）．それに加えて各患者への処方の組み立て方にも違いがある．すなわち日本では各処方の中の複数の生薬の組み合わせは，生薬名，その各々の量ともに処方ごとに決まったものとして取り扱っているのに対して，中国では中医師が特定の処方（薬方）によらないで一つ一つの生薬の効能を判断して組み合わせや量を個々の患者の状態に合わせて処方する方法が広く行われ，日本と同様に決まった組み合わせの処方の既製品（**中成薬**）を用いる方法はそれと併用されている．

> 　中国に旅行した人が「ここが漢方薬の店です」といわれてそこで買った薬は，そのほとんどが日本の医療での漢方薬とは異なるものである．それを売る店を漢方薬店と呼ぶのも，日本の医療上の漢方の定義に基づくと正しくない．中成薬の中には日本の漢方製剤と同じ名のものもあるが，構成生薬の質や，処方内の各生薬の量比は同じでない場合が多く，また日本の医療用漢方製剤のような分析機器を用いた成分検定試験がされていないものも多く見られる．また，日本国内の新聞やテレビで"漢方薬"として報道されているものの多くは漢方薬ではなく，"動植物を原料とした薬"であるに過ぎない．

2-6 漢方処方の内容を変えて使うことはできるか

　日本の漢方薬では各処方を構成する生薬の種類と量が決められている．医療用漢方製剤と一般用漢方製剤との間では原料生薬の量に違いがあるが，それらはともに傷寒論などの古典に記されている各処方中の生薬の量比を基本としたものである．

　日本に漢方薬が伝来した時からの治療体験，特に近年の医療上の実績は，このような処方の構成生薬の組み合わせと量比に基づいた投薬によって得られたものである．さらに，基本的な処方に別の生薬を加えたり，処方内のある生薬を除いたり，またそれらの量を増減して，疾病の状態に対応したものもあり，それらは**加減方**（去加方）と呼ばれる（桂枝加葛根湯，桂枝去芍薬湯など）．加減方は独立した処方として扱われ，基本の薬方には認められていない効能が認められているものがある．また加減方の中には主用途が他の病気のものもある．また，ある患者の病状に

一つの漢方処方や加減方で対応しきれない場合にとる手段として**合方**（がっぽうともよむ）がある．これは二つの処方を合わせたものであり，合わせる各処方の両方に同じ生薬があるときは，合計量ではなく多い方の分量を合方の量とする．**柴胡桂枝湯**（小柴胡湯＋桂枝湯，→ p.20），**柴苓湯**（小柴胡湯＋五苓散，→ p.21），**柴朴湯**（小柴胡湯＋半夏厚朴湯，→ p.21），**柴陥湯**（小柴胡湯＋小陥胸湯，→ p.20），**温清飲**（黄連解毒湯＋四物湯，→ p.60），**猪苓湯合四物湯**（猪苓湯＋四物湯，→ p.46），**茯苓飲合半夏厚朴湯**（茯苓飲＋半夏厚朴湯，→ p.32）などのように合方の漢方製剤が製造されているものはそれを使う．合方の製剤がない場合には合方を構成している2つの処方を一緒に用いるとよいが，両処方に共通の生薬が入っている場合には過剰摂取を避ける工夫が求められる．基本となる処方に他方を構成している生薬の単味（単一）のエキス剤を加える方法があるが，単味のエキス剤で製造されているものは少ないので，基本となる処方に他方のエキス剤の1/2〜2/3量を加える方法が採られることが多い．

なお，登録された加減方や合方以外の内容に各処方を変更した処方は，国内での治療実績に乏しく，治療効果をあらかじめ知ることが難しい．その結果，国内では一般に一定の内容の漢方処方が医療に使われている．

2-7　漢方薬の原料

漢方薬は本来中国で身近な天産物を病気に用いた体験の積み重ねから生まれたものであり，その原料生薬の主産地は中国である．その一方で，柴胡は日本産のミシマサイコを原料とするものが上質とされてその栽培が国内で行われ，ニンジンのように朝鮮半島が重要産地となってきたものもある．その一方では，麻黄，紫根など，自生品に頼らなければならない生薬が多種類あり，それらの供給には環境に関連した問題も生じている．

3 漢方薬選び出しの基本方針

今日国内の医療で，病名診断のあと各患者に適した漢方薬を選び出すにあたって重要なのは傷寒論を主とする古方の診断法である．

3-1 傷寒論以来の漢方診断法 — 寒熱虚実，病期，証と四診

伝統的な漢方の診断適用にあたっては，まず傷寒論以来の方法によって患者の状態を寒熱虚実や三陰三陽のどれにあたるかを見分ける．本章で述べる診断法は傷寒論等に記された病状の分類法によるものであって，そこには病状の客観的観察がそのまま述べられており，後世の観念的な中国哲学起源の分類法は入っていない．

寒熱虚実（かんねつきょじつ）　診断にあたって患者の症状を**寒**と**熱**，**虚**と**実**の互いに相反する要素に分けてそれぞれの組合せの中でどちらに患者が偏っているかを判断し，治療の参考にする．寒熱は体温にかかわらず，闘病反応が弱く冷えが強くなっている状態および疾患との戦いによって熱感が強くなっている状態を指す．虚実は病気に対する抵抗力の状態を体力充実の程度として分類したものである．陰陽はその患者の病状全体のまとめで，寒は陰として，熱は陽として扱われることが多い．裏表は症状の現れる位置（体内と体表）を示す概念として使われる（→ 12-3）．

病期（びょうき）**（三陰三陽）**　病名は一つであっても，患者の状態は病の進行に従って変化していく．この変化を六段階に分けたのが古方の三陰三陽である．傷寒論では熱病をその進行に応じて六つの段階，すなわち太陽病，少陽病，陽明病（以上が三陽），太陰病，少陰病，厥陰病（以上が三陰）に分けている．この進行に従って症状が主として現れる領域も変化する．

> この章で述べた陰，陽，虚，実等は患者の病状を客観的に観察した時の区分けであり，傷寒論に述べられている経験の整理法である．そこには陰陽五行説のような中国哲学の観念は入っていない．日本で古方の漢方（→第7章）の基本となり，現代医療の中の漢方療法にも取り入れられている．

証 寒熱虚実や病期を基本に置いて，下記の四診で実施する漢方の診断の結論として判定される病症の型が**証**である．全身の症候，症状の進行状態などを総合的に判断し，同時に治療方針（葛根湯証，小柴胡湯証などの証）を証として確定する．

証と症状との違い 症状は病気で身体に現れる状態の一つ一つを指す今日の用語であるのに対して，証は古方で診断の結果を総合判断して出す治療方針である．

四診 伝統的な漢方の診断法であり，望診，聞診，問診，切診がある．
　望診：視診のこと．視覚による診断法．
　聞診：声その他の患者の発する音とにおいで判断する．
　問診：患者の訴えを聞く．
　切診：手で触れて診察し，脈診，腹診などがある．

3-2　現代医学の病名診断と漢方診断を組み合わせて漢方薬を選ぶ方法

　現代医療において一つの病名が診断されても，患者一人一人の身体の状態はそれぞれ異なっており，同一ではないことを見分けて薬を選び分けることが漢方の大きい特徴である．第4章で述べるかぜ症候群に用いられる漢方薬や，第5章に記した諸病に使われる漢方薬が，一つの病名の患者たちの各々の状態に応じて幾つもの異なる処方で対応していることを見ると，この特徴の一端が理解できる．このような使い分けの判断にあたっては，患者の普段の身体の状態や病気にかかってからの経過等によって異なる患者の状態を，4-1に要点を記したような基準によって見分け，適当な治療法（処方）を判断する．こうした診断の結果からその患者の証を判断して，その証に合う処方を使うのが漢方の治療法である．例えば**葛根湯証**や**桂枝湯証**と診断された患者の治療には葛根湯あるいは桂枝湯を投与する．

　漢方薬の各処方をどのような患者に適用するとよいかについては，第4章と第5章でその主な例を示した．

3-3　漢方薬選びの他の方法

　後世方の時代の観念的な思考法に基づく診断体系（陰陽五行説に基づく診断を基本としている）に対して，傷寒論に始まる古方の医療においては，病状の変化に対応して適した薬を用いる

体験を体系的にまとめており，そこに観念的な思考がほとんど入っていない点が尊重されている．しかし，後世方の時代に使われ始めた処方にも，その理論的背景はともかく，見るべき効能のものが数多くある．したがって，国内での漢方治療には両方の処方を採り入れている．なお，古方派，後世派の両方を併せた療法を行う派を**折衷派**と呼んでいる．

　本書で解説する処方には，古方の処方に加えて後世のものもある．しかし，後世の診断体系および現代中国の中医学，中薬学については，第12章と第13章で簡単に紹介するに留める．

4 漢方薬使い分けの例
―かぜ症候群の漢方薬について

　今日の医療において，現代医学，現代薬が著しい効果をあげた病気と，それらの効果が未だ及んでいない，またはあまり有効でない病気とがある．病原の解明不十分，病原攻撃の薬が見出されていない病気などが後者に属する．漢方薬の特徴が特によく尊重されるのは後者である．その例の一つとしてかぜの薬がある．

　かぜはかぜ症候群と呼ばれる通り，多種類の症候を伴う疾患の総称であるが，各人によって現れ方がさまざまであり，ひき始めと進行時や回復期とで身体の状態が異なることは，ほとんどの人が体験で知っていることである．誰にも身近な病気でありながら，症状はさまざまであり，その病因のウイルスなどへの対策が至難であり免疫療法も成立していない．この複雑なかぜに対しても，そのひき始めとこじらせた時との違い，各人の普段からの体力の違い，また病状の進行状態にも応じた対策を講じるのが漢方である．漢方薬の"身体を治す"薬としての使い分けを見るに当たって，適当な例としてかぜ症候群をここに取り上げる．

　かぜ症候群を引き起こすウイルスその他の病因はさまざまであるが，それらを抑える薬はなく，一般的な対策としては，解熱薬，鎮痛薬，抗ヒスタミン剤などを配合したいわゆる総合かぜ薬がよく使われるが，これらは症状の一つ一つを緩和するだけの対症薬で，かぜの治療薬ではない．これらを使用して，熱，咳，頭痛などの症状が一時抑えられても，かぜは悪化して治りが遅くなることもしばしば指摘されている．解熱剤で熱を下げることが，体温を上昇させてウイルスを弱めようとする人体の回復力を妨げることはその一つである．またピリン系鎮痛薬によるアレルギーショック，アスピリンによる胃腸障害，アレルギー症状，精神症状など，さらにまた「他病の二次感染を防ぐ」との名目での抗生物質投与による消化器障害や多剤耐性菌の発生など，多くの弊害が現代の薬によって生じている．その一方で，一般的なかぜ症候群の免疫療法は見出されていない．したがってかぜの治療は，患者の回復力が働きやすい状態にすることが第一であるが，漢方薬の役割はそれを助けることにあると見られている．

4-1 傷寒論での使い分け

　日本の漢方で薬の使い分けの基本としている**傷寒論**では，熱病にかかった患者の症状がその人の体質に応じてどのように違う形で現れ，また病気の進行につれてどのように変化して行くかを観察した結果をまとめて述べ，患者の体力や，病気の進行段階の違いに応じた証の薬を指示している．これに対して**金匱要略**では種々の病気別の治療法が論じられ，慢性病の治療に及んでいる．

　傷寒論の初めの部分から一例をあげると，「発熱性疾患の初期の患者で，比較的体力があり，悪寒，頭痛があり，項背部がこって，汗が出ない者には葛根湯を使う」と述べている．かぜなどの発熱を伴う病気の始めに，人によってはぞくぞく寒気がして，まだ熱は出ないという時期があり，それが過ぎると発熱するという状態が経験される．発熱性疾患の初期に，身体が上記のような状態になっている人に使うとよいのが葛根湯である．なお，傷寒論では病状の現れ方によって実証（発熱，赤ら顔，頭痛，狂燥などが現れる）と虚証（動悸，息切れ，自然な発汗，寝汗などがある）に分けている．即ち，漢方薬の使用に当たっては患者の体力，抵抗力の強弱，病気の進行程度によって，

　　実証（体力充実の状態）──→　虚証（体力，抵抗力が弱いもの）

　　病気の初期　──→　こじらせた時と回復期（病気の進行による症状の変化）

の段階に分けて判断し，かぜの場合もこれらの段階の進行程度に応じて次のように処方を使い分ける．下記の表の中で［　］を付けたものは後世方であるが，この表での使い方は古方に従っている．

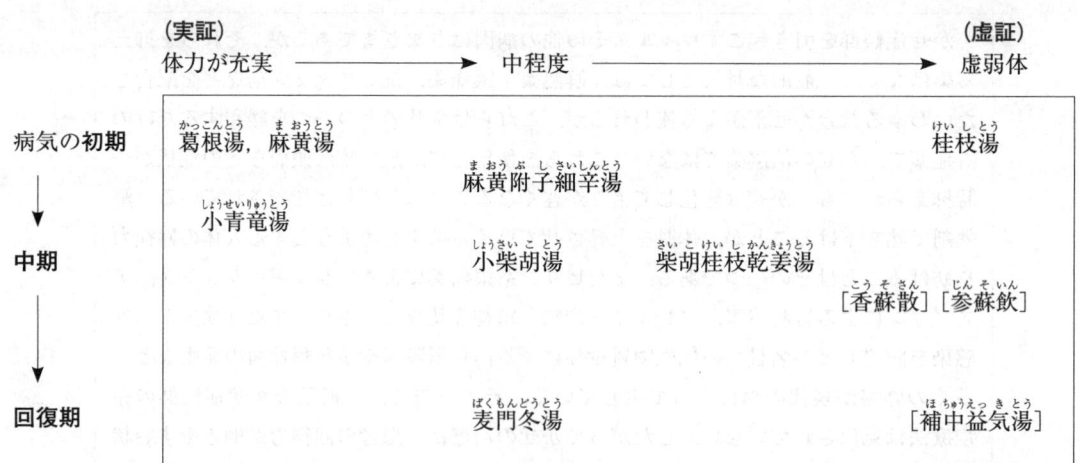

　また傷寒論では「比較的体力が弱い人で悪寒，発熱，頭痛などがある場合には桂枝湯を使う」と指示している．その他，患者の体力や発病後の経過の時期などに応じて麻黄湯，小青竜湯，小柴胡湯，麻黄附子細辛湯，その他の処方の使い分けを指示している．

　このように漢方では一つの病気について，患者の状態に応じて種々の薬を使い分ける点が，現

代のかぜ薬が一般に患者の体力や病状の進行状態などを考慮していないのと大きく異なる．一方漢方では，ある一つの病気に使われる処方が，他の病気の患者でありながら病状が同じ人に対しても使われるのが基本であり，上の表に示した各処方は他病の患者にも，病状が同じであれば使われる．

なお，この章でかぜの漢方薬の選び方の例としてあげた処方の各々は，本来はかぜの薬に限定されたものではない．患者の身体の状態に対応し，病名にはこだわらない漢方の診断体系に基づいて処方されるものであるから，かぜ以外の病人でもその病状が漢方診断に適う場合には用いることが出来ることを念頭に置かなければならない．したがってこの章では，各処方についてかぜ以外の病気への適用についてもそのいくつかを付記した．また一方，一部の処方についてはその処方が各患者の身体の状態に対して最適でない場合などに生じ得る不快な作用についても記したが，漢方薬及び構成生薬の主な副作用については 11-3 に記す．

4-2　傷寒論以外の古典と国内由来の漢方薬

金匱要略に記されている病状の中には黄疸のようにその名が今日に伝えられて使われている名もあるが，ほとんどは現代医学のそれとは異なっており，今日の診断に当たっては現代医学による判断が求められる．さらにこれらの古典以後にも多数の漢方処方が作られている．

今日よく使われる後世方の例をあげると，4-1 に記した香蘇散（胃腸が弱く神経質な人のかぜなどに用いる），参蘇飲（かぜなどで発熱，頭痛，咳，痰があり嘔吐する場合に用いる）はともに和剤局方［宋（10～12 世紀）の時代に作られた］に記されており，補中益気湯は 12 世紀（金代）に作られた処方である．その他，後の時代に作られた漢方処方の中には現在もよく使われるものがいくつもある（十全大補湯，安中散など）．

漢方が日本に伝えられて以後，国内でも新しい処方が考案されて使用されている．柴朴湯，葛根湯加川芎辛夷，十味敗毒湯などがその例である．

4-3　かぜ症候群（および発熱症状）に使う処方例 ― 漢方薬使い分けの手始めに

第 4，5 章で各処方を構成する生薬名のあとに記した数字，葛根湯の葛根 8，麻黄 4 などは，その湯剤の一人一日分の処方中の生薬量であり，それぞれ 8.0g，4.0g であることを示している．これらは一般用漢方処方の量である．麻黄湯（麻黄 4-5，杏仁 4-5 など）のように，一般用漢方処方での配合量に幅を持たせたのは，処方書によって用量に違いがあり，患者の状態に応じてこの範囲で加減できることを意味している．日本薬局方の（かぜ症候群以外の症候に使う処方も含めて）葛根湯，加味逍遙散，柴苓湯，大黄甘草湯，苓桂朮甘湯及び補中益気湯エキスの生薬量の上限値もこれらと一致する．なお，散剤，エキス剤中の各生薬の量は，これらの章に記した量

と比べて減量または増量されているものがある．また，医療用漢方製剤の生薬量は一般用漢方処方と比べて，概して多い．医療用漢方製剤の製造が認可されている処方については，説明文の処方名のあとに㊕と記したが，その構成生薬の量として記した数字は「一般用漢方処方の手引き」（→ p.77）記載のものはその量に基づいている．なお，(局)と記したのはエキスが局方に収載されている処方である．なお，各生薬の効能としては，原則として現代医薬学で認められているものを記したが，中には漢方での適用に基づいたものもある．

4-3-1 ◆ 体力が中以上の人のかぜのひきはじめに使う処方

葛根湯（かっこんとう）[（局）葛根湯エキス]　㊕　かぜのひきはじめで，悪寒（ぞくぞくと寒気）がし，頭痛，首の後ろから背中にかけて縦に緊張・凝りがあり，自然発汗がない場合に使う[1]．
[処方] 葛根 8，麻黄 4，生姜（乾姜）1，大棗 4，桂皮 3，芍薬 3，甘草 2．

- 葛根 [効能] ダイゼインの鎮痙作用．
  [基原] クズの周皮を除いた根．
  [成分] イソフラボン類の daidzein, daidzin, puerarin, genistein, でんぷんなど．
- 麻黄 [効能] エフェドリンの鎮咳・去痰，発汗解熱，気管支拡張作用．
  [基原] *Ephedra* 属 3 種の地上茎．
  [成分] 主アルカロイドの (−)-ephedrine, 抗炎症性本体の (+)-pseudoephedrine, ephedroxane など．
- 生姜 [効能] ギンゲロール類などの辛味成分の健胃，発汗，代謝機能促進作用．
  [基原] 一般に湯通しまたは蒸した乾姜が使われている．
  [成分] ショウガの根茎；α-zingiberene を主成分とする精油および [6]-gingerol などの辛味成分．
- 大棗 [効能] 皮膚アナフィラキシー抑制，過酸化抑制，滋養効果等．
  [基原] ナツメの果実．
  [成分] 糖類，トリテルペノイドサポニンなど．
- 桂皮 [効能] ケイヒアルデヒドなどの鎮痙，鎮静，体温調節作用．
  [基原] 中国産ケイの樹皮（古典には桂枝と書かれているが現在は桂皮が使用されている）．
  [成分] cinnamaldehyde などを含む精油（ケイヒ油），縮合型タンニンなど．
- 芍薬 [効能] ペオニフロリンの鎮静，鎮痛，鎮痙，抗炎症作用等．
  [基原] シャクヤクの根．
  [成分] 変形モノテルペノイド配糖体の paeoniflorin など，ガロタンニン類など．
- 甘草 [効能] グリチルリチン酸およびフラボノイドの胃保護，潰瘍修復促進作用等，フェノール成分の抗酸化効果等．
  [基原] 2 種のカンゾウの根およびストロンで，ときには周皮を除いたもの．

---

[1] 傷寒論の太陽病中篇に記載：太陽病，項背強ばること几几（こうはいこわ）（机の角のようにこわばる様子），汗無く悪風（ふう）するものは葛根湯之を主る（太陽病は陽証の一つで表熱証）．

4.3 かぜ症候群（および発熱症状）に使う処方例 — 漢方薬使い分けの手始めに

[成分] glycyrrhizic acid（甘味成分），フラバノン配糖体の liquiritin, カルコン誘導体の isoliquiritin, イソフラボノイドの licoricidin その他．
[他病への適用] 結膜炎，扁桃炎，中耳炎などの炎症性疾患の初期．肩こり，上半身の神経痛．皮膚疾患で患部が腫れて赤くなりかゆみが強い人の初期．
[服用時の注意] 飲んだ時の不眠，発汗過多，頻脈，動悸，胃腸障害，排尿障害（麻黄），低カリウム血症，血圧上昇，浮腫（甘草），発疹，かゆみ（桂皮），肝機能障害に注意する．

[葛根湯の加減方]

葛根湯加川芎辛夷 医　かぜなどで首すじがこり，鼻づまり，頭痛がひどい場合や，蓄膿症，慢性鼻炎，嗅覚減少症などに用いる．
[処方] 葛根 8, 麻黄 4, 乾姜 1, 大棗 4, 桂皮 3, 芍薬 3, 甘草 2, 辛夷，川芎 各 2-3（葛根湯＋川芎＋辛夷）．
・辛夷 [効能] 精油成分の鼻づまり，頭痛への効果．
　　　　[基原] タムシバ，コブシまたはハクモクレンのつぼみ．
　　　　[成分] citral（コブシ），1, 8-cineole, α-pinene（タムシバ）を主成分とするモノテルペノイド，eugenol, methylchavicol などのフェニルプロパノイド．

独活葛根湯 四十腕，五十肩などの肩こりや疼痛，脳出血後の肩背のひきつり，手足の疼痛などに用いる．
[処方] 葛根 5, 桂皮，芍薬 各 3, 麻黄，独活，生姜 各 2, 地黄 4, 大棗，甘草 各 1（葛根湯＋独活＋地黄）．
・独活 [効能] 解熱，鎮痛，駆風，通経薬としてかぜ，頭痛，関節炎などに用いる．
　　　　[基原] 日本産（和独活）はウドの根茎，中国産はセリ科植物の根茎．
　　　　[成分] 和独活はジテルペノイド酸のエステル類，中国産独活はクマリン類を含む．
・地黄 [効能] イリドイド配糖体のカタルポールの遅効性の緩和な瀉下作用と利尿作用及び糖類，アミノ酸などの滋養強壮効果．
　　　　[基原] アカヤジオウなどの根またはそれらを蒸したもの．
　　　　[成分] イリドイド配糖体の catalpol, leonuride, aucubin など．
[他病への適用] 寝違いに鍼灸と合わせて用いることがある．

升麻葛根湯 医　かぜの初期，頭痛の強い場合に用いる．
[処方] 葛根 5-6, 升麻 1-3, 生姜 1-3, 芍薬 3, 甘草 1.5-3.
・升麻 [効能] 解熱，解毒，鎮痛作用，麻疹の初期で発疹がまだ始まらないときに早くする効果．
　　　　[基原] サラシナショウマまたは同属近縁植物．
　　　　[成分] 4 環性トリテルペノイド多数．
[他病への適用] 麻疹，風疹，水痘などの発疹を伴う発熱性疾患の初期，また発疹の出にくい場

合にも用いる．扁桃炎，眼の充血，鼻血などに用いる場合もある．

葛根加朮附湯 医　体力中程度，葛根湯を適用する症状で，悪寒，発熱，腹痛，痒みの激しい発疹を伴う場合に用いる．葛根湯の加減方の一種で，吉益東洞の家方．
[処方] 葛根 5，麻黄，大棗 各 4，桂皮，芍薬，生姜，蒼朮 各 3，甘草 2，附子 0.5（適宜増量）．
[他病への適用] 神経痛，蕁麻疹．

麻黄湯 医　かぜのひきはじめで頭痛，発熱があり，悪寒がし，腰痛，四肢の関節痛があり，自然発汗がない場合に使う[2]．
[処方] 麻黄 4-5，杏仁 4-5，桂皮 3-4，甘草 1.5-2．
・杏仁 [効能] アミグダリンの鎮咳，去痰作用．
　　　[基原] ホンアンズまたはアンズの種子．
　　　[成分] 青酸配糖体の amygdalin など．
[他病への適用] インフルエンザ，関節リウマチ，喘息，乳児の鼻閉塞に．
[服用時の注意] 発汗傾向が強い，または既に強く発汗し脈が弱く，著しく体力低下している人，胃腸虚弱，狭心症・心筋梗塞などの循環器障害または既往歴のある人への投与は慎重に行う．また麻黄含有製剤，エフェドリン類含有製剤，モノアミン酸化酵素（MAO）阻害剤，甲状腺製剤，カテコールアミン製剤，キサンチン製剤，甘草含有製剤，グリチルリチン酸およびその塩類含有製剤との併用は十分に注意し，副作用が現れた場合は直ちに投与をやめる．

4-3-2 ◆ 体力が中程度の人のかぜや長引いたかぜに使う処方

小青竜湯 医　水分の多い痰，鼻汁などが目標．冷えを伴う人や高齢者には不適当の場合がある．気管支炎，気管支喘息，鼻炎特にアレルギー性鼻炎などに使う[3]．
[処方] 麻黄，芍薬，乾姜，甘草，桂皮，細辛 各 2-3，五味子 1.5-3，半夏 3-6．
・細辛 [効能] メチルオイゲノール，ハイゲナミンの抗ヒスタミン効果．
　　　[基原] ウスバサイシンまたはケイリンサイシンの根または根茎．
　　　[成分] 精油成分として methyleugenol，辛味成分として peritoline など，抗ヒスタミン活性物質として methyleugenol, higenamine など．
・五味子 [効能] ゴミシン A のトランキライザー様効果，鎮咳，抗炎症，抗アレルギー作用など，シザンドリンのトランキライザー様効果，鎮痛，利胆効果など．
　　　[基原] チョウセンゴミシの果実．
　　　[成分] リグナンの schizandrin, gomisin A～F など．

---

[2] 傷寒論の太陽病中篇に記載：太陽病，頭痛発熱，身疼腰痛，骨節疼痛，悪風，汗無く喘する者は麻黄湯之を主る（悪風は風に当たると寒さを感じる状態．麻黄湯は金匱要略にも別の処方名で記載されている）．

[3] 傷寒論の太陽病中篇に記載．この処方は金匱要略にも記されている．

・半夏　[効能] アラバン，ガラクツロン酸等の多糖類の鎮嘔，鎮吐，去痰作用．
　　　　[基原] カラスビシャクのコルク層を除いた塊茎．
　　　　[成分] 多糖類の他に，えぐ味成分の 3,4-diglycosidic benzaldehyde，口唇粘膜への刺激
　　　　　　　物質としてシュウ酸カルシウム（煎じると作用消失）などがある．
[他病への適用] 感冒に伴って起こる喘息，小児喘息．腎炎，ネフローゼによって起こる浮腫．
　　　　　　　結膜炎，涙嚢炎などの眼科疾患で涙が多く，充血のある人．湿疹にも用いる．
[服用時の注意] アルドステロン症患者，ミオパシー，低カリウム血症がある患者には使用しな
　　　　　　　い（甘草）．服用による不眠，発汗過多，頻脈，動悸，胃腸障害，排尿障害（麻
　　　　　　　黄），発疹，かゆみ（桂皮）などに注意する．

小青竜湯加石膏 医　気管支炎，気管支喘息，薄い水様の痰を伴う咳，鼻炎などに使う．
[処方] 麻黄，芍薬，乾姜，甘草，桂皮，細辛 各2-3，五味子1.5-3，半夏3-6，石膏5（小青竜
　　　湯＋石膏）．
・石膏　[効能] 解熱，止渇（ラットの渇状態の緩解作用報告がある）．
　　　　[基原] 天然の含水硫酸カルシウム．
　　　　[成分] $CaSO_4 \cdot 2H_2O$．

小青竜湯合麻杏甘石湯 医　気管支喘息，小児喘息，気管支炎などで，のどの渇きや喘鳴の強い
人に用いる．
[処方] 麻黄，杏仁 各4，芍薬，乾姜，甘草，桂皮，細辛 各2-3，五味子1.5-3，半夏3-6，石膏
　　　10（小青竜湯＋杏仁＋石膏）．
[他病への適用] 麻疹で発疹後，気管支炎を併発した人などにも用いることがある．

小柴胡湯 医　かぜが長引いて悪寒，頭痛が止み，口が粘り，または苦く，食欲なく，または咳
をする人に用いる[4]．
[処方] 柴胡4-7，半夏4-5，生姜（生）4（乾生姜1），黄芩3，大棗2-3，人参2-3，甘草2．
・柴胡　[効能] サイコサポニン類の鎮痛，鎮静，抗炎症，利尿，解熱効果等．
　　　　[基原] ミシマサイコの根．
　　　　[成分] saikosaponin a～f など．
・黄芩　[効能] 健胃消化，止瀉整腸，解熱鎮痛薬，高血圧症や精神神経用などとみなされる処方
　　　　　　　に配合される．
　　　　[基原] コガネバナの周皮を除いた根．
　　　　[成分] フラボノイドの baicalin, baicalein など．
・人参　[効能] 補精，強壮，鎮静効果など．
　　　　[基原] オタネニンジンの細根を除いた根．
　　　　[成分] サポニンの ginsenoside R_0，R_a～R_h など．
[他病への適用] 気管支炎，肺炎，気管支喘息．肝機能障害，慢性胃腸障害．腎炎，リンパ腺

[4] 傷寒論の太陽病中篇，下篇に記載．金匱要略，黄疸病門にも記されている．

炎，産後快復不全，小児の腺病質，てんかん，不眠症にも用いる．

[服用時の注意]
　　警告：服用による間質性肺炎に注意する．
　　禁忌：慢性肝炎治療でインターフェロンと併用すること，肝細胞がん，肝硬変症が確定されている人への使用，慢性肝炎での肝機能障害で血小板が10万/mm^{3}以下の人への使用．

[他生薬の使用]
　　竹節人参の使用：小柴胡湯の人参の代わりに竹節人参を配合する処方は胃のつかえが主症状の場合に使う．

[小柴胡湯の加減方]

小柴胡湯加桔梗石膏 医　扁桃炎，扁桃周囲炎に用いることがある．
[処方] 柴胡 4-7，半夏 4-7，生姜 4，黄芩 3，大棗，人参 各 2-3，甘草 2，桔梗 3，石膏 10（小柴胡湯＋桔梗＋石膏）．
・桔梗 [効能] 消炎排膿，鎮咳去痰薬とされる処方などに配合される．
　　　　[基原] キキョウの根．
　　　　[成分] platycodin D を主とするサポニン．

[小柴胡湯の合方]

柴胡桂枝湯 医　発熱の急性期のあともなお頭痛，悪寒，関節痛，食欲不振などがある場合に用いる．慢性病ではみずおちから上腹部の肋骨下にかけて苦満感，抵抗，圧痛があり，腹直筋のひきつれを伴う場合に使う．
[処方] 柴胡 5，半夏 4，桂皮 2-3，黄芩 2，人参 2，芍薬 2-3，生姜 1，大棗 2，甘草 1.5-2（小柴胡湯＋桂枝湯）．
[他病への適用] 胃潰瘍，十二指腸潰瘍，胆嚢炎，胆石，肝機能障害，膵臓炎などのみずおちの緊張疼痛に用いる．リウマチ，ヒステリーに用いる．結膜炎，フリクテン（結膜に生じるリンパ液を含んだ小疱），緑内障にも用いる．

柴陥湯　気管支炎で強い咳が出る人に用いる．
[処方] 柴胡 5-7，半夏 5，黄芩 3，大棗 3，人参 2-3，甘草 1.5-2，生姜 3-4，栝楼仁 3，黄連 1.5（小柴胡湯＋小陥胸湯）．
・栝楼仁 [効能] 鎮咳，去痰，鎮痛に用いる．
　　　　　[基原] キカラスウリの種子．
　　　　　[成分] 脂肪油などを含む．
・黄連 [効能] アルカロイドのベルベリンその他の抗菌抗炎症作用など．
　　　　[基原] オウレン等の根をほとんど除いた根茎．
　　　　[成分] berberine を主とするアルカロイド．

柴朴湯 医 体力が中程度で，胸脇苦満，上腹部の膨満，抵抗があっても軽微な人の気管支炎，気管支喘息，不安神経症などに用いる（胸脇とは前胸部から両腋下の肋骨の部分にかけてをいい，胸脇苦満はこの部分に充満感があり，抑えると抵抗と圧痛を生じる状態をいう．柴胡を用いて治療する場合の重要な目標である）．
[処方] 柴胡 4-7，半夏 5-6，生姜 3-4，黄芩 3，大棗，人参 各 2-3，甘草 2，茯苓 5，厚朴 3，蘇葉 2（小柴胡湯＋半夏厚朴湯）．
[使用時の注意] 間質性肺炎，低カリウム血症，血圧上昇，むくみ，肝機能障害が起こらないか注意する．

柴苓湯 [（局）柴苓湯エキス] 医 体力が中程度以上で喉が渇き尿量が少なく，ときに吐き気，食欲不振，むくみなどを伴う人に用いる．
[処方] 柴胡 4-7，半夏 4-5，生姜 4，黄芩 3，大棗，人参 各 2-3，甘草 2，沢瀉 5-6，猪苓，茯苓，朮 各 3-4.5，桂皮 2-3（小柴胡湯＋五苓湯）．（局方の柴苓湯エキスは朮をビャクジュツとし，かつこの処方の各生薬の最大量を組み合わせたもの，またはビャクジュツの代わりにソウジュツ 3g を入れ，タクシャ 5g，チョレイ 3g，ブクリョウ 3g としたもの）．
・沢瀉 [効能] 利尿，尿路疾患用，めまい薬とされる処方などに配合される．
     [基原] サジオモダカの塊茎（通常周皮を除く）．
     [成分] トリテルペノイドサポニンなど．
・猪苓 [効能] 利尿薬とされる処方などに配合される．
     [基原] チョレイマイタケの菌核．
     [成分] 血小板凝集促進作用のある ergosterol 誘導体，多糖類など．

4-3-3 ◆ 体力が中程度以下の人，虚弱者のかぜやかぜが長引いた場合に使う処方

桂枝湯 医 虚弱な人のかぜの初期に使用し，妊婦のかぜに使うこともある．
[処方] 桂皮，芍薬，大棗 各 3-4，生姜 4，甘草 2．
[他病への適用] 神経痛，リウマチ，頭痛，片頭痛，神経衰弱，陰萎にも用いる．
[服用時の注意] 服用時の発疹，かゆみ（桂皮），低カリウム血症，血圧上昇，むくみ（甘草）などに注意する．

[桂枝湯の加減方]
桂枝加葛根湯 比較的体力の弱いもののかぜの初期で，悪寒，頭痛，うなじから背中がこり，緊張が強い人に用いる．
[処方] 桂皮，芍薬，大棗 各 3-4，生姜 4，甘草 2，葛根 6（桂枝湯＋<u>葛根</u>）．
[他病への適用] 頭痛，喘息，胸部逼迫感，気管支炎にも用いる．

桂枝加朮附湯 悪寒，発熱，頭痛があり，発汗が強く脱力感，手足のこわばりがある人に用い

る．

[処方] 桂皮，芍薬，生姜，大棗 各4，甘草2，朮4，附子0.5-1，茯苓4（桂枝湯＋朮＋附子）．

・朮 [効能] 白朮と蒼朮とをあわせて，または区別しないで呼ぶ名．白朮，蒼朮ともに健胃消化，止瀉整腸，利尿，鎮暈（暈：めまい，目がくらむこと），保健強壮，鎮痛などに用いられる処方に配合される．

[基原] 白朮：オケラまたはオオバナオケラの根茎．
蒼朮（そうじゅつ）：ホソバオケラまたは同属近縁植物の根茎．

[成分] 白朮，蒼朮ともに精油を含み，白朮はセスキテルペノイドの atractylon などやポリアセチレンなど，蒼朮もセスキテルペノイドの β-eudesmol, hinesol やポリアセチレンなどが主成分．

[追加説明] 蒼朮が白朮と比べて発汗，燥湿（水分代謝の異常が主に嘔吐，腹部膨満感，下痢などの胃腸障害として現れる場合の治療法）作用が強いとして用いられることがある．

[他病への適用] 神経痛，関節痛，関節リウマチ．脳出血後の半身不随に用いられることもある．

桂枝加芍薬湯（けいしかしゃくやくとう）医　腹直筋が緊張し，腹部に膨満感，断続的な腹痛がある人に用い，腸炎などによる腹痛，渋り腹に使う．

[処方] 桂皮，大棗，生姜 各4，芍薬6，甘草2（桂枝湯＋芍薬）．

[他病への適用] ヘルニア，内臓下垂体質の人の便秘に使うこともある．

小建中湯（しょうけんちゅうとう）医　虚弱体質，疲労倦怠感，慢性胃腸炎，小児の夜泣き・夜尿症などに用いる．腹直筋が二筋緊張して現れるか，腹全体が軟弱なものがよく適合するとされる．

[成分] 桂皮，生姜，大棗 各3-4，芍薬6，甘草2-3，膠飴20（水飴40）（桂枝加芍薬湯＋膠飴）．

・膠飴（こうい） [効能] 補中緩痛，潤肺止咳薬として滋養，緩和，鎮痛，健胃に，陰虚症の人に用いる処方．虚弱体質の人の腹痛，慢性胃炎，消化性潰瘍，感冒，慢性気管支炎，肺結核などに応用する．ただし腹部膨満，悪心，嘔吐，歯痛などがあるときには用いない．

[基原] うるち米，もち米，大麦，小麦などの粉末に麦芽を加え，そのアミラーゼを利用してでんぷんを分解糖化して得られる飴．

[成分] 麦芽糖（マルトースなどの糖類）．

[他病への適用] 鼻血，結膜炎，インポテンツなどに使う場合がある．

桂枝加芍薬大黄湯（けいしかしゃくやくだいおうとう）医　腹部に緊張，膨満感があり，便秘する人に用いる．

[処方] 甘草2，桂皮4，芍薬6，生姜1-2，大棗4，大黄1-2（桂枝湯＋芍薬＋大黄）．

[他病への適用] 大腸炎，結腸炎，慢性虫垂炎などにも用いる．

桂枝加黄耆湯（けいしかおうぎとう）　桂枝湯を使う場合の症状に加えて，寝汗やしびれ感がある人に用いる．

4.3 かぜ症候群（および発熱症状）に使う処方例 — 漢方薬使い分けの手始めに

虚弱児のかぜ，寝汗，多汗症に使う．
[処方] 桂皮，芍薬，大棗 各3-4，生姜4，甘草2，黄耆3-4（桂枝湯＋黄耆）．
・黄耆 [効能] 止汗，利尿効果等．
　　　 [基原] キバナオウギなどの根．
　　　 [成分] イソフラボン類，サポニン類などを含む．
[他病への適用] 中耳炎，蓄膿症，むくみ，分泌液の多い湿疹，皮膚病，痔瘻にも用いる．

桂枝加竜骨牡蛎湯（けいしかりゅうこつぼれいとう） 医　比較的体力が弱く，疲れやすく，興奮しやすい人，頭髪が抜けやすく，のぼせやすい人の不眠症，神経痛などに用いる．
[処方] 桂皮，芍薬，大棗，生姜 各3-4，甘草，竜骨 各2，牡蛎3（桂枝湯＋竜骨＋牡蛎）．
・竜骨 [効能] 鎮静，収れん作用があり，心悸亢進，精神不安，不眠，遺精，寝汗などに牡蛎とともに用いる．
　　　 [基原] 大型ほ乳動物の化石化した骨．
　　　 [成分] 主に炭酸カルシウム．
・牡蛎 [効能] 鎮静，鎮痙，止瀉，収れん．制酸剤としても用いる．
　　　 [基原] マカキの貝がら．
　　　 [成分] 主に炭酸カルシウム，免疫増強作用のある多糖類，他に少量のリン酸カルシウム，ケイ酸塩とケラチン質（皮膚の上皮由来の繊維状たん白質）．
[他病への適用] 夜尿症，小児夜泣き，チック症，脱毛症に．性的神経衰弱，陰萎，夢精に用いることもある．

桂枝加厚朴杏仁湯（けいしかこうぼくきょうにんとう）　比較的体力が弱く，かぜで発熱，悪寒，頭痛とともに喘息様の咳が出る人に用いる．
[処方] 桂皮，芍薬，生姜，大棗 各3-4，甘草2，杏仁3-4，厚朴1-4（桂枝湯＋厚朴＋杏仁）．
・厚朴 [効能] 精油，アルカロイド等による健胃，整腸，消化促進，去痰，利尿効果．
　　　 [基原] ホオノキなどの樹皮．
　　　 [成分] β-eudesmol を主成分とする精油，magnolol などのフェニルプロパノイドとそれらの配糖体，magnocurarine などのアルカロイドを含む．
[他病への適用] 頭痛，喘息，胸部逼迫感，気管支炎などにも用いる．

[桂枝湯の合法]

桂麻各半湯（けいまかくはんとう）　あまり体力の強くない人のかぜ，流行性感冒などの際の咳，頭痛，微熱などに用いる．
[処方] 桂皮 3-3.5，芍薬，甘草，麻黄，大棗 各2，杏仁 2-2.5，生姜1（桂枝湯＋麻黄湯）．
[他病への適用] 皮膚のかゆみ，蕁麻疹にも用いる．

[その他の処方]

香蘇散（こうそさん） 医　平素気うつ症の傾向のある人，または胃腸が弱く，神経質で葛根湯や桂枝湯を飲み

にくい人に用いる．

[処方] 香附子 3.5-6，蘇葉 1-2，陳皮 2-3，甘草 1-1.5，乾姜（生）1-2．

・香附子 [効能] 精油成分による鎮静，鎮痛効果．
　　　　　[基原] ハマスゲの根茎．
　　　　　[成分] α-cyperone を主成分とする精油．
・蘇葉（紫蘇葉）[効能] 精油成分による発汗解熱，鎮咳，健胃，利尿効果，ロスマリン酸などのポリフェノール類による抗酸化効果など．
　　　　　[基原] シソおよびチリメンジソの葉および枝先．
　　　　　[成分] 精油成分として perillaldehyde, *l*-limonene その他，アントシアニン配糖体として shisonin など，ポリフェノール類として rosmarinic acid など．
・陳皮 [効能] 精油，ヘスペリジンその他による健胃，鎮嘔，鎮咳，去痰効果など．
　　　[基原] ウンシュウミカンなどの成熟した果皮．
　　　[成分] 精油の主成分は *d*-limonene，フラボノイド配糖体の hesperidin などを含む．
[他病への適用] 神経衰弱，ヒステリー，神経性の腹痛などに．アレルギー性鼻炎，蓄膿症，鼻閉塞に．

参蘇飲 医　胃が弱くその不快感，むかつき，吐き気がする場合や，小児，老人，虚弱者，妊婦などに使う．

[処方] 蘇葉，枳実 各 1-1.5，木香 1，桔梗，陳皮，葛根，前胡 各 2，半夏，茯苓 各 3，人参 1.5，大棗 1.5，生姜 1.5，乾姜 1，甘草 1.5．

・枳実 [効能] 精油とヘスペリジン，ナリンギンなどの健胃と抗酸化効果．
　　　[基原] ダイダイ，ナツミカンなどの未熟果実をそのまま又は半分に横切したもの．
　　　[成分] *d*-リモネンなどの精油成分，ヘスペリジン，ナリンギンなどのフラボノイド配糖体．
・木香 [効能] 精油の健胃，鎮嘔効果など．
　　　[基原] インド北部，中国南部産の雲木香 *Saussurea lappa* の根．
　　　[成分] costunolide（血管作用物質）などが精油に含まれている．
・桔梗 [効能] サポニンの去痰効果など．
　　　[基原] キキョウの根．
　　　[成分] platycodin D を主とするサポニンを含む．
・前胡 [効能] 解熱，鎮痛，鎮咳去痰効果など．
　　　[基原] 中国産の紫花前胡または白花前胡の根．
　　　[成分] 紫花前胡は nodakenin など，白花前胡は praeruptorin などのクマリン類を含む．
・茯苓 [効能] 利水，鎮静効果など．
　　　[基原] マツホドの菌核．
　　　[成分] 多糖類の pachyman，トリテルペノイドの eburicoic acid など，ステロイドの ergosterol などを含む．

[他病への適用] 気管支炎，喘息，慢性胃炎，妊娠悪阻，二日酔いにも用いる．

麻黄附子細辛湯 医　老人や虚弱体質の人で，微熱はあっても熱感はなく，悪寒，全身倦怠，無気力，薄い痰を伴う咳，頭痛を訴える人に使う．
[処方] 麻黄 4，細辛 3，附子 1．
・附子 [効能] アコニチン類の変化産物の鎮痛，興奮作用，ハイゲナミンの強心作用等．
　　　[基原] ハナトリカブトまたはオクトリカブトの塊根を高圧蒸気処理などで減毒加工したもの．
　　　[成分] アルカロイドの aconitine など（加工処理で分解），higenamine など．
[他病への適用] 老人や虚弱者のインフルエンザ，肺炎，気管支炎，気管支喘息，神経痛などにも用いる．
[服用時の注意] 附子は強毒成分を含むが，国内でオートクレーブ加工した製品ではそれが分解変化している．

4-3-4　かぜの頭痛などに使う処方

川芎茶調散　頭痛，鼻づまり，手足とからだの疼痛などがある時に使う．
[処方] 白芷，羌活，荊芥，防風，薄荷葉 各2，甘草，細茶 各1.5，川芎 3，香附子 4．
[他病への適用]
　・常習性頭痛，特に女性の頭痛，偏頭痛など血の道症に用いる．
　・三叉神経痛にも使うことがある．
・白芷 [効能] 鎮痛，鎮痙，浄血薬．
　　　[基原] ヨロイグサの根であるが中国産の杭白芷も使われる．
　　　[成分] フロクマリン類の byak-angelicol その他を含む．
・羌活 [効能] かぜ，頭痛，関節炎に用いる処方に配合．
　　　[基原] 中国産の羌活の根茎と根．
　　　[成分] クマリン類の notopterol その他を含む．
・荊芥 [効能] 皮膚疾患薬，消炎排膿薬とされる処方に配合．
　　　[基原] ケイガイの花穂．
　　　[成分] モノテルペノイドの l-pulegone，d-menthone を主成分とする精油，モノテルペノイド配糖体，フラボン配糖体など．
・防風 [効能] 発汗，解熱，鎮痛，鎮痙効果．
　　　[基原] 中国産防風の根および根茎．
　　　[成分] クマリン誘導体の deltoin など，クロモン誘導体の 5-O-methylvisaminol など，ポリアセチレン化合物などを含む．
・薄荷葉 [効能] 発汗，解熱，鎮痛，芳香性健胃，駆風効果．

　　　　　［基原］ハッカの地上部.
　　　　　［成分］精油の主成分は *l*-menthol など.
・細茶　［効能］のぼせ，頭痛，不快感があるときの処方に用いる.
　　　　　［基原］チャの葉を乾燥し細かくしたもの.
　　　　　［成分］カフェイン，ポリフェノール類の中のカテキン類の epigallocatechin gallate など.
・川芎　［効能］補血強壮，鎮痛，鎮静効果.
　　　　　［基原］センキュウの根茎（通例湯通ししたもの）.
　　　　　［成分］cnidilide などのフタリド類を含む精油.

5 現代医療の中での各病状への漢方薬の使い分け

5-1 咳，痰，気管支炎，気管支喘息などに使う処方

　この章に記す処方には第4章で述べたかぜにも適用できる薬がいくつもあるが，ここで表題として記した症候への適用が特に多いものを新しく記す．

麻黄湯（→ 4-3-1）

麻杏甘石湯（まきょうかんせきとう）医　体力が中程度またはそれ以上の人の気管支炎，気管支喘息，小児喘息に用いる．咳き込みがひどく痰が粘る人や喘鳴がある場合に使う．
［処方］麻黄 4，杏仁 4，甘草 2，石膏 10．
［他病への適用］かぜのほか，痔核，睾丸炎，浮腫に用いることもある．

五虎湯（ごことう）医　体力が中程度またはそれ以上で，のどが詰まり，痰の切れが悪く，喘鳴のひどい人に用いる．
［処方］麻黄 4，杏仁 4，甘草 2，石膏 10，桑白皮 2-3（麻杏甘石湯＋桑白皮）．
・桑白皮［効能］漢方で，肺に熱があって起こる咳，呼吸困難の薬としている．消炎性の利尿，解熱薬．
　　　　［基原］マグワの根皮．
　　　　［成分］プレニルフラボノイドの kuwanon A ～ H，morusin など．
［他病への適用］痔，睾丸炎にも用いることがある．

越婢加半夏湯（えっぴかはんげとう）　体力が中程度で，咳が激しく，咳き込み始めると目玉が飛び出しそうになり真っ赤になる人の気管支炎，気管支喘息，気管支拡張症に用いる．
［処方］麻黄 6，石膏 8，生姜（生）3，大棗 3，甘草 2，半夏 4［越婢湯（麻黄，石膏，生姜，大棗，甘草）＋半夏］．

［他病への適用］妊娠腎に．

越婢加朮湯　医　比較的体力があり，運動しないのに自然に汗が出るほか，咳・浮腫・口渇があって小便の出が特に悪い場合に用いる．
［処方］麻黄 4，生姜，大棗，朮 各 3，甘草 1.5，石膏 10．
［他病への適用］ネフローゼ・腎炎の初期の浮腫，その他の浮腫，慢性関節リウマチ，関節炎，変形性関節症，感冒，気管支炎，アトピー性皮膚炎，陰嚢水腫，痛風．

桂枝二越婢一湯　感冒などの初期で発熱，のどの渇き，咳のある人などに使う．
［処方］桂皮，芍薬，甘草，麻黄 各 2.5，生姜（生）3.5，大棗，石膏 各 3（桂枝湯＋越婢湯 2：1の組み合わせ）．
［他病への適用］腎盂炎，急性関節炎，リウマチなどで，のどの渇きを伴う人にも用いることがある．

甘草湯　体力が中程度以上の人で，かぜのごく初期など，のどの奥が乾いた感じがして軽く痛みがある場合に用いる．内服だけではなく，含嗽料あるいは湿布として外用する．
［処方］甘草 5-8．
［他病への応用］激しい咳，咽喉痛，口内炎，アフタ性口内炎の痛み，発作性腹痛，痔疾の痛み，打撲の痛み，胃痙攣など．

神秘湯　医　体力が中程度以上の人で，気管支喘息，小児喘息や気管支炎などの呼吸器疾患によって激しく咳込み，痰が少ない場合に用いる．
［処方］柴胡，杏仁 各 4，麻黄，蘇葉，橘皮，厚朴 各 3，甘草 2．
［他病への応用］気管支喘息，喘息性気管支炎，感冒，気管支炎，神経症．

滋陰降火湯　医　体力中程度の人で，皮膚は浅黒く，大便は硬く，のどに潤いがなく，痰が少なく乾性の咳が強く出るような場合に用いる．
［処方］朮（白朮）3，当帰，芍薬，地黄，麦門冬，天門冬，陳皮 各 2.5，知母，黄柏，甘草 各 1.5．
・天門冬［効能］抗菌作用．発熱，咳嗽時の吐血，肺の炎症，咽頭の炎症，便秘などに用いる．
　　　　［基原］クサスギカズラの外層を除いた根．
　　　　［成分］フロスタンサポニン類，スピロスタンサポニン類など．
・知母［効能］解熱，消炎，鎮静止瀉，利尿作用があるとして熱性の諸病，呼吸器疾患に用いられる．糖尿病モデルマウスでの血糖降下作用が報告されている．
　　　［基原］ハナスゲの根茎．
　　　［成分］ステロイドサポニン類の timosaponin 類，キサントン類の mangiferin など．
［他病への応用］急性および慢性気管支炎，胸膜炎，腎盂炎，初老期の生殖器障害，肺結核，腎結核，膀胱結核．

5.1 咳，痰，気管支炎，気管支喘息などに使う処方

竹筎温胆湯（ちくじょうんたんとう）医　体力中程度の人で，肺炎・気管支炎などの呼吸器疾患が回復期に向かってもなお熱が下がらず，不眠により気分がすぐれず，咳や痰も多く出る場合に用いる．
［処方］柴胡，竹筎，茯苓 各3，半夏5，麦門冬3-4，桔梗，枳実，陳皮，香附子 各2，黄連，
　　　　人参，甘草 各1，生姜1-2．
・竹筎［効能］解熱，鎮嘔，涼血（熱病で血に生じた障害を除く），化痰（痰を溶かし出し，な
　　　　　くす）止血薬．
　　　［基原］タケ類のハチクその他同属植物の第2層皮．
［他病への応用］感冒，気管支炎，肺炎，不眠症，神経症，発作性心悸亢進．

小青竜湯加石膏（→ 4-3-2）

小青竜湯合麻杏甘石湯（→ 4-3-2）

響声破笛丸（きょうせいはてきがん）　呼吸器疾患を患い，のどにものがふさがったようで声が出にくい場合，あるいは発声過度でのどがつぶれたときに用いる．
［処方］薄荷4，連翹（れんぎょう），桔梗，甘草 各2.5，阿仙薬（あせんやく）2，川芎，訶子（かし），縮砂（しゅくしゃ），大黄 各1．
・連翹［効能］オレアノール酸の強心作用，リグナン類のcAMPホスフォジエステラー
　　　　　ゼ阻害，細胞毒性，Ca^{2+}阻害，arctigeninのPAF阻害や血圧降下作用，
　　　　　forsythiasideの抗菌活性．
　　　［基原］レンギョウまたはシナレンギョウの果実．
　　　［成分］トリテルペノイドのオレアノール酸，リグナン類のarctiin, arctigeninなど，フェ
　　　　　ニルエタノイド配糖体のforsythiasideなど．
・阿仙薬［効能］収斂止瀉薬として，また，咳，口渇，出血などに用いる．
　　　　［基原］ガンビール *Uncaria gambir* の葉や若枝から得た乾燥水製エキス．
　　　　［成分］(+)-catechin などのカテキン類やその重合体の縮合型タンニンを多く含む．
・訶子［効能］エラジタンニンの収斂・止瀉作用，抗菌作用，センノシドAの瀉下作用．
　　　［基原］ミロバラン（訶子）*Terminalia chebula* の果実．
　　　［成分］エラジタンニンを多く含み，その他，シキミ酸，キナ酸，センノシドAなど．
・縮砂［効能］芳香性健胃薬として消化不良，嘔吐，下痢，腹痛に用いる．
　　　［基原］シュクシャミツ *Amomum xanthioides* の種子塊．
　　　［成分］borneol, linalool, camphor などの精油成分．
［他病への応用］しわがれ声・のどの不快．

苓甘姜味辛夏仁湯（りょうかんきょうみしんげにんとう）医　のどが鳴り，咳があり，息切れがして，水腫が生じ，貧血性で手足が冷えるが，発熱，悪寒，頭痛や身体疼痛はない場合に用いる．
［処方］茯苓，半夏，杏仁 各4，五味子3，甘草，乾姜，細辛 各2．
［他病への適用］気管支炎，気管支喘息，肺気腫，腎炎，ネフローゼ，心不全，百日咳，花粉症．

木防已湯 医　呼吸が切迫して咳が出，横臥できないほど息苦しさを感じ，少しの運動で息切れし，顔色は蒼黒で浮腫を生じるような場合に用いる．
［処方］石膏 10，防已，人参 各 4，桂皮 2．
［他病への適用］心臓弁膜症，心不全，心臓喘息，狭心症様症状，腎炎，ネフローゼ，脚気．

清肺湯 医　体力中程度以下のやや衰弱気味の人で，気管支炎などが慢性化し，咳がなかなか止まらず，息切れがあり，痰が多く出て時に血痰がある場合に用いる．
［処方］茯苓，当帰，麦門冬 各 3，黄芩，桔梗，陳皮，貝母，桑白皮，山梔子，天門冬，杏仁，竹筎，大棗 各 2，五味子，生姜 各 1-1.5，甘草 1．
・山梔子　［効能］解熱，止血，降圧などに用いられる．genipin の胆汁分泌促進作用，胃運動抑制作用，胃液分泌抑制作用，geniposide の抗不安作用が報告されている．
　　　　　［基原］クチナシの果実．
　　　　　［成分］イリドイド配糖体の geniposide やそのアグリコン，genipin など，その他カロテノイド系色素の crocine．
［他病への応用］急性および慢性気管支炎，気管支拡張症，気管支喘息，慢性咽喉炎，肺結核，肺気腫．

麦門冬湯　身体虚弱気味の人，特に高齢者，妊娠した婦人などの呼吸器疾患で，咳が激しく頻繁に出て，痰がねばく切れにくく，のぼせる人に用いる．
［処方］麦門冬 10，半夏 5，大棗 3，人参，甘草 各 2，粳米 5．
・麦門冬　［効能］解熱，消炎，鎮咳，去痰，強心利尿，滋養強壮．
　　　　　［基原］ジャノヒゲの根の肥大部．
　　　　　［成分］ステロイド配糖体の ophiopogon A～D，ホモイソフラボノイドの ophiopogonone A などをでんぷんとともに含む．
・粳米　［効能］滋養，緩和包摂，清涼，止渇．
　　　　［基原］うるち米．
　　　　［成分］でんぷんなど．
　　　　［他病への適用］かぜ，咽喉炎，声がれなどに．

杏蘇散　高齢者，虚弱者などのかぜ，喘息などによる咳，痰などのほか，浮腫にも用いる．
［処方］蘇葉 3，五味子，大腹皮，烏梅，杏仁 各 2，陳皮，桔梗，麻黄，桑白皮，阿膠，紫苑 各 1.5，甘草 1．
・五味子　［効能］鎮咳，収斂，止瀉．
　　　　　［基原］チョウセンゴミシの果実．
　　　　　［成分］リグナン類の schizandrin，gomisin A～F など．
・大腹皮　［効能］利尿，健胃，整腸．
　　　　　［基原］ビンロウジュまたはダイフクビンロウの成熟果実の果皮．
・烏梅　［効能］止瀉など．

5.1 咳，痰，気管支炎，気管支喘息などに使う処方

　　　　　［基原］ウメの果実をばい煙中に埋めてくん製にしたもの．
　　　　　［成分］クエン酸，リンゴ酸，コハク酸など，種子に青酸配糖体のamygdalinを含む．
・阿膠　［効能］種々の出血や神経衰弱に伴う不眠などの処方に配合される．
　　　　　［基原］日本では動物の骨，皮膚，じん帯またはけんを酸またはアルカリで処理して得た
　　　　　　　　粗コラーゲン（局方ゼラチン）を用いるが，中国ではロバの皮から作られる．
　　　　　［成分］ゼラチン．
・紫苑　［効能］消炎性利尿，解熱，また肺に熱があって起こる咳，呼吸困難の抑制．
　　　　　［基原］シオンの根．
　　　　　［成分］サポニンのastersaponin, shiononeなど．

桂枝加厚朴杏仁湯（→ 4-3-3）

桂麻各半湯（→ 4-3-3）

麻黄附子細辛湯 医 （→ 4-3-3）

滋陰至宝湯 医　身体虚弱の人，とりわけ婦人で，気管支炎などの呼吸器疾患が慢性化した場合に用いる．
［処方］当帰，芍薬，茯苓，朮，陳皮，知母，香附子，地骨皮，麦門冬 各3，甘草，貝母，薄
　　　　荷，柴胡 各1-1.5.
・地骨皮　［効能］kukoamine Aの降圧作用，エキスは解熱作用を示す．
　　　　　　［基原］クコの根皮．
　　　　　　［成分］アルカロイドのkukoamine A，その他betaine, linoleic acidなど．
・貝母　［効能］verticine, verticinoneの鎮咳作用や鎮静作用，verticineの気管支拡張作用．
　　　　　［基原］アミガサユリの鱗茎．
　　　　　［成分］ステロイドアルカロイドのpeimine, verticine, verticinoneなど．
［他病への応用］急性および慢性気管支炎，気管支喘息，胸膜炎，肺結核，気管支拡張症．

補肺湯　呼吸器疾患を患い，のどがふさがるようで音声が出にくく，咳があり背中に寒気を感じる場合に用いる．
［処方］麦門冬 4，桑白皮 3，五味子，桂皮，大棗，粳米 各2-3，款冬花 2，生姜 0.5-2.
・款冬花　［効能］鎮咳，去痰薬．
　　　　　　［基原］キク科のフキタンポポの花部*．
　　　　　　［成分］ステロイドのfaradiol，フラボノイドのrutinやhyperinなど．
［他病への応用］喘息，気管支炎．

蘇子降気湯　身体虚弱，比較的体力の低下した人で，慢性気管支炎・気管支喘息や軽症の肺気腫

*中薬大辞典では蕾．

などによる咳によって多少呼吸困難を起こすような場合に用いる．
［処方］半夏 4，蘇子 3，当帰，前胡，厚朴，桂皮，陳皮 各 2.5，大棗 1.5，甘草 1，乾姜 0.5．
・蘇子（紫蘇子）［効能］鎮咳，去痰に，また便秘に用いる．
　　　　　　　　［基原］シソまたはチリメンジソの果実．
　　　　　　　　［成分］種子には脂肪油，ビタミン B_1．
［他病への応用］慢性気管支炎，喘息性気管支炎，気管支拡張症，肺気腫，耳鳴り，吐血，衄血，歯槽膿漏，浮腫．

5-2 鎮吐薬およびしゃっくり止め

5-2-1 鎮吐薬

小半夏加茯苓湯 医　体力が中程度以上で，強い悪心があって胸下部につかえを感じ，胃に停水感があって実際に嘔吐を起こして粘液を出すが，衰弱はしていない場合に用いる．
［処方］半夏 6-8，生姜 2-6，茯苓 3-5．
［他病への適用］乗り物酔い，胃下垂症，胃アトニー・胃炎，小児の嘔吐．

二陳湯 医　小半夏加茯苓湯に準じ，悪心があってみずおち付近につかえを感じ，胃に水が溜まっているように感じ，実際に嘔吐を起こして粘液を出すが，それほど衰弱はしていない場合に用いる（小半夏加茯苓湯＋陳皮＋甘草）．
［処方］半夏，茯苓 各 5，陳皮 4，生姜 1-2，甘草 1．
［他病への応用］悪心，嘔吐，めまい，心悸亢進，胃部不快感．

茯苓飲 医　みずおちのあたりがつかえて苦しく，膨満感があり，胃内に水音があって，げっぷ，胸やけ，胃内容物の逆流，嘔吐があり，尿量が少ない人に用いる．
［処方］茯苓 5，朮 4，人参 3，生姜 1-3，陳皮 3，枳実 1-2．

茯苓飲加半夏　胃炎，胃アトニー，胃神経症で悪心，嘔吐が茯苓飲の場合よりさらに強い人に用いる．
［処方］茯苓 5，朮 4，人参 3，乾姜 1，陳皮 3，枳実 1-2，半夏 4（茯苓飲＋半夏）．

茯苓飲合半夏厚朴湯　胃腸が虚弱で胃部に振水音があり，腹部膨満感，食欲不振，胸やけなどとともに咽頭部の異物感，尿量の減少，動悸，めまいなどがある人で，嘔吐，悪心の強い場合に用いる．妊娠悪阻その他に応用する．
［処方］茯苓 5，朮 4，人参 3，生姜 3-4，陳皮 3，枳実 1-2，半夏 5-6，厚朴 3，紫蘇葉 2（茯苓

飲＋半夏厚朴湯).
[他病への適用] 神経性胃炎, 胃アトニー, 胃下垂, 不安神経症などにも用いる.

半夏白朮天麻湯 医　胃腸が虚弱でみずおちにつかえがある人の嘔吐, 頭痛, めまい, 手足の冷えなどに用いる. 頭痛は前頭部, 頭頂部に著しく, 発作性でめまいや吐き気, 足冷を伴うことが多いときに用いる.
[処方] 半夏, 陳皮, 茯苓 各3, 朮 3-6, 麦芽 1.5-2, 天麻 2, 生姜 0.5-2, (神麹 2), 黄耆, 人参, 沢瀉 各1.5, 黄柏 1, 乾姜 0.5-1.
・天麻 [効能] vanillyl alcohol, gastrodin の鎮静作用, vanillyl alcohol の鎮痛作用が報告されている. 頭痛, めまい, 痙攣発作に用いる.
　　　 [基原] オニノヤガラの塊茎を蒸したもの.
　　　 [成分] vanillyl alcohol, gastrodin などのフェノール性化合物.
・神麹 [効能] 酵素性健胃消化促進薬.
　　　 [基原] 薬用の麹で, 中国産は小麦粉 60, 麩 (小麦を粉にひいたあとに残る皮) 100 に鮮青蒿 (カワラニンジンの全草, 現在は主にクソニンジンが青蒿の名で用いられることがある) 1, 鮮蒼耳 [オナモミ. その果実を蒼耳子 (ここではその意味) と呼ぶ] 2, 鮮辣蓼 (ヤナギタデの全草) 3 をすりつぶして加え, さらに赤小豆, 杏仁 (皮を去る) の細末各 6 を入れて水で団子状に練り, 平板状にして発酵させたもので, 表面に黄色の菌糸が伸び出した頃に乾燥させる. 日本産は米を蒸して酵母菌で発酵させたもの.
　　　 [成分] 消化酵素類.
・麦芽 [効能] 消化不良, 食欲不振, 乳房の張り傷みに用いる.
　　　 [基原] オオムギの種子を発芽させたものまたはその乾燥物, 広義にはイネ科の穀物を原料とするもの.
　　　 [成分] アミラーゼ (でんぷん糖化酵素), たん白分解酵素, その他でんぷん, ペントサン, ヘキソサン, 粗たん白質など.

半夏厚朴湯 医　(→ 5-5)

大半夏湯　身体が虚弱で, 食べても胃で消化できず, しばらくすると吐くような場合に用いる.
[処方] 半夏 7, 人参 3, 蜂蜜 20.
・蜂蜜 [効能] 胃腸系を補い, 滋養強壮, 鎮咳, 粘膜を潤す作用がある.
　　　 [基原] ヨーロッパミツバチまたはトウヨウミツバチが巣に集めた甘味物.
　　　 [成分] ブドウ糖, 果糖, ショ糖など.
[他病への応用] 食道がん, 胃がん, 幽門狭窄, 胃下垂症, 胃アトニーで嘔吐を伴うとき.

乾姜人参半夏丸　妊婦のつわりや胃疾患による嘔吐がなかなか止まない場合に用いる.
[処方] 半夏 2-6, 人参, 乾姜 各1-3, 生姜汁, 米糊.

[他病への応用] つわりの嘔吐，急性および慢性胃炎，胃酸過少症，胃アトニー．

伏竜肝湯　主として妊婦のつわりの悪心・嘔吐に用いる．
[処方] 黄土（伏竜肝）4-10，半夏，生姜 各4-8，茯苓 3-5．
・伏竜肝　[効能] 鎮吐，止血．
　　　　　[基原] 長期にわたり薪を燃やしたかまどの底中央にある燻された土塊．
　　　　　[成分] 主にケイ酸，酸化アルミニウム，酸化鉄など．

5-2-2 ◆ しゃっくり止め

柿蒂湯　丁香柿蒂湯の場合より重く頑固なしゃっくりに用いる．
[処方] 柿蒂 5，生姜 1-4，丁子 1-1.5．
・柿蒂　[効能] 強度のおくび，嘔吐，吃逆（しゃっくり）に用いる．
　　　　[基原] カキノキの成熟した果実の宿存したがく．
　　　　[成分] トリテルペノイドの oleanolic acid, betulinic acid, ursolic acid, ガロイル化された縮合型タンニンなど．
・丁子　[効能] eugenol の鎮静，鎮痙，抗炎症，抗菌作用．芳香性健胃薬として，また嘔吐や吃逆（しゃっくり）に用いる．
　　　　[基原] チョウジのつぼみ．
　　　　[成分] eugenol を主成分とする精油など．

丁香柿蒂湯　病後や身体虚弱な人のしゃっくりが止まらない場合に用いる．
[処方] 柿蒂，桂皮，半夏，陳皮 各3，丁子，良姜，木香，沈香，茴香，藿香，厚朴，縮砂，甘草，乳香 各1．
・良姜　[効能] 芳香性健胃，鎮痛，鎮吐薬．
　　　　[基原] *Alpinia officinarum* の根茎．
　　　　[成分] 1,8-cineole などのモノテルペノイド，α-cadinene などのセスキテルペノイド，galangin, kaempferol などのフラボノイド，galangol などの辛味成分を含む．
・沈香　[効能] 鎮静，解毒，健胃薬として，また，喘息，嘔吐，吃逆（しゃっくり）に用いる．
　　　　[基原] ジンチョウゲ科のジンコウなど *Aquilaria* 属植物の樹脂が沈着した材．
　　　　[成分] 精油成分として benzylacetone, *p*-methoxybenzylacetone など，テルペノイドの agarospirol, agarol など．
・茴香　[効能] 健胃，駆風，去痰薬．
　　　　[基原] ウイキョウおよびその栽培品種の果実．
　　　　[成分] anethole, *d*-fenchone, anisaldehyde などを成分とする精油を含む．
・藿香　[効能] patchouli alcohol の抗カビ，防虫作用．芳香性健胃薬，暑さと多湿時の感冒，発熱，頭痛，嘔吐，下痢などに用いる．
　　　　[基原] パチョウリ *Pogostemon cablin* の地上部．

[成分] 精油成分として patchouli alcohol が主，その他セスキテルペノイドの caryophyllene など．
・乳香 [効能] 鎮痛，消炎薬として，心腹疼痛，できもの，打撲傷，通経などに用いる．
[基原] カンラン科の *Boswellia carterii* の幹から滲出した膠質の樹脂．

5-3 鎮痛，鎮痙などに使う処方

5-3-1 鎮痛，鎮痙薬

麻杏薏甘湯（医）　体力が中程度以上の人で，肋膜や関節の疼痛を伴う四肢の筋肉リウマチなど，神経痛，関節痛，筋肉痛に用いる．
[処方] 薏苡仁 10，麻黄 4，杏仁 3，甘草 2．
・薏苡仁 [効能] 漢方で解熱鎮痛消炎薬とみなされる処方に配合，民間でいぼや肌荒れに用いる．
[基原] ハトムギの種皮を除いた種子．
[成分] でんぷん，たん白質，脂肪油，benzoxazinones，stigmasterol と campesterol のエステル類など．
[他病への応用] 筋炎，腱鞘炎，慢性関節リウマチ，関節炎，変形性関節症，諸種神経痛．

薏苡仁湯（医）　体力が中程度以上の人で，四肢の諸関節や筋肉に熱感，腫脹，疼痛がある場合に用いる．
[処方] 薏苡仁 10，当帰，麻黄，朮 各 4，芍薬，桂皮 各 3，甘草 2．
[他病への応用] 慢性関節リウマチ，変形性関節炎，筋炎，腱鞘炎．

疎経活血湯　体力が中程度以上で，リウマチや関節炎などの関節痛・筋肉痛がある場合に用いる．
[処方] 芍薬 2.5，当帰，地黄，朮，桃仁，川芎，茯苓 各 2，牛膝，陳皮，威霊仙，防已，羌活，防風，竜胆，生姜 各 1.5，白芷，甘草 各 1．
・桃仁 [効能] アミグダリン等を含むが，漢方では杏仁とは薬効が異なる消炎性浄血薬として使い分ける．
[基原] モモまたは *Prunus persica* var. *davidiana* の種子．
[成分] 青酸配糖体の amygdalin，酵素の emulsin，脂肪油など．
・牛膝 [効能] 瘀血や化膿性の腫物に用いる．
[基原] ヒナタイノコズチや同属近縁植物の根．
[成分] ステロイドサポニンの achyranthoside A~D，ステロイドの inokosterone など．

- 威霊仙 [効能] 痛風, 腰痛, 扁桃炎などに用いる.
  [基原] サキシマボタンヅルや同属近縁植物の根および根茎.
  [成分] トリテルペノイドサポニンの clematichinenoside A~C など.
- 防已 [効能] シノメニンの抗ヒスタミン作用による鎮痛, アジュバント関節炎抑制作用が報告されている.
  [基原] オオツヅラフジのつる性の茎および横走する根茎.
  [成分] アルカロイドの sinomenine, 青酸配糖体の menisdaurin など.
- 竜胆 [効能] 苦味健胃薬, また泌尿・生殖器のかゆみや炎症, 頭痛などに用いる.
  [基原] トウリンドウや同属近縁植物の根及び根茎.
  [成分] セコイリドイド配糖体の gentiopicroside を主とする.

[他病への応用] 上下肢神経痛, 坐骨神経痛, 痛風, 脳卒中後遺症, 慢性関節リウマチ.

芍薬甘草湯（しゃくやくかんぞうとう）医　骨格筋, 平滑筋の急性のひきつりや痙攣性の疼痛（過労時の筋肉痛, こむらがえり, 急性の腰痛など）に用いる.
[処方] 芍薬, 甘草 各4.
[他病への適用] 胆道や消化管の痛み, 尿路周辺の痛み, 不妊症にも使うことがある.

芍薬甘草附子湯（しゃくやくかんぞうぶしとう）医　急に筋肉の痙攣が起きて激しい痛みがあり, 手足が冷えて悪寒があるような場合に用いる.
[処方] 芍薬 4, 甘草 3, 附子 0.5（芍薬甘草湯＋附子）.
[他病への適用] 筋肉痛, 関節痛, 神経痛, 腹痛.

清湿化痰湯（せいしつけたんとう）　諸病による全身または四肢の疼痛や神経痛・関節痛などで, 背中に冷えを感じて引きつるような痛みがある場合に用いる.
[処方] 陳皮 3-5, 半夏, 茯苓 各4, 天南星, 黄芩, 生姜 各3, 朮 1.5-4, 羌活, 白芷, 芥子, 甘草 各1.5.
- 天南星 [効能] 痰, 浮腫, 顔面神経痛, ひきつけ, 打撲骨折などに用いる.
  [基原] マイヅルテンナンショウまたは近縁の *Arisaema* 属植物のコルク層を除いた塊茎.
  [成分] トリテルペノイドサポニン, 安息香酸, デンプン, アミノ酸.
- 芥子 [効能] 疼痛や浮腫に用いる.
  [基原] アブラナ科のカラシナの種子.
[成分] 脂肪油のほか, 配糖体の sinigrin. sinigrin の加水分解で生じる allylisothiocyanate が刺激成分.
[他病への応用] 肋間神経痛, 四肢神経痛など各種神経痛, 筋肉痛, 胃炎, 感冒による各所の痛み.

清上蠲痛湯（せいじょうけんつうとう）　顔面痛や頭痛に用いる.

5.3 鎮痛, 鎮痙などに使う処方

[処方] 黄芩 3-3.5, 蒼朮, 麦門冬 各 2.5-3, 当帰, 川芎, 白芷, 羌活, 独活, 防風 各 2.5, 菊花, 蔓荊子 各 1.5, 細辛, 甘草, 生姜 各 1.

- 蔓荊子 [効能] 頭痛, 感冒による発熱, 眼痛などに用いる. vitexfolin A やイリドイド類などに鎮痛作用, フラボノイドに血管拡張作用が報告されている.
  [基原] ハマゴウまたはミツバハマゴウの果実.
  [成分] フェニルプロパノイドの vitexfolin A, イリドイドの agnuside, フラボノイドの casticin, luteolin などの他, 油脂を含む.

[他病への応用] 偏頭痛, 常習性頭痛, 顔面神経痛.

独活湯 四肢が冷え, 屈伸すると痛みがあるような場合に用いる.
[処方] 黄柏, 防已 各 5, 当帰, 桃仁, 連翹 各 3, 独活, 羌活, 桂皮, 大黄, 沢瀉, 防風 各 2, 甘草 1.5.

二朮湯 臂痛すなわち前腕部の痛みに用い, いわゆる五十肩によいとされる.
[処方] 半夏 2, 白朮, 蒼朮, 天南星, 陳皮, 茯苓, 香附子, 黄芩, 羌活, 威霊仙, 甘草 各 1.5, 生姜 0.5-2.

[他病への応用] 肩甲関節周囲炎 (四十腕, 五十肩), 頸肩腕症候群, 上腕神経痛.

立効散 医 歯痛で我慢できず, 頭や後背に痛みが放散するような場合に用いる.
[処方] 細辛, 升麻, 防風 各 2, 甘草 1.5, 竜胆 1.

釣藤散 医 高齢者で慢性的に頭痛や耳鳴りなどがある人, 特に朝に頭痛や頭重感が強い人に用いる.
[処方] 釣藤鈎, 橘皮 (または陳皮), 半夏, 麦門冬, 茯苓 各 3, 人参, 防風, 菊花 各 2, 甘草, 乾姜 各 1, 石膏 5-7.

- 釣藤鈎 [効能] リンコフィリンなどのアルカロイドの鎮痛鎮痙作用.
  [基原] カギカズラのとげなど.
  [成分] インドールアルカロイドの rhynchophylline, hirsutine など.
- 橘皮 [効能] 芳香性健胃, 鎮嘔, 鎮咳, 去痰作用.
  [基原] 中国産の *Citrus tangerina*, *C. erythrosa* などのミカン科同属植物の果皮外層.
  [成分] d-limonene を主成分とする精油, フラボノン配糖体の hesperidin, ペクチン, クエン酸など.
- 菊花 [効能] 解熱, 解毒, 消炎, 鎮痛効果.
  [基原] キクまたはシマカンギクの頭花.
  [成分] セスキテルペノイドの chrysandiol など, フラボノイドの apigenin など, 精油成分の camphor などを含む.

[他病への適用] のぼせ, 眼の充血, 肩こり, 首筋のこわばり, 不眠などにも用いる.

桂枝加苓朮附湯 医　身体虚弱，体力が低下した人で，尿が出にくく，四肢の関節が腫れたりして痛みがあり，また心悸亢進やめまい，身体四肢がびくついたりするような場合に用いる．
［処方］桂皮，芍薬，大棗，生姜，朮，茯苓 各4，甘草2，附子0.5（適宜増量）．
［他病への応用］慢性関節リウマチ，諸種神経痛，筋肉痛，関節炎，腱鞘炎，痛風，脳卒中後の半身不随，神経症，神経性心悸亢進．

当帰湯 医　虚弱体質の人が腹痛を訴え，食べられずあるいは食べても消化できず，腹部に膨満感のある場合に用いる．
［処方］当帰，半夏 各4-5，芍薬 3-4，厚朴，桂皮，人参 各2.5-3，黄耆，乾姜，山椒 各1.5，甘草 1．
・山椒［効能］芳香性健胃薬として，また消化不良，嘔吐，胸腹部の痛み，寄生虫症などに用いる．
　　　［基原］サンショウの成熟した果皮．
　　　［成分］limonene を主とする精油，辛味成分の hydroxy-α-sanshool など．
［他病への応用］肋間神経痛，心臓神経症，狭心症，脳卒中．

5-3-2 ◆ 打撲による腫れ・痛みに使う処方

治打撲一方 医　打撲による腫れや痛みに用いる．
［処方］川芎，樸樕，川骨，桂皮 各3，甘草1.5，丁香，大黄 各1-1.5．
・樸樕［効能］瘀血を除き，下痢を止める．
　　　［基原］クヌギや同属近縁植物の樹皮．
　　　［成分］クマリン配糖体の scopolin, fraxin, エラジタンニンなど．
・川骨［効能］瘀血を除き，痛みを止める．
　　　［基原］コウホネの根茎．
　　　［成分］アルカロイドの nupharidine, nupharamine, エラジタンニンなど．
［他病への応用］捻挫，打撲後遺症，慢性腱鞘炎．

千金鶏鳴散　高所から転落，あるいは木石による圧迫によって出血し腫れて痛む場合に用いる．
［処方］大黄2，桃仁，当帰 各5．
［他病への応用］打撲傷．

5-3-3 ◆ 消炎鎮痛その他に使う処方

桔梗湯　体力が中程度以上の人で，扁桃腺炎や呼吸器疾患によってのどが腫れて痛み，濁った痰が出るようなやや重い咽喉炎に用いる．
［処方］甘草3，桔梗2．
［他病への適用］咽頭炎，扁桃腺炎，気管支拡張症．

桔梗石膏 医 扁桃炎などでのどが腫れ，発赤があって痛み，咳，痰があるような場合に用いる．単独で用いるより葛根湯や小柴胡湯，大柴胡湯などの他処方に配合して用いることが多い．
[処方] 桔梗 3，石膏 10．
[他病への適用] 扁桃炎，咽頭炎．

5-3-4 ◆ 関節炎，リウマチなどに使う処方

越婢加朮湯（→ 5-1）

桂芍知母湯 医 体がやせ細り，手足および関節が腫れて痛み，めまい・息切れ・吐き気などを伴う場合に用いる．桂枝芍薬知母湯ともいう．
[処方] 桂皮，知母，防風，芍薬，麻黄，生姜 各 3，朮 4，甘草 1.5，加工附子 0.5-1．
[他病への適用] 慢性関節リウマチ，関節炎，諸種神経痛．

大防風湯 医 慢性的に症状が経過して身体虚弱となり，関節が腫れて痛く，下肢が運動麻痺状態となった場合に用いる．
[処方] 地黄，朮，防風，当帰，芍薬，黄耆，杜仲 各 3，川芎 2，羌活，人参，甘草，牛膝，生姜，大棗 各 1.5，附子 0.5（適宜増量）．
・杜仲 [効能] 強壮，強精，鎮痛．
　　　[基原] トチュウの樹皮．
　　　[成分] リグナンの pinoresinol diglucoside ほか，イリドイドの eucommiol ほか．
[他病への適用] 下肢の関節炎，慢性関節リウマチ，神経痛．

5-4 高血圧に伴う諸症状に使う処方

防風通聖散 医 肥満型で体力が充実し，のぼせて頭が重くて肩がこり，高血圧気味で動くと息切れがし，便秘を伴う場合に用いる．
[処方] 滑石 3，石膏，黄芩，桔梗，甘草，白朮 各 2，大黄，芒硝 各 1.5（適量），当帰，芍薬，川芎，山梔子，連翹，薄荷，荊芥，防風，麻黄，生姜 各 1.2．
・芒硝 [効能] 緩下，利尿薬．
　　　[基原][成分] 天然産の含水硫酸ナトリウム．
[他病への適用] 常習性便秘，高血圧，脳卒中予防，脳卒中後遺症，頭瘡，脱毛症，酒査鼻（あかばな），痔疾，皮膚病，蓄膿症，喘息，糖尿病．

三黄瀉心湯 医 比較的体力があり，のぼせ気味でいらいらし，便秘の傾向がある人に用いる．特に高血圧や高血圧に伴うのぼせ，肩こり，耳鳴り，不眠，頭重などに使う．

［処方］大黄 1-2，黄芩，黄連 各 1-1.5．
［他病への適用］更年期障害，動脈硬化症，鼻血，子宮出血，痔出血，喀血，皮下出血，膀胱出血などに．脳出血の発作のあとに用いることもある．

黄連解毒湯（おうれんげどくとう）医　比較的体力があり赤ら顔でのぼせ気味，いらいらする傾向のある人に用いる．高血圧，不眠症，ノイローゼ，動悸，胃炎，口内炎，二日酔い，鼻出血，吐血，喀血，下血，血尿，諸発熱性疾患，皮膚のかゆみ，湿疹のほか，更年期障害や脳出血などに用いる場合もある．
［処方］黄連 1.5-2，黄柏 1.5-3，黄芩 3，山梔子 1（散剤は 1.5～2 g を 1 日 3 回）．
・黄柏［効能］ベルベリンその他の抗菌，抗炎症作用など．
　　　　［基原］キハダの周皮を除いた樹皮．
　　　　［成分］アルカロイドの berberine（主），palmatine，magnoflorine その他．
［他病への適用］脳血管障害の後遺症，二日酔い，鼻血，痔の出血，不眠症，胃炎，口内炎，吐血，喀血，下血，血尿，諸発熱性疾患，皮膚のかゆみ，湿疹などのほか，更年期障害や脳出血に用いることもある．

九味檳榔湯（くみびんろうとう）（→ 5-6）

七物降下湯（しちもつこうかとう）医　虚弱者の高血圧やそれに伴うのぼせ，肩こり，耳鳴り，頭重，疲労倦怠，寝汗に用いる．腎炎のある高血圧患者，本態性高血圧症などのほか，慢性腎炎，動脈硬化症にも用いる．体が弱く大黄剤，柴胡剤を用いられない場合の処方．
［処方］当帰，芍薬，川芎，地黄，釣藤鉤 各 3-4，黄耆 2-3，黄柏 2（四物湯 + 釣藤鉤 + 黄耆 + 黄柏）．

5-5　精神不安，神経症，動悸，いらいら，めまい，ふらつき等に使う処方

　めまい，ふらつき，動悸，倦怠感などを訴えるが器質的な疾患や顕著な精神障害が認められないものを自律神経失調症（不定愁訴）といい，それに適用する処方をここに記す．

三黄瀉心湯　医　（→ 5-4）

黄連解毒湯　医　（→ 5-4）

柴胡加竜骨牡蛎湯（さいこかりゅうこつぼれいとう）医　比較的体力のある人で，精神不安，不眠，いらいらなどの精神神経症状や胸脇苦満があり，頭重，頭痛，肩こりなどを伴う場合，あるいは臍の脇に腹部大動脈の拍動亢進を認める場合に用いる．
［処方］柴胡 4-5，半夏 4，茯苓，桂皮 各 2-3，大棗，人参，竜骨，牡蛎 各 2-2.5，生姜 2-3，大

5.5 精神不安，神経症，動悸，いらいら，めまい，ふらつき等に使う処方

黄 1（黄芩 2.5，甘草 2 以内）（小柴胡湯＋桂皮＋竜骨＋牡蛎）．
[他病への適用] 高血圧，動脈硬化症，慢性腎臓病，神経衰弱症，神経性心悸亢進症，てんかん，ヒステリー，小児夜泣きに．

抑肝散（よくかんさん）
㊩ 体力が中程度で神経が高ぶる人の神経症，不眠症に用いる．
[処方] 当帰，釣藤鈎，川芎 各3，朮，茯苓 各4，柴胡2，甘草1.5．
・当帰 [効能] 婦人薬，冷え性用薬，保健強壮薬，精神神経用薬，尿路疾患用薬とみなされる処方などによく配合される．
　　　[基原] トウキまたはホッカイトウキの根．
　　　[成分] ligustilide, butylidene phthalide などのフタリドを含む精油など．
[他病への適用] 小児のひきつけ，夜泣き，疳症，チック症に．ヒステリー，不眠症，更年期障害，睡眠中の歯ぎしりにも用いる．

半夏厚朴湯（はんげこうぼくとう）
[（局）半夏厚朴湯エキス] ㊩ 体力が中程度又はそれ以下で，顔色がすぐれず，神経症の傾向があり，のどが塞がる感じの人の不安神経症などに用いる．
[処方] 半夏5-6，茯苓5，厚朴3，蘇葉2，生姜3-4．
[他病への適用] つわり，咳，しわがれ声，神経性胃炎，神経性食道狭窄症，不眠症にも用いる．

甘草瀉心湯（かんぞうしゃしんとう）
悪心，嘔吐や食欲不振がある人で，腹がごろごろ鳴って下痢する場合に用いる．適する人は下痢と便秘を繰り返すこともあり，舌は湿った薄い白苔（はくたい）をかぶることがある．
[処方] 半夏4-5，黄芩2.5-3，乾姜2-2.5，人参2.5，甘草3-4.5，大棗2.5，黄連1．
　　　（半夏瀉心湯（→ p.48）の甘草を増量したもの）．
[他病への適用] 胃腸炎，神経症，不眠症，口内炎，胃アトニー，胃下垂，胃潰瘍，下痢，消化不良，便秘，神経性の嘔吐，妊娠悪阻．

炙甘草湯（しゃかんぞうとう）
㊩ 体力が中程度以下で身体が衰弱し，疲れやすく気力も低下して貧血気味で，手足がほてり，浮腫が出て些細な運動で動悸して息切れするような場合に用いる．
[処方] 麦門冬6，地黄4-6，大棗3-5，炙甘草4，桂皮，麻子仁（ましにん） 各3，人参，阿膠 各2，生姜1-3．
・麻子仁 [効能] 便秘のほか，月経不順などにも用いる．潤滑性の緩下剤で，脂肪油が腸壁と便を潤滑し排便を促す．老人，子供，虚弱体質の人，妊産婦などの便秘に用いる．尿量が多く大便が乾燥して固く塊状になる場合に適する．
　　　　[基原] アサの果実．
　　　　[成分] 乾性油（リノレン酸，リノレイン酸，オレイン酸などのグリセリド）を主とし，その他 betaine，アルカロイドの trigonelline など．
[他病への適用] 心臓疾患，軽い心不全，不整脈，大病，術後の衰弱，バセドウ氏病，貧血，シェーグレン症候群，肺結核．

甘麦大棗湯 医　ヒステリー，うつ病，神経衰弱，ノイローゼ，夜泣き症，てんかん，不眠症など，精神・神経が緊張，興奮状態にあって腹直筋のひきつれを伴うような場合に用いる．一般に女性や小児に用いることが多い．
［処方］甘草 5，大棗 6，小麦 20.
・小麦　［効能］神経症，感情の不安定などに用いる．
　　　　［基原］コムギの種子．
「他病への適用」胃痙攣，子宮痙攣などにも用いる．

苓桂甘棗湯 医　ヒステリー発作などのように，神経がたかぶって発作を起こし，下腹部から突き上げるような動悸があって呼吸を圧迫しそうな場合に用いる．
［処方］茯苓 6，桂皮，大棗 各 4，甘草 2.
［他病への適用］不安神経症，神経性心悸亢進，ヒステリー，胃痙攣，胃疝痛，腸狭窄症．

黄連阿膠湯　痩せて体力が低下した人で，冷え性でややのぼせてよく眠れず，また時に鼻血が出たり吐血，血尿のあるような場合に用いる．
［処方］黄連 4，阿膠 3，黄芩，芍薬 各 2，卵黄 1 個．
［他病への適用］吐血や喀血を伴う疾患，急性胃腸炎，女性性器出血，膀胱炎，尿道炎，高血圧症，皮膚炎，湿疹，アトピー性皮膚炎，ねぶと（背中，腿部，臀部などのはれもの），疔．

香蘇散　医　（→ 4-3-3）

苓桂朮甘湯　［（局）苓桂朮甘湯エキス］　医　比較的体力が低下していて，めまいのほか，ふらつき，たちくらみのある人に用いる．
［処方］茯苓 6，桂皮 4，朮 3，甘草 2.
［他病への適用］頭痛，動悸，息切れ，小便が出にくい人などに用いる．

桂枝加竜骨牡蛎湯　医　（→ 4-3-3）

温胆湯　胃下垂，胃アトニーなどに伴う不眠症，神経衰弱，ノイローゼ，病後の衰弱で眠れない人などに用いる．
［処方］甘草 1-2，生姜 1-2，（大棗 2），陳皮 2-3，半夏 4-6，茯苓 4-6，（黄連 1），枳実 1-2，（酸棗仁 3），竹筎 2-3.
［他病への適用］神経過敏症，心悸亢進症にも用いる．

加味温胆湯　胃腸が弱く，胃下垂，胃アトニー症で，不眠症，神経衰弱，ノイローゼの場合に用いる．
［処方］半夏，茯苓 各 4-6，陳皮，竹筎 各 2-3，大棗，人参，遠志，玄参，酸棗仁，地黄 各 2，

5.5 精神不安，神経症，動悸，いらいら，めまい，ふらつき等に使う処方

甘草，生姜，枳実 各 1-2.
- 玄参 ［効能］消炎，解熱，利尿，解毒薬．
  ［基原］ゴマノハグサおよび中国産の同属植物 Scrophularia ningpoensis の根．
  ［成分］変形モノテルペノイド配糖体の harpagoside など．

柴胡桂枝乾姜湯（さいこけいしかんきょうとう）医　体力がなく，貧血気味で，腹に力がなく，動悸，息切れ，のどの渇きがある人に用いる．
［処方］柴胡 5-6，栝楼根（かろこん）3-4，桂皮，黄芩，牡蛎 各 3，乾姜，甘草 各 2.
- 栝楼根 ［効能］止瀉，解熱，利尿，催乳．
  ［基原］キカラスウリまたはオオカラスウリの皮層を除いた根．
  ［成分］でんぷん，アミノ酸，脂肪酸，ステロイドなど．

［他病への適用］かぜ，気管支炎，不眠症，更年期障害，蓄膿症，中耳炎，耳下腺炎，産褥熱にも用いる．

酸棗仁湯（さんそうにんとう）　心身の疲れ，体力低下などからくる不眠あるいは嗜眠，神経衰弱，寝汗，健忘症，めまい，多夢症などに用いる．
［処方］酸棗仁 7-15，知母（ちも）3，川芎 3，茯苓 5，甘草 1.
- 酸棗仁 ［効能］精神安定，強壮効果．
  ［基原］サネブトナツメまたは同属近縁植物の種子．
  ［成分］トリテルペノイドサポニンの jujuboside A，B，C など．
- 知母 ［効能］解熱，消炎，鎮静，止瀉，利尿作用．
  ［基原］ハナスゲの根茎．
  ［成分］サポニン類，キサントン誘導体の mangiferin，ニコチン酸など．

帰脾湯（きひとう）医　顔色が悪く体力が低下した人の血尿，腸出血など種々の出血や貧血，神経衰弱，不眠症，健忘症，ひどい疲れやすさ，うつ病などに用いる．
［処方］人参，白朮，茯苓，酸棗仁，竜眼肉（りゅうがんにく），黄耆 各 2-3，当帰 2，遠志（おんじ），大棗 各 1-2，生姜 1-1.5，甘草，木香 各 1.
- 竜眼肉 ［効能］滋養強壮，鎮静効果．
  ［基原］東南アジア産のリュウガンの果実．
- 遠志 ［効能］サポニン類の去痰，強壮，鎮静効果．
  ［基原］アジア北部産のイトヒメハギの根．
  ［成分］トリテルペノイドサポニンの onjisaponin A 〜 G など．

［他病への適用］神経性胃炎，食欲不振，慢性下痢，更年期障害，月経不順などにも用いる．

加味帰脾湯（かみきひとう）医　虚弱体質の人の心身疲労に伴う不眠，精神不安などの神経症状や出血傾向，貧血などに用いる．神経衰弱，胃神経症，不眠症，健忘症，血尿，腸出血や子宮出血，およびこれらに伴う貧血のほか，月経不順，更年期障害などにも用いる．

[処方] 人参，朮，茯苓，酸棗仁，竜眼肉，柴胡 各3，黄耆，当帰，山梔子，(牡丹皮) 各2，遠志，大棗 各1.5，甘草，生姜，木香 各1 〔帰脾湯＋柴胡＋山梔子＋(牡丹皮)〕．

抑肝散加陳皮半夏 抑肝散(→ p.41)を適用する症状において，慢性に経過して身体虚弱および体力が低下した場合に用いる．
[処方] 柴胡 2-5，半夏 5，朮，茯苓 各4，川芎，当帰，釣藤鈎，陳皮 各3，甘草 1.5．

5-6 口渇，ほてり，尿量や排尿の異常，むくみなど水分代謝にかかわる処方

白虎湯 体力の充実した人で，高熱があって頭痛があり，顔が赤くほてりがあり，発汗が激しく口渇感をおぼえるような症状に適用する．通例，白虎加人参湯，白虎加桂枝湯などの加減方を用いる．
[処方] 石膏 15，粳米 8，知母 5，甘草 2．
[他病への適用] 諸種急性発熱症（感冒，流感，麻疹など），熱中症．

白虎加桂枝湯 基本的に白虎湯を適用する症状であるが，脈は平時と同じで，身体に熱が残り，関節等に痛みがあって，時々嘔吐するときに用いる．
[処方] 粳米 8，知母 5，桂皮 3，甘草 2，石膏 15（白虎湯＋桂皮）．

防風通聖散 (→ 5-4)

白虎加人参湯 医 熱があって苦しく，発汗し，口渇が著しい人で，特に尿量が多い場合や，発汗が激しく体液の消耗が著しい場合に用いる．顔が紅潮しながら背中にさむけがある場合にも用いる．
[処方] 知母 5-6，粳米 8-10，石膏 15-16，甘草 2，人参 1.5-3（白虎湯＋人参）．
[他病への適用] 日射病，熱射病，流感，皮膚炎，湿疹，じんま疹，糖尿病．

竜胆瀉肝湯 身体が充実した婦人で，尿がしぶって濁り，排尿痛があり，こしけを伴うような場合に用いる．
[処方] 当帰，地黄，木通 各5，黄芩，沢瀉，車前子 各3，竜胆，山梔子，甘草 各1．
・木通 [効能] 清熱（清はさますの意味），利尿，水腫を消すなどの作用がある尿量減少，むくみの薬．
　　　　[基原] アケビまたはミツバアケビのつる性の茎．
　　　　[成分] サポニンの akeboside St_b-St_f など．
[他病への適用] 膀胱炎，尿道炎，バルトリン腺炎，陰部潰瘍，陰部湿疹，子宮内膜症．

5.6 口渇，ほてり，尿量や排尿の異常，むくみなど水分代謝にかかわる処方

六味丸（六味地黄丸） 医　主として比較的体力の充実した老人の排尿異常などに使う．八味丸ではのぼせる人や，体力のある人，小児にも用いる．疲れやすく寝汗，のどの渇き，めまい，のぼせ，手足のほてりなどがある人の排尿困難や頻尿などに用いる．

［処方］地黄 5-6，山茱萸，山薬，沢瀉，茯苓，牡丹皮 各 3．

・山茱萸 ［効能］糖類などの滋養強壮効果，エラジタンニン類の収れん止血効果など．
　　　　［基原］サンシュユの偽果の果肉．
　　　　［成分］イリドイド配糖体の morroniside, sweroside, loganin など，エラジタンニンの isoterchebin, cornusiin A, B, C など，酒石酸，リンゴ酸など．

・山薬 ［効能］多糖類などの滋養強壮，止瀉，血糖下降作用など．
　　　［基原］ヤマノイモまたはナガイモの周皮を除いた根茎．
　　　［成分］多糖類の dioscoran A～F および dioscoreamucilage B（血糖下降作用成分），その他糖たん白質，アミノ酸など．

・沢瀉 ［効能］利尿，止渇．
　　　［基原］サジオモダカの塊茎，通常周皮を除いたもの．
　　　［成分］多量のでんぷんの他，四環性トリテルペノイドの alisol A, B など，セスキテルペノイドの alismol など．

・牡丹皮 ［効能］ペオノールなどの抗炎症，鎮痙，鎮痛，鎮静作用など．
　　　　［基原］ボタンの根皮．
　　　　［成分］フェノール性化合物の paeonol とその配糖体，ガロタンニンなど．

［他病への適用］慢性腎炎，浮腫に，糖尿病，高血圧症に，腰痛，耳鳴りに．性的神経衰弱，自律神経失調症に．小児の夜尿症，発育不良にも用いる．

八味地黄丸 医　六味丸の場合より虚弱な人に用いる．腎，生殖器の機能が衰えて起こる種々の症状に用い，下半身の脱力感，尿量増加または減少，腰痛，口渇などがあり，胃腸などの消化器の機能に障害がない人に使う．

［処方］地黄 5-6 (6-8)，山茱萸，山薬 各 3 (3-4)，沢瀉，茯苓，牡丹皮 各 3 (3)，桂皮 1 (1)，(加工) 附子 0.5-1 (0.5-1)（カッコ内は散の分量で，2 g を 1 日 3 回用いる）（六味丸＋桂皮＋附子）．

［他病への適用］老人などの膀胱炎，前立腺肥大，腎炎，陰萎，高血圧，糖尿病，夜尿症．白内障．産後の尿閉，脚気にも用いる．

五苓散 医　のどが渇く症状，尿量減少，悪心・嘔吐などに用いる．

［処方］沢瀉 5-6，猪苓，茯苓，朮 各 3-4，桂皮 2-3（散は 1～1.5 g を 1 日 3 回）．

［他病への適用］種々のむくみ，気候変化と連動する頭痛，暑気あたり，二日酔い，ネフローゼ，糖尿病，水瀉性下痢（渋り腹のないもの），急性胃腸炎，また嘔吐，めまい，下痢を起こしやすい小児にも用いる．

三物黄芩湯　体力が中程度以上，産後の婦人などで，四肢にほてりがあっていらいらし，不眠，

全身に倦怠感をおぼえる場合に用いる．
[処方] 地黄 6，黄芩，苦参 各 3．
・苦参 [効能] 苦味健胃，消炎止瀉薬，皮膚疾患用薬．matrine, oxymatrine の抗ストレス潰瘍作用が報告されている．
　　　[基原] クララの根，またはその周皮を除いたもの．
　　　[成分] アルカロイドの matrine, oxymatrine など，フラボノイドの kurarinol，トリテルペノイドサポニンの sophoraflavoside I など．
[他病への適用] 不眠症，ノイローゼ，高血圧症，湿疹，血熱の頭痛，産褥熱，しもやけ，蕁麻疹．

当帰貝母苦参丸料　排尿困難，特に妊娠している婦人で，飲食は通常の場合に用いる．
[処方] 当帰，貝母，苦参 各 3．
[他病への適用] 尿毒症，妊娠中毒症．

防已黄耆湯 医　色白で，筋肉が軟弱で締まりがなく肥満傾向，いわゆる水ぶとりの人で，汗をかきやすく，尿量減少の傾向があり，疲れやすい，身体が重い，下肢の浮腫，関節痛などを訴える人に用いる．肥満症，多汗症，腎炎，リウマチ，関節炎，関節水腫，筋痛，月経不順，湿疹やじんま疹などの皮膚疾患などにも応用する．
[処方] 防已 4-5，黄耆 5，朮 3.5，生姜 3，大棗 3-4，甘草 1.5-2．

猪苓湯 医　排尿痛，排尿困難，尿量減少または頻尿，残尿感，血尿などがある人で，喉の渇き，胸苦しさ，不眠，精神不安などを伴う場合に用いる．
[処方] 猪苓，茯苓，滑石，沢瀉，阿膠 各 3．
・滑石 [効能] 消炎，利尿，止渇薬．
　　　[基原][成分] 天然の含水ケイ酸マグネシウム．
[煎じる時の注意] 阿膠以外の生薬を先に煎じ，かすを除いて阿膠を加え，再び加熱溶解し，温服する．

猪苓湯合四物湯　排尿痛，排尿困難があって，皮膚が枯燥し色つやが悪い場合に猪苓湯の代わりに用いる．
[処方] 地黄，芍薬，川芎，沢瀉，猪苓，当帰，茯苓，阿膠，滑石 各 3．

九味檳榔湯 医　浮腫があり，動悸が激しく，倦怠感があり，時に呼吸困難を伴うような脚気症状のほか，高血圧症，神経症などにも用いる．
[処方] 檳榔子 4，厚朴，桂皮，橘皮 各 3，蘇葉 1.5，甘草，木香，生姜 各 1，大黄 1（適量）．
[他病への適用] 脚気，神経症，高血圧症，バセドー氏病，心筋炎，胃腸炎，リウマチ，ヘルペス，貧血症，更年期障害．

5.6 口渇，ほてり，尿量や排尿の異常，むくみなど水分代謝にかかわる処方

分消湯 体力が中程度以上の人の腎臓病が慢性化した場合のように，浮腫が全身に発生し，特に腹水が顕著な時に用いる．

[処方] 蒼朮，白朮，茯苓 各2.5，生姜3，陳皮，厚朴，猪苓，沢瀉，香附子 各2，枳実，大腹皮，縮砂，木香，灯心草 各1．

・灯心草 [効能] 利尿，解熱，鎮静薬．

[基原] イグサ科のイの茎随，ときに全草．

[成分] セルロースを主とし，その他フラボノイドの luteolin，脂肪油など．

[他病への適用] 滲出性腹膜炎，腎炎，ネフローゼ症候群，鼓腸，肝硬変証による腹水．

実脾飲 分消湯の枳実が枳殻に代わり，一部配合比が若干異なるだけであるが，分消湯よりやや虚弱の体質に用いるというが，通例分消湯，実脾飲を区別することはほとんどない．

[処方] 蒼朮，白朮，茯苓 各2.5-3，陳皮，厚朴，香附子，猪苓，沢瀉 各2，枳殻，大腹皮，縮砂，木香，灯心草，生姜（乾姜）各1．

・枳殻 [効能] 消化促進，鎮咳去痰，胸腹部緊張緩和作用．

[基原] ダイダイまたはナツミカン（同属近縁植物）の未熟果実をそのまま又は横に半切りにしたもの．日本市場では切断しないものはキジツ，切断したものはキコクとして扱われるが，局方では両者ともにキジツとしている．未熟果実をキジツ，成熟果実をキコクとする考え方もあるが，現在は混乱している．

[成分] 精油は（+）-limonene を主とする．フラボノイドの hesperidin, naringin, neohesperidin など．

防已茯苓湯 顔面や四肢などに浮腫，むくみがあって貧血気味で，四肢に疼痛あるいはしびれを訴え，腹部に腫れがあって尿量が減少して排尿が困難な場合に用いる．

[処方] 茯苓 4-6，防已，黄耆，桂皮 各3，甘草1.5-2（防已黄耆湯 − 白朮 ＋ 桂皮 ＋ 茯苓）．

[他病への適用] 腎炎，ネフローゼ，妊娠腎，尿毒症，慢性下痢，子癇．

清心蓮子飲 医 体力が中程度ないしやや低下した人で，のどが渇き，食欲もなく，排尿障害があり，不眠を伴い，胃腸障害があって他の処方を受け付けない場合に用いる．

[処方] 麦門冬，蓮肉，茯苓 各4，黄芩，車前子，人参 各3，地骨皮，黄耆 各2，甘草1.5．

・蓮肉 [効能] 鎮静，滋養強壮薬として，下痢，食欲不振，動悸，遺精，不眠などに用いる．

[基原] ハスの成熟果実の殻を除いたもの．

[成分] 多量のデンプンの他，アルカロイドの methylcorypalline など．

[他病への適用] 膀胱炎，前立腺炎，前立腺肥大，慢性尿道炎，慢性淋疾などの慢性泌尿器疾患や腎炎．

四苓湯 身体やや虚弱で体力がやや低下した人で，吐き気，嘔吐，腹痛，むくみのいずれかがあり，口が渇き水を飲みたがるが尿量が少ない時に用いる．

[処方] 沢瀉，茯苓，朮，猪苓 各4．

[他病への適用] 暑気あたり，急性胃腸炎．

牛車腎気丸（ごしゃじんきがん）⑫ 疲れやすく，手足が冷えやすく，尿量が少なく下半身に浮腫が甚だしい人に用いる．腎炎，膀胱炎，脚気，腰痛，ぎっくり腰，高血圧，動脈硬化症，前立腺肥大，糖尿病，インポテンツ，種々の婦人病に用いる場合がある．

[処方] 地黄 5-6，山茱萸，山薬，沢瀉，茯苓，牡丹皮 各3，桂皮 1，附子 0.5-1，牛膝（ごしつ）2-3，車前子（しゃぜんし）2-3（八味丸＋<u>牛膝</u>＋<u>車前子</u>）．

・牛膝 [効能] 利尿，通経，強壮薬．
　　　　[基原] ヒナタイノコズチまたは中国産の *Achyranthes bidentata* の根．
　　　　[成分] ステロイドの ecdysterone，inokosterone など．

・車前子 [効能] 鎮咳薬．
　　　　　[基原] オオバコの種子．
　　　　　[成分] 粘液性の多糖類，flavanone 配糖体，iridoid 配糖体などを含む．

五淋散（ごりんさん）⑫ 身体がやや虚弱な人で，尿が濁りあるいは熱感があって血が混じり，尿感があっても排尿困難，残尿感のある時に用いる．

[処方] 茯苓 5-6，当帰，黄芩 各3，山梔子，芍薬，甘草 各2（沢瀉，木通，滑石，車前子，地黄 各3を加える場合もある）．

[他病への適用] 膀胱炎，尿道炎，淋疾，慢性腎炎，排尿異常．

5-7 胃腸の不調に使う処方

5-7-1 健胃消化薬

安中散（あんちゅうさん）⑫ 気持ちが重く，胃痛，腹痛，胸やけ，食欲不振などがあるときに用いる．

[処方] 桂皮 3-5，延胡索（えんごさく），牡蛎 各3-4，茴香 1.5-2，縮砂（しゅくしゃ），甘草 各1-2，良姜 0.5-1．

・延胡索 [効能] 鎮痛，鎮痙薬．
　　　　　[基原] 中国産の *Corydalis turtschauninovii* の塊茎．
　　　　　[成分] アルカロイドの dehydrocorydaline などを含む．

・縮砂 [効能] 芳香健胃薬．
　　　　[基原] 東南アジア産の *Amomum xanthioides* の種子．
　　　　[成分] borneol，bornyl acetate，linalool その他から成る精油を含む．

黄連湯（おうれんとう）⑫ 胃にやや激しい痛みがあって圧迫感があり，嘔吐，口臭，舌苔があり，食欲不振のときに用いる．

5.7 胃腸の不調に使う処方

[処方] 半夏 5　黄連, 甘草, 桂皮, 大棗 各 3, 乾姜, 人参 各 2-3.
[他病への適用] 急性および慢性胃炎, 胃腸型感冒, 胃酸過多症.

半夏瀉心湯（医）　胃部のつかえ, 膨満感に用いる. 急性, 慢性の胃腸カタル, 腹がごろごろ鳴り軟便または下痢などの消化器症状のある人, 特に神経性胃炎など, 精神神経症状を伴った胃腸障害に使う.
[処方] 半夏 5, 黄芩 2.5, 乾姜 2.5, 人参 2.5, 甘草 2.5, 大棗 2.5, 黄連 1.
[他病への適用] 不眠, 妊娠悪阻, 口内炎にも用いる.

甘草瀉心湯（→ 5-5）

生姜瀉心湯　体力が中程度以上の人で, げっぷ, 胸焼け, おくびが著しく, 悪心, 嘔吐のある場合に用いる.
[処方] 半夏 8, 生姜 4, 甘草, 人参, 黄芩, 大棗 各 3, 黄連, 乾姜 各 1（半夏瀉心湯＋<u>生姜</u>）.
[他病への適用] 胃腸カタル, 発酵性下痢, 胃酸過多症, 胃拡張症, 急性および慢性胃炎, 腸炎, 胃潰瘍, 十二指腸潰瘍.

厚朴生姜半夏人参甘草湯　みずおちがつかえて張り, 胃腸が弱く, 嘔吐や胸焼けがあって腹部にガスが溜まったような感じがある場合に用いる.
[処方] 半夏 4, 厚朴 3, 人参, 甘草 各 2, 生姜 0.5（半夏厚朴湯－茯苓－蘇葉＋<u>甘草</u>＋<u>人参</u>）.
[他病への適用] 急性胃腸カタル, 胃下垂症, 胃拡張症, 腹膜炎, 食中毒による吐瀉の後など.

平胃散（医）　体力のあまり低下していない人で, 上腹部の膨満感, みずおちのつかえ, 食欲不振, 食後の腹鳴, 下痢などがある場合に用いる.
[処方] 蒼朮 4, 厚朴, 陳皮 各 3, 大棗 2, 生姜 0.5-1, 甘草 1.

加味平胃散　消化機能障害, 食欲不振, 胃のもたれ, 腹鳴などがある場合, 慢性胃炎などに用いる.
[処方] 蒼朮 4-6, 厚朴, 陳皮 各 3-4.5, 甘草 1-1.5, 生姜 1, 大棗 2-3, 神麹, 麦芽, 山査子 各 2-3（平胃散＋<u>神麹</u>＋<u>麦芽</u>＋<u>山査子</u>）.
・山査子 [効能] 健胃, 消化, 整腸, 抗菌, 血管拡張作用.
　　　　[基原] サンザシの果実.
　　　　[成分] クェルセチン, クロロゲン酸, カフェ酸, オレアノール酸など.

不換金正気散　胃がもたれて食欲がなく, 消化不良で, もどしそうな場合に用いる.
[処方] 半夏 6, 蒼朮（白朮）4, 厚朴, 陳皮 各 3, 甘草 1.5, 大棗 1-3, 藿香 1-1.5, 生姜 1（平胃散＋<u>藿香</u>＋<u>半夏</u>）.
[他病への適用] 急性および慢性胃炎, 胃アトニー, 消化不良.

桂枝加芍薬湯 医　（→ 4-3-3）

茯苓飲（→ 5-2-1）

香砂平胃散　体力が中程度以下の人で，胃腸の消化力が低下し，みずおちにつかえがあって腹部に膨満感があり，胃内に停滞感があってすっきりしないような場合に用いる．
[処方] 香附子，蒼朮 各4，厚朴，陳皮 各3，大棗2，甘草，藿香 各1，縮砂1.5，生姜0.5（平胃散＋<u>香附子</u>＋<u>縮砂</u>＋<u>藿香</u>）
[他病への適用] 胃下垂症，胃アトニー，慢性胃炎，胃酸過多症，胃拡張症，異常飲食．

胃苓湯 医　口が渇き，よく水を飲む体質の人の胃腸障害，食あたり，暑気あたりによる下痢，水のような下痢などに用いる．
[処方] 蒼朮，厚朴，陳皮，猪苓，沢瀉，白朮，茯苓 各2.5-3，桂皮2-2.5，大棗1.5-3，生姜1.5-2，甘草1-2（芍薬2.5-3，縮砂2，黄連2）（散1.5〜2gを1日3回，または湯）（平胃散＋五苓散）．

大建中湯 医　体力の低下している人に，腸管の蠕動不安，腹部の冷感とともに激しい痛みがある場合に用いる．手足が冷え，腹壁に力がないか，または膨満が強く，ときに嘔吐感を伴う人に適する．胃下垂，胃アトニー，弛緩性便秘，慢性腹膜炎，手術後の癒着による腸管通過障害などのほか，腎臓結石や耳鳴にも適する．
[処方] 山椒1-2，乾姜3-5，人参2-3，膠飴20．
・山椒 [効能] 腹中に冷痛がある時に温める芳香辛味性健胃薬として，または駆虫の目的に用いる．
　　　[基原] サンショウの果実の果皮．
　　　[成分] シトロネラール，リモネン，ゲラニオールなどの精油成分；α-sanshool，γ-sanshool，hydroxy-α-sanshool などの辛味成分．

六君子湯 医　虚証向きの処方で，全身の倦怠感や手足の冷えがあるか，または腹壁の緊張が弱く，みずおちに振水音がある人の胃炎，胃アトニー，食欲不振，胃痛，嘔吐などに用いる．
[処方] 人参2-4，朮，茯苓，半夏 各3-4，陳皮2-4，大棗2，甘草1-1.5，生姜1-2．
[他病への適用] 胃腸障害のあるかぜ，悪阻のほか，虚弱者，老人，慢性病で体力の衰えた人の体力回復に．

柴芍六君子湯　体力が中程度以下のやや虚弱な人で，胃腸が弱くて食欲もなく，みずおちがつかえ，胸脇（→ 4-3-2）に膨満感があり，虚弱で貧血，四肢の冷えなどのある場合に用いる．
[処方] 人参，朮，茯苓，半夏 各4，柴胡，芍薬3-4，陳皮，大棗 各2，生姜0.5-1.5，甘草1（六君子湯＋<u>柴胡</u>＋<u>芍薬</u>）．
[他病への適用] 胃炎，胃下垂症，胃アトニー，慢性肝炎，慢性胆囊炎，胆道ジスキネジー（胆

嚢の充満，排出機能の異常），慢性膵炎，神経症．

四君子湯　医　身体虚弱で体力が低下し，胃腸が虚弱で不快感，膨満感があり，体が痩せて顔色が悪くなり，気力も失せて倦怠感があり，嘔吐，下痢などを伴う場合に用いる．
[処方] 人参，朮，茯苓 各3，大棗 1-2，甘草 1-1.5，生姜 0.5-1.5．
[他病への適用] 胃腸虚弱症，胃下垂症，胃アトニー，慢性胃炎，貧血，全身衰弱，術後・病後の胃腸障害・衰弱．

香砂六君子湯　身体虚弱で体力が低下し，みずおちにつかえと閉塞感があり，血色が悪く，腹壁がたるみ，食後にだるくなって眠気を催すか，頭が重くめまいがあるような場合に用いる．
[処方] 人参，茯苓，朮，半夏 各3-4，陳皮，香附子 各2，大棗 1-1.5，甘草，縮砂，藿香 各1，生姜 0.5-1.5（六君子湯＋<u>香附子</u>＋<u>縮砂</u>＋<u>藿香</u>）．
[他病への適用] 胃アトニー，胃下垂，消化不良，食欲不振，胃痛，嘔吐．

香砂養胃湯　慢性的に胃腸がもたれ，また腹部に不快なつかえがあって食欲がなく，味を感じないような場合に用いる．
[処方] 白朮，茯苓 各3，蒼朮，厚朴，陳皮，香附子，小豆蔲，人参 各2，木香，縮砂，甘草，大棗 各1.5，生姜 1-0.5．
・小豆蔲 [効能] 芳香健胃，駆風．
　　　　 [基原] *Elettaria cardamomum* の果実．
　　　　 [成分] 精油〔(+)-α-terpinyl acetate ほかモノテルペノイド〕，脂肪油．
[他病への適用] 慢性胃弱，胃アトニー，胃拡張，慢性胃腸炎．

化食養脾湯　胃腸が弱く痛み，食欲はなく，みずおちがつかえ，嘔吐があって疲労感があり，貧血性で四肢の冷えがあるときに用いる．
[処方] 人参，白朮，茯苓，半夏 各4，陳皮，大棗，神麹，麦芽，山査子 各2，縮砂 1.5，生姜，甘草 各1．
[他病への適用] 胃炎，胃アトニー，胃下垂症，消化不良．

藿香正気散　体力が中程度以上の人が夏風邪などで，悪寒，発熱があり，頭痛，腹痛，嘔吐があり，食欲がないときに用いる．
[処方] 白朮，半夏，茯苓 各3，厚朴，陳皮，大棗 各2，桔梗 1.5，大腹皮，藿香，白芷，甘草，生姜，蘇葉 各1．
[他病への適用] 夏の感冒，暑さ当たり，急性胃腸炎，胃および十二指腸潰瘍，慢性結腸炎，食あたり，流行性耳下腺炎，産前産後の神経性腹痛，小児咳嗽，眼疾，歯痛，咽喉痛，アトピー性皮膚炎，鼻炎．

人参湯　医　胃腸が弱く，筋肉が弛緩し，血色すぐれず疲れやすく，下痢，腹痛，吐き気，唾液

分泌過多などの人に用いる．急性慢性の胃腸炎，胃弱，胃アトニー，胃下垂，胃拡張，胃潰瘍，下痢などのほか，小児の自家中毒，肋間神経痛，喘息，五十肩，吐血，腸出血，カタル性鼻炎にも使う．冷えが甚だしい時は附子を加えて用いる．
[処方] 人参，甘草，朮 各3，乾姜2-3（散2〜3gを1日3回，または湯）．

附子人参湯（ぶしにんじんとう）医　人参湯を適用する証で手足が痛んで強い冷えがあり，寒気がして排尿が近くなったような場合に用いる．別名を附子理中湯（ぶしりちゅうとう）という．
[処方] 人参，甘草，朮，乾姜 各3，附子1（人参湯＋<u>附子</u>，大棗を加えることもある）．
[他病への適用] 神経性心気症，不安神経症．

補気建中湯（ほきけんちゅうとう）　身体虚弱で体力が低下した人で，胃腸が弱く，腹部に膨満感があり，全身に倦怠感があり，浮腫，むくみがあるような場合に用いる．
[処方] 茯苓3-5，白朮4-5.5，人参3，陳皮2.5，麦門冬，沢瀉 各2-3，厚朴，黄芩 各2．
[他病への適用] 鼓腸（腹にガスがたまり膨れる状態），腹水，慢性腹膜炎，慢性腎炎，ネフローゼ，鬱血性心不全，肝硬変症．

5-7-2 ◆ 止瀉整腸薬

胃風湯（いふうとう）　胃腸が虚弱で顔色が悪く，冷えによって頻繁に豆汁状の下痢があって食欲不振の場合に用いる．
[処方] 茯苓4，人参，白朮，芍薬 各3，当帰，川芎 各2.5-3，桂皮2，粟（ぞく）2-3．
・粟（米）[効能] 弛緩した腸管を引き締める，止瀉．
　　　　　[基原] アワの頴果（えいか）を脱穀したもの．
　　　　　[成分] でんぷん，たん白質，脂肪，ビタミン類，アミノ酸類．
[他病への適用] 急性および慢性胃腸炎，潰瘍性大腸炎，胃腸障害のあるかぜ．

黄芩湯（おうごんとう）医　胃腸の機能が不調で下痢があり，みずおちにつかえがあって腹部に引きつりと痛みが伴う場合に用いる．
[処方] 黄芩，大棗 各3-4，芍薬，甘草 各2．
[他病への適用] 胃腸障害のあるかぜ，急性胃腸炎，乳幼児の消化不良．

桂枝人参湯（けいしにんじんとう）医　身体虚弱で体力が低下し，胃腸が弱く，胃内に停水感があり，頭痛，発熱があり，手足がだるく，みずおちがつかえて張り，下痢があるような場合に用いる．
[処方] 桂皮4，人参，甘草，朮 各3，乾姜2-3，（人参湯＋<u>桂皮</u>）．
[他病への適用] 胃腸障害のあるかぜの下痢，急性および慢性胃腸炎，慢性頭痛．

啓脾湯（けいひとう）医　胃腸虚弱で慢性的に胃腸炎を患い，食欲がなく，下痢傾向が続く場合に用いる．
[処方] 朮，茯苓 各4，人参，蓮肉，山薬 各3，山査子，陳皮，沢瀉 各2，甘草1．

[他病への適用] 諸種慢性下痢症，慢性胃腸炎．

銭氏白朮散　小児がかぜをひいたときなど，消化不良を起こして嘔吐，下痢が頻繁に起き，体液が不足気味になったような場合に用いる．別名：銭氏七味白朮散．
[処方] 朮，茯苓，葛根 各4，人参 3，藿香，木香，甘草 各1．
[他病への適用] 小児消化不良症，感冒に吐瀉を伴うとき，糖尿病．

参苓白朮散　身体虚弱，体力が低下した人で，もともと胃腸が弱く食欲不振で，痩せてだるく疲れやすくなって発酵性消化不良による下痢が続く場合に用いる．
[処方] 薏苡仁 5-8，蓮肉，(白)扁豆，茯苓，朮 各 3-4，人参 3，桔梗 2-2.5，縮砂 2，山薬 1.5-2.5，甘草 1.5．
・扁豆　[効能] 消炎，止瀉，解毒，利尿．
　　　　[基原] フジマメの種子．
　　　　[成分] オレアナン系サポニン (lablabosideA-F)，フラボノール配糖体．
[他病への適用] 慢性腸炎，胃腸虚弱症，小児下痢症，小児消化不良．

5-7-3 ◆ 胃腸の鎮痛鎮痙および消炎薬

延年半夏湯　体力が中程度以上の人で，みずおちが張り，腹部に飲食物が溜まったような感じがあって痛く，肩こりや四肢の冷えなどを伴う場合に用いる．
[処方] 半夏 3-5，柴胡 3，土別甲，桔梗，檳榔子 2-3，人参 2，呉茱萸，枳実 各 1-2，生姜 1．
・土別甲　[効能] 滋養，強壮，鎮静，造血，解熱，解毒．
　　　　　[基原] シナスッポン，スッポンの背および腹甲．
　　　　　[成分] 動物膠質，たん白質，カルシウム．
・檳榔子　[効能] 条虫駆除，下痢止め，収れん健胃，利尿薬．ベテル betel と呼ばれる嗜好品の
　　　　　　　　材料として東南アジアで使われる．
　　　　　[基原] ビンロウの成熟種子．
　　　　　[成分] アレコリンなどを主成分とするアルカロイドや縮合型タンニンを含む．
・呉茱萸　[効能] 健胃，利尿，鎮嘔，鎮痛．
　　　　　[基原] ゴシュユ，*Evodia officinalis* または *E. bodinieri* の果実．
　　　　　[成分] アルカロイド (evodiamine, rutaecarpine, synephrine)，苦味トリテルペノ
　　　　　　　　イド (limonin)．
[他病への適用] 胃および十二指腸潰瘍，胃酸過多症，胃下垂症，胃アトニー，急性および慢性
　　　　　　　胃炎，肋間神経痛，仮性狭心症，慢性膵炎．

葛根黄連黄芩湯　発熱して下痢があり，咳があって汗が出る場合に使う処方で，ある程度体力があって急性腸炎や細菌性赤痢にかかった人に用いる．別名葛根芩連湯という．
[処方] 葛根 5-6，黄連，黄芩 各 3，甘草 2．

[他病への適用] 急性胃腸炎，胃腸障害のあるかぜ，かぜ，眼痛，歯痛，口内炎，舌炎，高血圧症，肩こり，諸種精神疾患．

四逆散(しぎゃくさん) 医 体力が中程度の人で，腹壁に強い緊張があって痛く，尿が少なく下痢があり，軽い精神不安や不眠を伴う場合に用いる．
[処方] 柴胡 2-5，芍薬 2-4，枳実 2-3，甘草 1-2．
[他病への適用] 胃炎，胃潰瘍などの胃疾患，慢性肝炎，胆嚢炎，胆石症，神経症，鼻炎，蓄膿症．

桂枝加芍薬生姜人参湯(けいしかしゃくやくしょうきょうにんじんとう) 身体虚弱でみずおちがつかえ，身体各所に痛みを感じ，吐き気があるような場合に用いる．
[処方] 芍薬 4-5，桂皮，人参，大棗 各 3-4，甘草 2，生姜 1.5-5（桂枝湯＋人参，芍薬，生姜を増量）．
[他病への適用] 胃腸障害のあるかぜ，急性胃炎，急性胃腸炎．

堅中湯(けんちゅうとう) 身体虚弱者で，腹部に力が感じられず，胃に停水感があって，食後に腹痛があり，嘔吐などを伴う場合に用いる．
[処方] 茯苓，半夏 各 5，桂皮 4，大棗，芍薬 各 3，甘草 1-1.5，乾姜 1．
[他病への適用] 胃潰瘍，十二指腸潰瘍，慢性胃炎，胃拡張症．

腸癰湯(ちょうようとう) 医 身体がやや衰弱し，腹部が張って痛く，食べられず，尿が出にくい，ある程度進行した虫垂炎に対する代表的な処方．
[処方] 薏苡仁 10，冬瓜子 6，桃仁 5，牡丹皮 4（大黄牡丹皮湯－大黄－芒硝＋薏苡仁）．
・冬瓜子 [効能] 小便を利し，渇きを止める．
　　　　[基原] トウガンまたは *Benincasa cerifera* f. *emarginata* の種子．
　　　　[成分] ヒドロキシ安息香酸の配糖体など．

5-8　肝機能障害に使う処方

大柴胡湯(だいさいことう) 医 体力の充実した人で，胸脇苦満，便秘する場合に用いる．
[処方] 柴胡 6，半夏 3-4，生姜 4-5，黄芩，芍薬，大棗 各 3，枳実 2，大黄 1-2．
・大黄 [効能] センノシド類の瀉下作用．
　　　[基原] ダイオウ類 *Rheum palmatum*，*R. tanguticum*，*R. officinale*，*R. coreanum* またはそれらの種間雑種の根茎．
　　　[成分] ジアントロン類の sennoside A～F など，およびガロイル化された縮合型タンニン類．

[他病への適用] 胆石症，胆嚢炎，胃酸過多，急性胃カタル，気管支喘息に．高血圧やそれに伴う頭痛，肩こり，めまい，糖尿病，肥満．不眠症．ノイローゼ．中耳炎，結膜炎に．痔，円形脱毛症，蕁麻疹にも用いる．

大柴胡湯去大黄 医　大柴胡湯の適用症において便通がある場合に用いる．
[処方] 柴胡，半夏 各8，黄芩，芍薬，枳実，大棗 各3，生姜1（大柴胡湯－大黄）．

小柴胡湯 医　（→ 4-3-2）

柴胡桂枝湯 医　（→ 4-3-2）

茵蔯蒿湯 医　体力が中程度またはそれ以下の人で，口渇，便秘，黄疸がある人，胸，心臓部に苦悶や不快感がある人，胸がふさがったように感じ，腹部が膨満している人に用いる．
[処方] 茵蔯蒿 4-6，山梔子 2-3，大黄 0.8-2．
・茵蔯蒿 [効能] カピラルテミシン類，カピラリシン，スコパロンなどの胆汁分泌促進作用．
　　　　[基原] カワラヨモギの頭花．
　　　　[成分] クロモン類の capillarsin，クマリン類の scoparone，イソプレン側鎖をもつフェノール類の capillartemisin A，B，ポリアセチレンの capillin，capillene，イソクマリンの capillarin など．
[他病への適用] カタル性黄疸，流行性肝炎，血清肝炎，肝硬変に．蕁麻疹，皮膚のかゆみ，腎炎による浮腫，脚気，自律神経失調症にも用いる．

梔子柏皮湯 医　黄疸があっても腹満（腹部が膨満すること），胸脇苦満はなく，悪心があって吐いたり，口が渇き尿量が減少したような場合に用いる．茵蔯蒿湯証より軽症の慢性肝炎に用いる．
[処方] 山梔子 3，黄柏 2，甘草 1．
[他病への適用] 慢性肝炎，皮膚のかゆみ，充血，皮膚炎，じんま疹．

[肝機能障害に使う処方の加減方と合方]

柴苓湯 医　（→ 4-3-2）

柴朴湯 医　（→ 4-3-2）

小柴胡湯加桔梗石膏 医　（→ 4-3-2）

茵蔯五苓散 医　口渇，嘔吐，水のような下痢などに黄疸を伴う人に用いる．
[処方] 沢瀉 4.5-6，茯苓，猪苓，朮 各 3-4.5，桂皮 2-3，茵蔯蒿 3-4（湯）；沢瀉 0.5，茯苓，猪

苓，白朮 各0.4，桂皮 0.3，茵陳蒿 4（散：茵陳蒿以外を1/8に減らし1日3回）（茵陳蒿湯＋五苓散）．

5-9 産科婦人科の諸病，不定愁訴などに使う処方

大黄牡丹皮湯（だいおうぼたんぴとう）医　比較的体力があり便秘がちの人の下腹部の種々の炎症に用い，月経不順，子宮と付属器の炎症，更年期障害その他に適用する．
［処方］大黄 1-2，牡丹皮，桃仁，芒硝 各4，冬瓜子 4-6.
［他病への適用］腎盂炎，膀胱炎，尿道炎，前立腺炎，結腸炎，直腸炎，痔核，肛門周囲炎，常習便秘などのほか，動脈硬化，にきび，湿疹，蕁麻疹などにも適用できる場合がある．

桂枝茯苓丸（けいしぶくりょうがん）［（局）桂枝茯苓丸エキス］医　比較的体力があり顔の血色が良く，頭痛やのぼせがあり，臍の両脇から下腹部にかけて押さえた時に抵抗や痛みを感じる人に用いる．月経不順，月経困難症，更年期障害が対象．
［処方］桂皮，茯苓，牡丹皮，桃仁，芍薬 各4（散2〜3gを1日3回，または湯）．
［他病への適用］打ち身，痔，下腹部の炎症に．凍傷，皮膚炎，眼疾患，ノイローゼ，ヒステリー，自律神経症候群，高血圧症にも用いる．

甲字湯（こうじとう）　桂枝茯苓丸の適用症に似るが，比較的体力があり，のぼせ気味で頭が重く，めまい，肩こり，下肢の冷えや下腹部に痛みを訴える場合に用いる．
［処方］桂皮，茯苓，牡丹皮，桃仁，芍薬 各4，生姜 1-3，甘草 1.5（桂枝茯苓丸＋生姜＋甘草）．
［他病への適用］月経不順，月経異常，月経痛，更年期障害，血の道症，肩こり，めまい，しもやけ，しみ．

桃核承気湯（とうかくじょうきとう）医　比較的体力があり，のぼせて便秘しがちな人の月経不順，月経困難症，月経時や産後の精神不安，腰痛，常習便秘，高血圧に伴う頭痛，めまい，肩こりに用いる．
［処方］桃仁 5，桂皮 4，大黄 1-3，芒硝 1-2，甘草 1.5.
［他病への適用］痔核，便秘に．種々の出血，充血，歯痛，湿疹，足の冷えにも用いる．

牛膝散（ごしつさん）　比較的体力があり，経血が少なく，へそを中心に疼痛があり，下腹，腰に引きつりがある場合に用いる．月経困難，月経不順，月経痛などの薬．
［処方］牛膝，桂皮，芍薬，桃仁，当帰，牡丹皮，延胡索 各3，木香 1.

通導散（つうどうさん）医　比較的体力があり，下腹部に圧痛があって便秘がちの場合に用いる．後世方派の駆瘀血の処方で，古方派の桃核承気湯に相当する存在．

5.9 産科婦人科の諸病，不定愁訴などに使う処方

[処方] 当帰 3，芒硝 2-3，枳実 2-3，厚朴，陳皮，木通，紅花，蘇木（そぼく），甘草 各 2，大黄 1-3（適量）．
・蘇木 [効能] 止血，収斂，健胃，緩下，駆瘀血，消腫，止痛．
　　　[基原] *Caesalpinia sappan* の心材．
　　　[成分] brasilin（赤色色素），ホモイソフラボノイド（sappanol ほか）．
[他病への適用] 月経不順，月経困難，便秘，更年期障害，高血圧症．

苓姜朮甘湯（りょうきょうじゅつかんとう） 医　腰が冷えて重く痛みがあり，小便が近く尿量の多い場合に用いる．
[処方] 茯苓 6，朮 3，甘草 2，乾姜 2-3．
[他病への適用] 腰痛，坐骨神経痛，夜尿症，帯下，湿疹，冷え性，小児の夜尿症．

折衝飲（せっしょういん）　女性の下腹痛，腰痛，生理痛，子宮出血，子宮内膜炎などによる月経困難症などで，下腹部を圧して抵抗や痛みのある人に用いる．また出産後の母体回復の目的で，特に産後の分泌物（悪露（おろ））の排出が止まらない人に使う．
[処方] 牡丹皮，川芎，芍薬，桂皮 各 3，桃仁，当帰 各 4-5，延胡索，牛膝 各 2-2.5，紅花（こうか） 1-1.5．
・紅花 [効能] 通経，血行障害や冷え性への効果があるとして婦人薬に配合．
　　　[基原] ベニバナの管状花をそのまま，または圧搾して黄色色素の大部分を除き板状にしたもの．
　　　[成分] carthamin（紅色），safflor yellow（黄色）などの色素．

女神散（にょしんさん） 医　産前産後に起こるのぼせ，めまい，精神不安，月経異常などのほか，ヒステリー，更年期障害などに用いる．
[処方] 当帰，川芎，朮 各 3，香附子 3-4，桂皮 2-3，黄芩 2-4，人参 1.5-2，檳榔子 2-4，黄連，木香 各 1-2，丁字 0.5-1，甘草 1-1.5（大黄 0.5-1）．

抵当湯（ていとうとう）　下腹部が堅く膨満し，抵抗・圧痛があり尿の量・回数が多く，黒褐色の大便が出る人の月経不順，子宮筋腫，脱疽などに用いる．
[処方] 水蛭（すいてつ），蛇虫（ぼうちゅう），桃仁 各 1，大黄 3．
・水蛭 [効能] 血液運行の異常に用い，通経薬，打撲傷の薬としても用いる．
　　　[基原] ウマビル，チャイロビル，チスイビルを乾燥したもの．
　　　[成分] 新鮮なものは抗凝血素 hirudin を含むが，乾燥すると壊れる．
・蛇虫 [効能] 血液凝固阻止，溶血作用があるとして，通経など血液運行の異常に用いる．
　　　[基原] アブおよび同科の成虫の乾燥品．
[他病への適用] ノイローゼ，健忘症，夜尿症，眼瞼湿疹に．

四物湯（しもつとう） 医　婦人科諸疾患の聖薬とされ，比較的体力が低下した人で，貧血の傾向があり，月経不調，自律神経不調がある場合に用いる．冷え性，月経異常，更年期障害，自律神経失調症，不

妊症，産後の諸症状などに適用する．
[処方] 当帰，芍薬，川芎，地黄 各3-4〔散1.5〜2gを1日3回，または湯；単独で用いることは少なく，合方の温清飲（→5-9），加味方の七物降下湯（→5-4）として使われることが多い〕．
[他病への適用] 乾燥性の皮膚病，しもやけにも用いる．

逍遙散　ノイローゼ，不眠症，動悸や精神的緊張・ストレスによる腹痛，便秘，下痢，胃炎，膀胱神経症などに用いる．
[処方] 芍薬，朮，当帰，茯苓，柴胡 各3，甘草1.5-2，生姜1，薄荷葉1．
[他病への適用] 冷え性，湿疹，肩こりに．更年期障害，生理不順，生理痛にも用いる．

加味逍遙散　[（局）加味逍遙散エキス]　㊩　虚弱で精神神経症状や胸脇部緊張がある女性の月経不順，月経困難症，更年期障害などに用い，不定愁訴，頭痛，肩こり，疲れやすさ，不眠，不安感，いらいらなどに使う．胸脇部の緊張が目標となる場合もある．冷えが基礎にあるが熱感やのぼせが強い場合もあり，両者が交互に出現する場合も対象となる．産褥期の神経症にも使う．
[処方] 甘草1.5-2，芍薬，朮，当帰，茯苓，柴胡 各3，山梔子2，乾姜1，薄荷葉1，牡丹皮2（逍遙散＋牡丹皮＋山梔子）．
[他病への適用] 尿道炎，膀胱炎，肝硬変初期，湿疹にも用いる．

加味逍遙散合四物湯　虚弱体質で疲労しやすく，精神不安などの神経症状を伴う更年期障害，冷え性，月経不順，産前産後の諸病，便秘などに用いる．
[処方] 当帰，芍薬，朮，茯苓，柴胡，川芎，地黄 各3，甘草1.5-2，牡丹皮2，山梔子2，乾姜，薄荷葉 各1（逍遙散＋四物湯）．
[他病への適用] 男性も含めて，慢性湿疹，しみなどの皮膚疾患に効果のある場合もある．

八味逍遙散　実質的には逍遙散と同じ．

当帰芍薬散　㊩　虚弱な女性の月経不順，月経困難症，妊娠時の浮腫や腰痛，習慣性流産，不妊症，更年期障害に使う．
[処方] 当帰，川芎 各3，芍薬4-6，茯苓，朮 各4，沢瀉4-5（散1〜2gを1日3回，または湯）．
[他病への適用] 認知症に有効との報告がある．胃下垂，低血圧，メニエール症候群，腎炎，ネフローゼにも用いる．

当帰芍薬加附子湯　㊩　当帰芍薬散を適用する症において，下痢が止まらず悪寒がして冷えの甚だしい場合に用いる．
[処方] 当帰，川芎 各3，芍薬6，茯苓，朮 各4.5，沢瀉3.5，附子1．

5.9 産科婦人科の諸病，不定愁訴などに使う処方

当帰散（とうきさん） 妊娠中の胎動不安や産前，産後の貧血，めまい，疲労感などを訴える場合に用いる．
[処方] 当帰，黄芩，芍薬，川芎 各3，朮 1.5.

当帰湯 医 （→ 5-3-1）

当帰四逆湯（とうきしぎゃくとう） 身体やや虚弱で体力が低下気味の人で，四肢が冷えてしもやけができやすく，下腹部が張って痛みがある場合に用いる．当帰建中湯の生姜の代わりに細辛，木通を加えたもので，いわゆる冷え性に対する繁用処方であるが，呉茱萸，生姜を加えた当帰四逆加呉茱萸生姜湯を処方するのが通例である．
[処方] 大棗 5, 当帰，桂皮，芍薬，木通 各3，細辛，甘草 各2.
[他病への適用] 凍瘡，坐骨神経痛，腰痛，バージャー病（閉塞性血栓血管炎），レイノー病（寒冷時などに四肢末梢部が痛み，しびれ，蒼白くなり，チアノーゼなどの虚血症状となることがある．若い女子に多い），下痢，慢性腹膜炎，いわゆる冷え性およびそれから派生する諸症状．

当帰四逆加呉茱萸生姜湯（とうきしぎゃくかごしゅゆしょうきょうとう） 医 当帰四逆湯を適用する症状で，特に下肢，下腹部が冷え，久しく体内の冷えが感じられるような場合に用いる．一般に冷えの症状が甚だしい場合は当帰四逆湯より本方を用いる．
[処方] 大棗 5, 当帰，桂皮，芍薬，木通 各3，細辛，甘草 各2，呉茱萸 1-2，生姜 1-4（当帰四逆湯＋<u>呉茱萸</u>＋<u>生姜</u>）．
[他病への適用] 当帰四逆湯に準じるほか，痛風に用いる．

当帰建中湯（とうきけんちゅうとう） 虚弱体質で疲れやすく，貧血気味，冷え性で腹直筋が緊張している場合に用いる（小建中湯－膠飴＋当帰）．
[処方] 芍薬 5-6, 当帰，桂皮，大棗 各4，甘草 2，生姜 1-4
[他病への適用] 産後や月経困難症の腹痛，手術，搔爬後の後遺症，骨盤腹膜炎，痔出血，直腸出血，性器出血．

芎帰調血飲（きゅうきちょうけついん） 産後で体力が低下し，めまい，口乾，耳鳴りなどがあり，時に発熱悪寒があって，心身ともに不安を感じるような場合に用いる．
[処方] 当帰，川芎，地黄，朮，茯苓，陳皮，香附子 各2，益母草，大棗 各1.5，烏薬，乾姜，牡丹皮 各1-2, 甘草 1.
・益母草 [効能] 駆瘀血，強壮，通経，止血，利尿．
　　　　 [基原] メハジキの花期の全草．
　　　　 [成分] フラボノイド (rutin)，アルカロイド (leonurine ほか)．
・烏薬 [効能] 芳香健胃整腸，鎮痙，鎮痛．
　　　 [基原] テンダイウヤクの根．
　　　 [成分] アルカロイド (laurolitsine)，モノテルペノイド，セスキテルペノイド．

［他病への適用］産後の肥立ち，産褥熱，頭痛，めまい，動悸，自律神経失調症，月経不順，血の道症．

芎帰調血飲第一加減　芎帰調血飲の適用症において，いわゆる瘀血症状に配慮した処方で，産後の分泌物（悪露）の排出が不十分で，疼痛が激しく，腹の中に異物感がある場合に用いる．
［処方］当帰，地黄，茯苓，烏薬，牡丹皮，川芎，朮，陳皮，香附子 各2，益母草，大棗，桃仁，紅花，枳実，桂皮，牛膝，木香，延胡索，芍薬 各1.5，乾姜（生姜），甘草 各1（芎帰調血飲＋桃仁＋紅花＋枳実＋桂皮＋牛膝＋木香＋延胡索＋芍薬）．

五積散 医　婦人の慢性的な月経不調，冷え性や更年期障害に用いるが，男女を問わず平時から胃腸が弱い人などが冷たい飲食や食べ過ぎなどで胃炎を起こしたときにも用いる．
［処方］朮3，陳皮，茯苓，半夏，当帰 各2，白芷，枳実，桔梗，桂皮，大棗，生姜，甘草，麻黄，厚朴，芍薬，川芎 各1．
［他病への適用］急性および慢性胃腸炎，胃痙攣，腸痙攣，腰痛，神経痛，筋肉痛，関節痛，慢性関節リウマチ，打撲，帯下，月経痛，月経不順．

温経湯 医　虚弱で冷え性，手のひらのほてり，口唇部の乾燥，肌荒れなどのある人に用いる．婦人科では月経不順・月経困難症，帯下，不妊症，習慣性流産，更年期障害，足腰の冷えに使うほか，月経周期に連動する不安感，不眠などの精神神経症状にも用いる．
［処方］半夏 3-5，麦門冬 3-10，当帰 2-3，川芎，芍薬，人参，桂皮，阿膠，牡丹皮，甘草 各2，乾姜 1，呉茱萸 1-3．
［他病への適用］皮膚科で指掌角皮症に使う主要処方であり，湿疹，皮膚のかゆみ，凍傷などにも用いる．

温清飲 医　子宮出血，血尿，鼻血などの諸出血，血の道症，月経不順，ベーチェット病，痔疾患に，またかゆみ，灼熱感を伴う皮膚炎，慢性湿疹，尋常性乾癬，掌蹠膿疱症などの皮膚病，特に慢性化した頑固なものに用いる．
［処方］当帰，地黄，芍薬，川芎 各3-4，黄芩 1.5-3，山梔子 1.5-2，黄連 1.5-2，黄柏 1.5-2．

桂枝茯苓丸 医　（→ 5-9）

桂枝茯苓丸料加薏苡仁　桂枝茯苓丸を適用する婦人病で，にきび，しみ，手足の肌の荒れの著しい場合に用いる．
［処方］桂皮，茯苓，牡丹皮，桃仁，芍薬 各4　薏苡仁 10．
［他病への適用］にきび，肌のしみ，手足の荒れ，血の道症，月経不順．

[つわりに使う処方]

半夏瀉心湯 (→ 5-7-1)

半夏白朮天麻湯 医 (→ 5-2-1)

半夏厚朴湯 (→ 5-5)

乾姜人参半夏丸 (→ 5-2-1)

茯苓飲 医 (→ 5-2-1)

茯苓飲加半夏 (→ 5-2-1)

茯苓飲合半夏厚朴湯 (→ 5-2-1)

伏竜肝湯 (→ 5-2-1)

小半夏加茯苓湯 医 (→ 5-2-1)

5-10 広く虚弱な人に使う処方

　普段から虚弱な人に加えて，病床に長期間伏したあとの人，さらに手術などで体力を消耗した人の回復を助ける薬方が広く使われている．ここに述べる各処方には体力を補うための補剤が複数含まれている．人参，黄耆，地黄，枸杞子，桂皮，附子，乾姜，玄参などは補剤の例である．

十全大補湯 医　種々の疾患が長期化し，体力が低下している人や，病後，手術後などで全身に倦怠感があり，顔色悪く貧血傾向で，皮膚に潤いがなく荒れている人に使う．
[処方] 人参，黄耆 各2.5-3，朮，茯苓，当帰，芍薬，地黄，川芎，桂皮 各3，甘草 1.5．

補中益気湯 [（局）補中益気湯エキス] 医　慢性疾患や病後，手術後などの体力低下時や，虚弱体質の人に熱，倦怠感，食欲不振，咳，寝汗，動悸，不安感などが続く場合や，夏やせ，痔核・脱肛などに使う．医王湯ともいう．
[処方] 黄耆，人参，朮 各4，当帰 3，陳皮，大棗 各2，柴胡 1-2，甘草 1-1.5，生姜（乾姜） 0.5，升麻 0.5-1．

人参養栄湯 医　慢性疾患や手術後などで体力が低下している場合に広く用いるが，特に咳などの呼吸器系の症状や，消化器系の症状が強い場合に使う．
［処方］当帰，地黄，朮，茯苓 各4，芍薬 2-4，人参 3，桂皮 2.5，陳皮 2-2.5，黄耆 1.5-2.5，遠志 1.5-2，五味子，甘草 各 1-1.5．

清暑益気湯 医　暑さによって身体が倦怠して食欲が進まず，全身に熱感があって頭痛があり，口が渇いてじっとしていても汗をかき，水様の便が出る場合に用いる．いわゆる夏痩せ，夏負けのための処方．
［処方］人参，朮，麦門冬，当帰，黄耆 各3，陳皮，甘草，五味子，黄柏 各2．
［他病への適用］夏負け，夏痩せ，慢性疾患による衰弱．

黄耆建中湯　もともと体力虚弱か，病後に身体が衰弱した人で，顔色が悪く肌につやがなく，腹壁が薄く張って腹痛を訴えるが，嘔吐や胸焼けがなく，やや便秘気味で，寝汗が出て皮膚に弾力がなくガサガサしている場合に用いる．
［処方］芍薬 6，桂皮，甘草，大棗 各3，黄耆 1-4，生姜 1-3，膠飴 20（小建中湯＋黄耆）．
［他病への適用］大病後の衰弱の回復，痔疾，慢性中耳炎，難治創傷，皮膚慢性潰瘍，潰瘍性大腸炎，化膿性腫れ物，アトピー性皮膚炎．

帰耆建中湯　もともと身体虚弱で創傷，皮膚潰瘍が化膿して排膿が止まず，発汗，寝汗があり，傷口に新肉がなかなか生じない場合や，長期の療養で衰弱し腹部に張りがない場合などに用いる．黄耆建中湯加当帰ともいう．
［処方］芍薬 5-6，桂皮，大棗 各4，当帰 3-4，甘草，黄耆 各2，生姜 1-4，膠飴 20（小建中湯＋黄耆＋当帰）．
［他病への適用］難治創傷，皮膚の慢性潰瘍，化膿性腫物，慢性の外耳炎，中耳炎，痔瘻，帯下．

鶏肝丸　虚弱体質の人に対してビタミンAや鉄分などの栄養補給に用いる．
［処方］鶏肝1具　山薬末（乾燥した鶏肝の2～3倍）．
・鶏肝［効能］補肝，補腎．
　　　［基原］ニワトリの肝臓．
　　　［成分］たん白質，脂肪，炭水化物，無機成分（カルシウム，リン，鉄など），ビタミンA，B_1，B_2，ニコチン酸．

真武湯 医　体力が衰え新陳代謝が低下した虚弱な人で，手足の冷え，動悸，めまい，浮腫，腹痛，下痢，疲労感のある人，発熱していても冷やすことを嫌う人に使う．
［処方］茯苓 5，芍薬，生姜（生，JP生姜の場合は1），朮 各3，附子1．
［使用上の注意］附子が減毒処理されたものであることを確認する．

5-11 便秘症に使う処方

　便秘は漢方薬を適用する種々の証を診断するに当たって，その材料となる症状の一つであり，目標が便秘そのものでない場合が多いが，逆に便秘にも効く処方を種々の病状に使われる処方の中に見出すことができる．ここでは，今日便秘の治療を目的として使われている処方の，患者の状態に応じた使い分けを述べる．

大黄甘草湯（だいおうかんぞうとう）［（局）大黄甘草湯エキス］　医　体力のある人の常習便秘で，他の症状があまりない場合に用いるが，この処方が強い腹痛や下痢を起こす場合は使用しない．また特に便秘傾向があり食べたものをすぐに吐くような場合に使う．
［処方］大黄 4，甘草 1-2（散 0.75～1.5 g を 1 日 1～2 回，または湯として左に記した量）．

調胃承気湯（ちょういじょうきとう）　医　急性発熱性疾患による便秘などに用いる．発熱があっても悪寒がなく，口や舌が渇き，腹部膨満感がある時の緩下薬．
［処方］大黄 2-2.5，芒硝，甘草 各 1．

応鐘散（おうしょうさん）　体力の充実した人で，のぼせて肩こりがあり，かつ強い便秘を伴う場合に用いる．別名芎黄散（きゅうおうさん）といい，吉益東洞（1702-1773）が創出した処方である．
［処方］川芎 2，大黄 1．

大承気湯（だいじょうきとう）　医　身体充実，体力が中程度以上，高熱があって発汗し，悪寒はなく，腹部が硬く張って膨満感があり，便秘があるような場合に用いる．
［処方］厚朴 5，枳実，芒硝 各 3，大黄 2（適量）．
［他病への適用］諸種発熱症，消化器諸病，便秘症，急性腸炎，関節炎，慢性関節リウマチ，諸種神経痛．

小承気湯（しょうじょうきとう）　体力が中程度以上の便秘のある人で，熱があって腹部が膨満し，舌が乾燥しているような場合，大承気湯の場合よりやや軽いときに用いる．
［処方］厚朴 3，枳実 2-3，大黄 2（適量）．
［他病への適用］高血圧症，肥満症，便秘症，食中毒，急性肺炎．

潤腸湯（じゅんちょうとう）　医　腸管に潤いがなくなることによる常習性便秘，特に老人の便秘などに用いる．皮膚にも潤いがなく，腹壁がゆるみ，ウサギの糞のような乾燥した便が出る人に適する．
［処方］当帰，熟地黄（じゅくじおう），乾地黄（かんじおう）（鮮地黄 6）各 3，麻子仁（ましにん），桃仁，杏仁，黄芩，厚朴 各 2，枳実 0.5-2，大黄 1-3，甘草 1-1.5．

- 熟地黄 ［効能］身体を温める滋陰補血薬とされる．
  ［基原］アカヤジオウなどの根茎を黄酒に漬けて蒸す操作を繰り返して真っ黒になるまで加工したもの．
  ［成分］イリドイド配糖体など．
- 乾地黄 ［効能］鮮地黄（新鮮な根茎）とともに身体を冷やすとして熱性病に用いる．
  ［基原］アカヤジオウなどの根茎を生のまま乾燥したもの．
  ［成分］イリドイド配糖体など．

滋血潤腸湯（じけつじゅんちょうとう） 身体が虚弱で小便が出にくく，血圧が高くて頭が重く，のぼせ，肩こり，耳鳴りを伴う常習性の便秘に用いる．
［処方］当帰，地黄，桃仁 各4，芍薬3，枳実，韮（きゅう） 各2，大黄1.5，紅花1．
- 韮（子） ［効能］強壮．
  ［基原］ニラの成熟種子（韮菜子（きゅうさいし）ともいう）．
  ［成分］aliin 様の含硫化合物．

麻子仁丸（ましにんがん） 医 老人や虚弱者など，強い下剤では腹痛や水のような下痢を起こす人の常習性便秘に用いる．尿量が多く大便が堅く塊状になる人に適する．
［処方］麻子仁 4-5，厚朴，大黄 3.5-4，枳実2，芍薬2，杏仁 2-2.5（散2〜3gを1日1〜3回，または湯）．

5-12 痔に使う処方

乙字湯（おつじとう） 医 各種痔疾患，痔核の疼痛，痔出血，肛門裂傷，脱肛の初期，陰部痒痛などに広く用い，慢性湿疹とそれに伴う神経症にも用いる．神経症状のある時は柴胡加竜骨牡蛎湯を併用する．また特に痔核に，大黄を除き桃仁，牡丹皮，十薬を加えて用いる場合がある．
［処方］当帰，柴胡 各4-6，黄芩3，甘草2-3，升麻1-2（大黄0.5-1.5）．

黄連解毒湯（→5-4）

加味解毒湯（かみげどくとう） 血色よく比較的体力ある人の痔疾や，小便が出渋る場合に用いる．痔については，特に痔核で炎症が激しく，出血して痛みが強い場合に適し，出血が続いて貧血し血色が悪い人には用いない．
［処方］黄連，黄芩，黄柏，山梔子，柴胡，茵蔯蒿，竜胆，木通（もくつう） 各2，滑石3，升麻，甘草，灯心草（とうしんそう） 各1.5，（大黄1.5）［黄連解毒湯＋柴胡＋茵蔯蒿＋竜胆＋木通＋滑石＋升麻＋甘草＋灯心草＋（大黄）］．

秦艽羌活湯（じんぎょうきょうかつとう）　痔が塊となって下垂し，痒くて耐え難い場合に用いる．
［処方］秦艽（じんぎょう），羌活，黄耆，防風，升麻，甘草，麻黄，柴胡 各1.5，藁本（こうほん），細辛，紅花 各0.5.
- 秦艽 ［効能］解熱，鎮痛，利尿．
  ［基原］中国産のオオバジンギョウほか数種の *Gentiana* 属近縁種の根．
  ［成分］アルカロイドの gentianine など．
- 藁本 ［効能］鎮静，鎮痙．
  ［基原］中国産の藁本（こうほん）*Ligusticum sinense* の根・根茎．
  ［成分］精油（butylidene phthalide ほかフタリド類）．

秦艽防風湯（じんぎょうぼうふうとう）　痔漏で排便時に疼痛がある場合に用いる．
［処方］当帰，桃仁，朮 各3，柴胡，秦艽，沢瀉，陳皮，防風 各2，黄柏，甘草，升麻，大黄，紅花 各1.

芎帰膠艾湯（きゅうききょうがいとう）㊗　虚弱体質の人の痔疾の出血に用いる．
［処方］地黄5，芍薬4，当帰3-4，川芎，甘草，艾葉（がいよう），阿膠 各3.
- 艾葉 ［効能］消炎，収斂，止血，止瀉．
  ［基原］ヨモギの葉．
  ［成分］精油（cineole ほかモノテルペノイド），カフェタンニン．
［他病への適用］性器出血，子宮内膜症，流産の前兆，産後の出血，月経過多，痔出血，腸出血，血尿，諸種貧血．

5-13　化膿性疾患，皮膚病に使う処方

　十味敗毒湯，温清飲（→5-9），治頭瘡一方などの内服薬の他に外用薬の苦参湯，左突膏，紫雲膏，蛇床子湯，中黄膏，楊柏散，蒸眼一方などがある．

5-13-1　蓄膿症，扁桃炎などに使う処方

清上防風湯（せいじょうぼうふうとう）㊗　体力がかなり充実した人で，のぼせて顔が赤味を帯び，赤く硬くなったにきびや湿疹が顔面，頭部にできたときに用いる．
［処方］防風，桔梗，連翹，白芷，川芎，黄芩 各2.5，山梔子 2-2.5，枳実，甘草 各1-1.5，荊芥，薄荷，黄連 各1.
［他病への適用］面皰，顔面，頭部のねぶと，疔，化膿性炎症一般，湿疹，酒査鼻，結膜炎，中耳炎，歯根膜炎，歯肉炎．

葛根紅花湯（かっこんこうかとう）　体力が中程度以上の人で，酒査鼻（あかばな）や肌のしみなどに用いる．

[処方] 葛根, 芍薬, 地黄 各3, 黄連, 山梔子, 紅花 各1.5, 甘草1, 大黄1 (適量).

治頭瘡一方 医　比較的体力のある人の頭部, 顔面にできる水疱や, 分泌物, かゆみを伴う湿疹, 皮膚炎などに用いる. これらの患者には便秘傾向がみられるが, そうでない場合は大黄を省く. 主に小児に用いるが, 大人にも応用する. このような症状に外用するには楊柏散, 中黄膏などがある.

[処方] 連翹, 朮, 川芎 各3, 防風, 忍冬 各2, 荊芥, 甘草, 紅花 各1 (大黄0.5).

・忍冬 [効能] 浄血, 利尿, 解毒薬で, 皮膚病その他の化膿症に用いる. 日本の民間で, 乾燥した全草を健胃, 利尿薬とし, 入浴剤にもする.

　　　　[基原] スイカズラの葉および茎.

　　　　[成分] カフェタンニン, フラボン類の luteolin など.

消風散 医　体力が中程度以上, 湿疹を伴う慢性皮膚病で, かゆみの甚だしいものに用いる.

[処方] 石膏3-5, 当帰, 地黄 各3, 朮, 木通 各1.5-3, 防風, 牛蒡子 各1.5-2, 知母, 胡麻 各1.5, 甘草1-1.5, 蝉退, 苦参, 荊芥 各1.

・胡麻 (子) [効能] 滋養強壮, 補血, 潤燥.

　　　　　[基原] ゴマの種子.

　　　　　[成分] 脂肪油, sesamolin.

・蝉退 [効能] 解熱, 消炎, 鎮静, 鎮痙.

　　　　[基原] アブラゼミ, クマゼミあるいはそれ以外のセミ類の抜け殻.

　　　　[成分] キチン質.

[他病への適用] 皮膚炎, アトピー性皮膚炎, 湿疹, 蕁麻疹.

荊芥連翹湯　体力が中程度以上の人の外耳炎, 中耳炎, 鼻炎, 蓄膿症等の化膿性疾患で, 化膿する前あるいはその後で粘性, 膿性分泌物が続き, 経過が長引いて慢性化しそうな場合に用いる.

[処方] 柴胡, 白芷, 桔梗 各1.5-2.5, 荊芥, 連翹, 防風, 当帰, 川芎, 芍薬, 地黄, 黄連, 黄柏, 薄荷, 枳殻 (実), 黄芩, 山梔子 各1.5, 甘草1.

[他病への適用] アレルギー性結膜炎, 外耳炎, 中耳炎, 鼻炎, 蓄膿症, 扁桃肥大, アデノイド.

辛夷清肺湯 医　体力が中程度以上の人で, 鼻づまりが激しい鼻炎や蓄膿症に用いる.

[処方] 麦門冬, 石膏 各5-6, 黄芩, 知母, 百合 各3, 辛夷2-3, 山梔子1.5-3, 枇杷葉1-2, 升麻1.5.

・百合 [効能] 滋養強壮, 鎮咳, 利尿, 去痰.

　　　　[基原] オニユリ, ハカタユリまたは同属近縁種の鱗片.

　　　　[成分] フェニルプロパノイド配糖体, スピロスタン系ステロイドサポニン.

・枇杷葉 [効能] 鎮咳, 去痰, 鎮嘔, 利尿, 健胃.

　　　　　[基原] ビワの葉.

　　　　　[成分] トリテルペノイド, タンニン, フラボノール配糖体.

[他病への適用] 鼻閉塞，鼻茸，肥厚性鼻炎，上顎洞化膿症，副鼻腔炎，嗅覚欠如症．

駆風解毒散（くふうげどくさん）　扁桃腺炎や扁桃肥大，アデノイドなど，のどが腫れて痛む場合に用いる．
[処方] 連翹，石膏 各5，防風，牛蒡子，桔梗 各3，荊芥，甘草，羌活 各1.5．
- 牛蒡子 [効能] 解熱，消炎，去痰．
  　　　　[基原] ゴボウの果実．
  　　　　[成分] リグナン（arctiin ほか）．
[他病への適用] 咽頭炎，扁桃炎，口内炎．

荊防敗毒散（けいぼうはいどくさん）　種々の急性化膿性皮膚疾患の初期に用いる．
[処方] 荊芥，防風，連翹，桔梗，枳殻，川芎，独活，前胡，柴胡，薄荷，金銀花 各1.5-2，羌活 1.5，甘草 1-1.5，生姜 1．
[他病への適用] ねぶと（→5-5），癰，面疔，乳腺炎．
- 金銀花 [効能] 消炎，解毒，利尿．
  　　　　[基原] スイカズラの花蕾．
  　　　　[成分] フラボン類の luteolin など．

柴胡清肝湯（さいこせいかんとう）　体力が中程度以下の疳の傾向の強い小児で，皮膚が湿疹などで荒れて汚く，瘰癧，リンパ腺腫，扁桃腺肥大などのある場合に用いる．
[処方] 柴胡 2，当帰，芍薬，川芎，地黄，黄連，黄芩，黄柏，山梔子，栝楼根，薄荷，甘草，連翹，桔梗，牛蒡子 各1.5．
[他病への適用] 頸部リンパ節炎症，神経症，慢性扁桃腺炎，湿疹，頭部諸瘡．

5-13-2　一般内服薬

十味敗毒湯（じゅうみはいどくとう）医　種々の化膿性皮膚疾患の初期，湿疹，じんま疹に，またアレルギー体質の改善薬として，特に神経質で上腹部が張って苦しく化膿しやすい体質の人に用いる．また中耳炎，外耳炎，にきび，麦粒腫，乳腺炎，リンパ腺炎，水虫などにも用いる．連翹，薏苡仁を加えて用いることもある．
[処方] 茯苓 2-4，柴胡，桜皮（樸樕），桔梗，川芎，（連翹）各 2-3，独活，防風 各1.5-3，甘草，荊芥 各1-1.5，生姜 1-3．
- 桜皮 [効能] 鎮咳去痰薬．
  　　　[基原] ヤマザクラの周皮を除いた樹皮．
  　　　[成分] glucogenkwanin（フラバノン配糖体の sakuranin のデヒドロ体）．
- 連翹 [効能] 解毒，排膿，消炎，利尿薬で，るいれき，瘡瘍，腫瘍に用いる．
  　　　[基原] レンギョウまたはシナレンギョウの果実．
  　　　[成分] リグナンの arctigenin，リグナン配糖体の arctiin，カフェ酸誘導体など．

温経湯 医　（→ 5-9）

温清飲 医　（→ 5-9）

五物解毒散　かゆみ，湿疹などの皮膚疾患に用いる．
[処方] 川芎 5，金銀花 2，十薬 2-3，大黄 1，荊芥 1.5．
・十薬 [効能] 緩下，利尿，消炎，解熱，解毒，整腸．
　　　[基原] ドクダミの花期の地上部．
　　　[成分] フラボノイド（afzerin, quercitrin ほか）．

排膿散 医　軽い化膿性皮膚疾患に用いる．
[処方] 枳実，芍薬 各 3，桔梗 1.5．
[他病への適用] ねぶと，癰，疔，リンパ節炎，瘰癧，皮下腫瘍，蜂窩織炎（皮下や筋肉・内臓周囲の組織が疎である部分に生じた急性化膿性炎症），筋炎，乳腺炎，痔疾，その他種々の化膿性炎症．

排膿湯　軽い化膿性皮膚疾患の初期に用いる．
[処方] 大棗 6，生姜 0.3-3，桔梗 1.5-5，甘草 1.5-3．
[他病への適用] ねぶと，癰，瘰癧，腫瘍，中耳炎，副鼻腔炎，痔瘻．

排膿散及湯 医　諸種化膿性皮膚疾患に用いる．吉益東洞家方．
[処方] 大棗 6，枳実，芍薬，桔梗，甘草，生姜 各 3（排膿散＋排膿湯）．

梔子柏皮湯（→ 5-8）

当帰飲子 医　老人などやや虚弱な人で，やや乾性の湿疹で痒みの激しい場合に用いる．
[処方] 当帰 5，地黄 4，芍薬，川芎，蒺藜子，防風 各 3，何首烏 2，荊芥，黄耆 各 1.5，甘草 1．
・蒺藜子 [効能] 利尿，消炎，浄血，解毒，鎮静．
　　　[基原] ハマビシの果実．
　　　[成分] ケイヒ酸アミド誘導体（terrestriamide ほか），フラボノイド，ステロイドサポニン．
[他病への適用] 湿疹，蕁麻疹，老人性の皮膚のかゆみ，老人の尋常性乾癬，皮膚炎，アトピー性皮膚炎．

5-13-3　外用薬

苦参湯　たむし，ただれ，あせも，かゆみなどの皮膚疾患のほか，軟性下疳のある陰部に洗浄湿布薬として用いる．

5.13 化膿性疾患，皮膚病に使う処方

［処方］苦参 6-10.

左突膏(さとつこう)　種々の化膿性の腫れ物に外用する．
［処方］瀝青(れきせい) 800，ゴマ油 1000，黄蝋(おうろう) 220，豚脂(とんし) 58.
・瀝青［効能］殺虫，排膿．
　　　［基原］松脂に油を加えて練ったもの，または天然のアスファルト．
・ゴマ油［効能］軟膏基剤．
　　　［基原］ゴマ種子を温圧して得た脂肪油．
　　　［成分］グリセリド，sesamolin.
・黄蝋［効能］軟膏，硬膏，坐剤などの基剤．
　　　［基原］ヨーロッパミツバチ，トウヨウミツバチの巣から得た蝋を精製したもの．
　　　［成分］myricyl alcohol，ceryl alcohol の脂肪酸エステル．
・豚脂［効能］軟膏基剤．
　　　［基原］ブタの皮下の脂肪組織．
　　　［成分］グリセリド．

紫雲膏(しうんこう)　㊩　ひび，あかぎれ，しもやけ，魚の目，あせも，ただれ，外傷，火傷，かぶれ，しらくもなどの皮膚疾患や障害のほか，痔疾，肛門裂傷にも外用する．
［処方］ゴマ油 1000，蜜蝋 340-380，当帰 60-100，紫根(しこん) 100-120，豚脂 20-25.
・紫根［効能］解熱，解毒，抗炎症．
　　　［基原］ムラサキの根．
　　　［成分］ナフトキノン系色素（shikonin）．
［他病への適用］外傷，火傷，しもやけ，痔疾，脱肛，水虫，打撲傷，化膿性腫物．

蛇床子湯(じゃしょうしとう)　洗浄湿布薬としていんきん，たむしによるただれ，かゆみに用いる．
［処方］蛇床子，当帰，威霊仙，苦参 各 10.
・蛇床子［効能］収斂性消炎，駆虫．
　　　［基原］中国産の *Cnidium monnieri* の果実．
　　　［成分］クマリン（cnidimarin ほか），ベンゾフラン（cnidioside A-C）．

中黄膏(ちゅうおうこう)　急性化膿性皮膚疾患の初期や打ち身，捻挫に外用する．
［処方］ゴマ油 1000，黄蝋 380，鬱金(うこん) 40，黄柏 20.
・鬱金［効能］利胆，利尿，駆瘀血，通経，芳香健胃．
　　　［基原］ウコンの根茎．
　　　［成分］精油（turmerone ほかセスキテルペノイド），橙黄色色素（curcumin）．
［他病への適用］ねぶと，癰，疔，化膿性皮膚病，痔瘻．

楊柏散(ようはくさん)　捻挫，打撲での腫れや痛みに外用する．

[処方] 楊梅皮, 黄柏 各2, 犬山椒 1.
- 楊梅皮 [効能] 収斂, 止血, 解毒.
  [基原] ヤマモモの樹皮.
  [成分] タンニン, フラボノイド.
- 犬山椒 [効能] 腫痛に, 鎮咳.
  [基原] イヌザンショウの果実.
  [成分] 精油 (estragole ほか), クマリン (bergapten ほか).

蒸眼一方 麦粒腫 (ものもらい), 眼瞼縁炎 (ただれ目), 結膜炎 (はやり目) に対して洗浄薬として用いる.
[処方] 白礬, 紅花, 甘草, 黄連 各2.
- 白礬 [効能] 収斂, 止血, 止瀉, 去痰.
  [基原] 天然に産するミョウバン.
  [成分] 硫酸カリウムアルミニウム.

5-14 駆虫薬

鷓鴣菜湯 回虫または蟯虫の駆除に用いる. 三味鷓鴣菜湯ともいう. 鷓鴣菜は海人草 (マクリ) の別名.
[処方] 海人草 3-5, 大黄, 甘草 各 1-1.5.
- 海人草 [効能] 駆虫.
  [基原] カイニンソウの全藻.
  [成分] カイニン酸.

椒梅湯 回虫の駆除に用いる.
[処方] 烏梅, 山椒, 檳榔子, 枳実, 木香, 縮砂, 香附子, 桂皮, 苦楝子 (川楝子), 厚朴, 甘草, 乾姜 各2.
- 苦楝子 [効能] 鎮静, 鎮痛, 駆虫.
  [基原] センダン, トウセンダンの成熟果実.
  [成分] トリテルペノイド苦味質 (toosendanin, nimbolin A-B ほか).

清肌安蛔湯 回虫の駆除に用いる.
[処方] 柴胡, 半夏 各 4-6, 人参, 黄芩, 海人草, 麦門冬 各3, 甘草2, 生姜 1-4.

6 基本的処方と加減方，合法との相関図

　漢方処方は，第4，5章に多数の例で示したように，ある特定の処方を基本として，体質，症状に応じて，処方中の薬味（生薬）を加えたり，去ったり，分量を増減したりする加減方や，他処方と合わせる合方によって適用範囲を広げて応用されることが多い．以下に基本的処方と加減方との相関図を示す．ここに図示した処方例は，第4，5章の主なものと少数の追加例である．

6-1　桂枝湯類

　桂枝湯（→4-3-3）は，発熱性疾患（悪寒，頭痛，発熱に発汗が伴う感冒など）の薬剤で，体力の弱い人に適用される処方であるが，病人の体質，症状に合わせた種々の加減方がある（図6-1）．**桂枝加黄耆湯**は，桂枝湯に補気や水分調節機能のある黄耆を加えた処方で，よく汗や寝汗をかき，あせもの出来易い場合に用いられる．桂枝湯から芍薬を除いた**桂枝去芍薬湯**は脇痛や胸満のある胸部疾患を伴う人に用いられる．逆に桂枝湯の芍薬を倍増した**桂枝加芍薬湯**は，腹痛，下痢，便秘など，主に腸の薬として使われる．桂枝湯は表証（第13章）に使う処方であるが，芍薬を増量しただけで裏証への処方に変わる．桂枝加芍薬湯に栄養補給の役割を果たす膠飴を加えると，**小建中湯**となり，虚弱体質の改善，虚労（疲れ，衰弱）に応用される．小建中湯に止汗作用のある黄耆を加えた処方は**黄耆建中湯**で，小建中湯よりさらに自汗，盗汗があり，体力の衰えた場合に応用する．

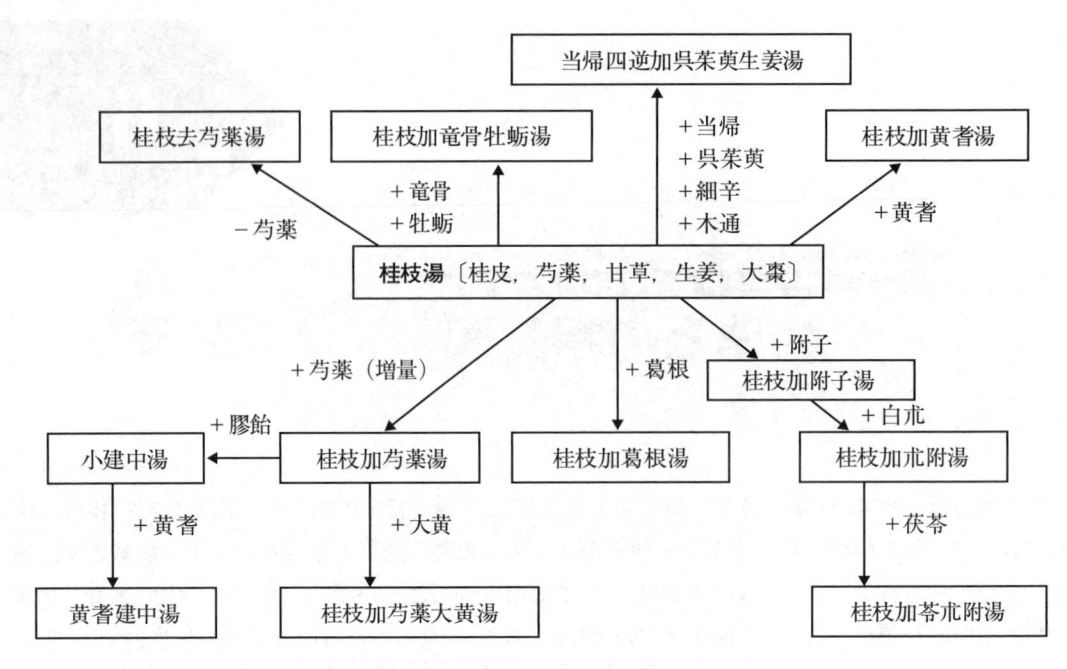

図6-1 桂枝湯の加減方

```
                    当帰四逆加呉茱萸生姜湯
                           ↑
  桂枝去芍薬湯   桂枝加竜骨牡蛎湯  +当帰    桂枝加黄耆湯
      ↑            ↑        +呉茱萸        ↑
    −芍薬        +竜骨       +細辛         +黄耆
                 +牡蛎       +木通
           桂枝湯〔桂皮, 芍薬, 甘草, 生姜, 大棗〕
                                    +附子
        +芍薬（増量）    +葛根       桂枝加附子湯
                                        ↓
      +膠飴                              +白朮
  小建中湯 ← 桂枝加芍薬湯  桂枝加葛根湯   桂枝加朮附湯
      ↓         ↓                         ↓
    +黄耆      +大黄                      +茯苓
  黄耆建中湯  桂枝加芍薬大黄湯           桂枝加苓朮附湯
```

一方，桂枝加芍薬湯と同様の症状でも，腹痛が強く，便秘があるものには大黄を加えた**桂枝加芍薬大黄湯**が用いられる．桂枝湯証に項背部のこわばり（首の後ろから肩にこり）があると葛根を加えた**桂枝加葛根湯**が用いられる．桂枝湯に体を温め，強心，鎮痛作用のある附子を加えると**桂枝加附子湯**となり，発汗過多で冷えによる痛みを伴うものに応用される．さらに水毒（利水剤）の要薬である白朮や茯苓を加えると**桂枝加朮附湯，桂枝加苓朮附湯**となり，冷え症で体力のない人の神経痛，関節痛などの痛みの改善薬に変わる．桂枝湯に竜骨，牡蛎を加えたものは**桂枝加竜骨牡蛎湯**で，疲れやすく神経過敏なひとの興奮を鎮める処方となる．

当帰四逆加呉茱萸生姜湯は，当帰四逆湯（→ 5-9）の加減方ともみなされるが，桂枝湯に当帰，呉茱萸，細辛，木通を加味した桂枝湯類でもあり，桂枝湯の証に加えて冷え症に伴う瘀血によって起こる諸症状に適用される．

6-2 麻黄剤

麻黄には発汗，解熱，止咳，利尿，鎮痛作用があり，発熱，悪寒，頭痛，身体の痛みなどを改善するとされている．これを主剤とした処方が麻黄剤で，これに甘草（全体の作用の緩和剤，鎮痛，鎮痙，鎮咳作用をもつ）を加えたものを基本として種々の生薬を組み合わせた処方がある（図6-2）．これらは体力がある（実証）人に対する処方である．

6.2 麻黄剤

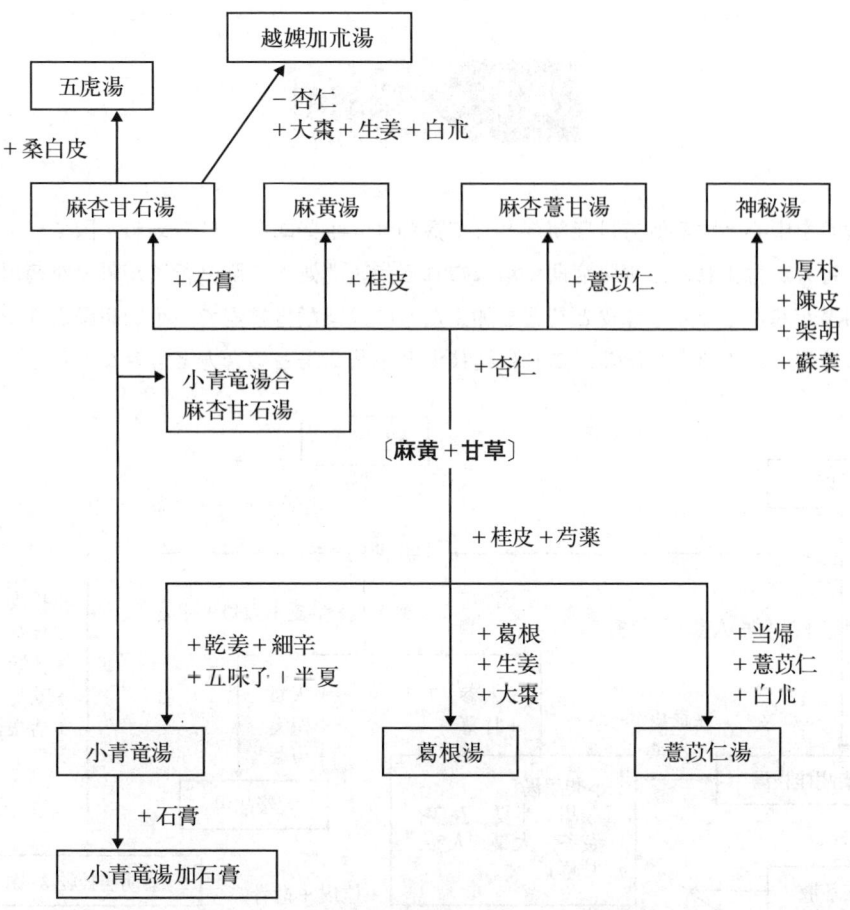

図 6-2 麻黄剤の加減方および合方関連図

　杏仁と桂皮を組み合わせると鎮咳作用，発汗作用が強くなり（**麻黄湯**），桂皮を石膏に変える（**麻杏甘石湯**）と逆に止汗的に作用する．

　麻杏甘石湯にさらに桑白皮（消炎，鎮咳作用）を加えたものは**五虎湯**で，より強い呼吸困難を伴う咳嗽がある場合に応用する．一方，麻杏甘石湯から杏仁をとって大棗，生姜，白朮を加えたものは**越婢加朮湯**で，発汗を止めるとともに白朮による利水効果が期待でき，関節リウマチなどに使用される処方となる．

　杏仁と水剤の薏苡仁を組み合わせると**麻杏薏甘湯**となる．麻黄，甘草，杏仁に厚朴のほか3品を加えると，気管支炎や気管支喘息などに適用される**神秘湯**となる．

　麻黄と桂皮の組み合わせは発汗剤となることは先に記したが，これに甘草と芍薬を組み合わせたものにさらに数種の生薬を加えていくと自然発汗のない証に適用される**小青竜湯**，**葛根湯**，**薏苡仁湯**などになる．葛根湯は桂枝湯に麻黄と葛根を加えたものに相当するが，桂枝湯類とは異なり体力のある人に対する適応証なので，麻黄剤の1種として理解される．小青竜湯と麻杏甘石湯との合方（**小青竜湯合麻杏甘石湯**）もある．

6-3 柴胡剤

　柴胡と黄芩を中心とする処方は柴胡剤として扱われ，小柴胡湯をはじめわが国での使用頻度の多い処方，合方が含まれる．少陽病期に用いられる代表的処方で胸脇苦満が重要な適用目標となる．小柴胡湯が基本となり，桂皮と芍薬を加えたものは**柴胡桂枝湯**で，小柴胡湯よりやや体力が虚弱な人に適用される処方である．これは桂枝湯と小柴胡湯との合方ともみなされる．

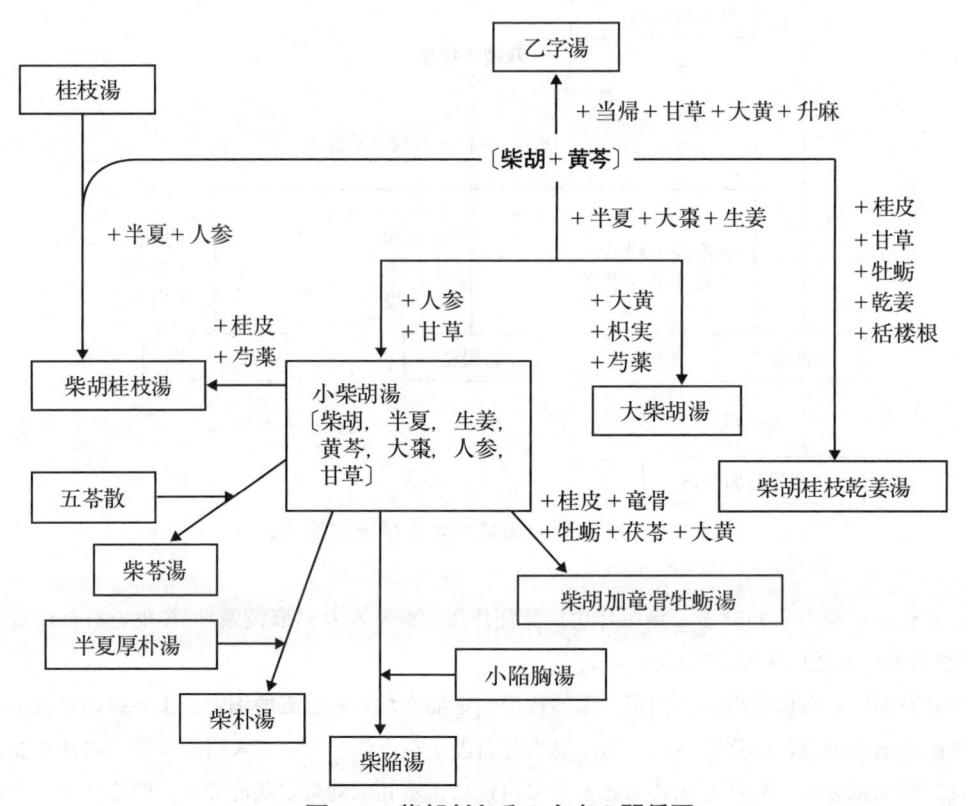

図 6-3　柴胡剤とその合方の関係図

　小柴胡湯に鎮静の効がある竜骨，牡蛎などを加えると精神不安，イライラなどの精神神経症状の顕著な人に応用される**柴胡加竜骨牡蛎湯**となる．**大柴胡湯**は小柴胡湯の甘草，人参の代わりに大黄，枳実，芍薬が配され，胸脇部の緊張を取り除き，炎症を抑える処方となり，より体力の充実した人に応用される．柴胡と黄芩を基本とする処方には，この他**乙字湯**，**柴胡桂枝乾姜湯**がある（図6-3）．精神神経用薬として応用される**四逆散**は黄芩を含まない柴胡剤で，柴胡，枳実，芍薬，甘草から成る．

　柴胡桂枝湯の他にも小柴胡湯には多くの合法がある．合半夏厚朴湯は**柴朴湯**，合五苓散は**柴苓湯**，合小陥胸湯は**柴陥湯**で，これらの合方で適用範囲は広がり，多くの疾患に効果をあげている．

6-4 人参湯類

人参は代表的な補気剤で，健胃，強壮，免疫賦活，代謝促進作用があり，消化器系症状を伴う全身倦怠感，気力低下の改善に有効で，虚証の治療に重要な生薬である．人参を含む処方が人参湯類．その代表的処方が**人参湯**で，人参，白朮，甘草，乾姜の4味から成る．人参湯の加減方としては，**四君子湯，六君子湯，茯苓飲，大建中湯**などがある（図6-4）．

人参に黄耆を配したものは参耆剤として分類される．その代表的処方に**補中益気湯**や十全大補湯（図6-5）があるが，これらには補血剤（当帰や地黄，養血薬ともいう）が加味されており，気虚（無形の生命活力源が不足していること），血虚の両方に対する補剤となる．

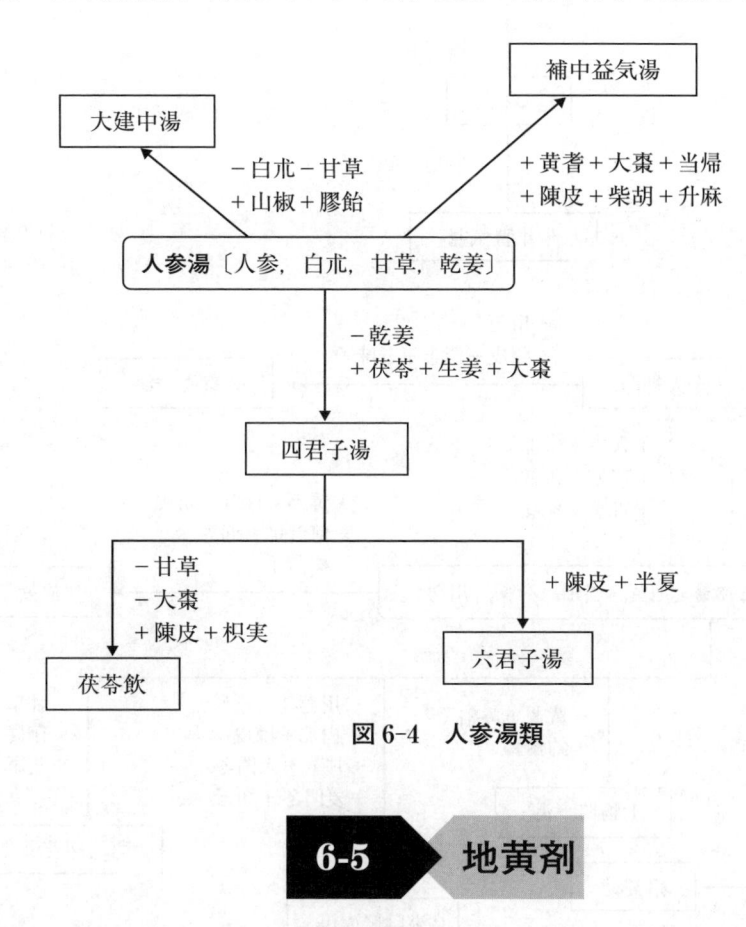

```
                                    補中益気湯
          大建中湯                       ↑
             ↑             +黄耆+大棗+当帰
    -白朮-甘草              +陳皮+柴胡+升麻
    +山椒+膠飴
       │
    人参湯〔人参，白朮，甘草，乾姜〕
       │
       │ -乾姜
       │ +茯苓+生姜+大棗
       ↓
    四君子湯
    │              
    │ -甘草           +陳皮+半夏
    │ -大棗
    │ +陳皮+枳実
    ↓                    ↓
    茯苓飲              六君子湯
```

図6-4 人参湯類

6-5 地黄剤

地黄は代表的補血剤で，これを主要な構成生薬とする処方は地黄剤として分類され，六味丸を基本とする加減方と四物湯を基本処方とする加減方がある（図6-5）．

六味丸に桂皮と附子を加味した**八味丸（八味地黄丸）**，さらに牛膝，車前子を加えた**牛車腎気丸**などは腎虚の証（精神的疲労，頭のふらつき，耳鳴，健忘，遺精，陰萎などが生じる）に適用

される代表的処方である．

四物湯は血虚を補う代表的処方として婦人の諸病に重要で，その関連処方には**七物降下湯**，**芎帰膠艾湯**，**滋陰降火湯**，**当帰飲子**などがある．

四物湯と四君子湯（生姜と大棗を除く）との合方に黄耆と桂皮を加えた**十全大補湯**，その加減方の**人参養栄湯**などは病後の体力低下，疲労倦怠，食欲不振に適用される重要な補気・補血剤である．

温清飲は四物湯と，瀉心湯の基本的処方である黄連解毒湯（黄連，黄柏，黄芩，山梔子）との合方で，乾燥傾向の皮膚疾患などに適用される．四物湯と猪苓湯との合方（猪苓湯合四物湯）もある．

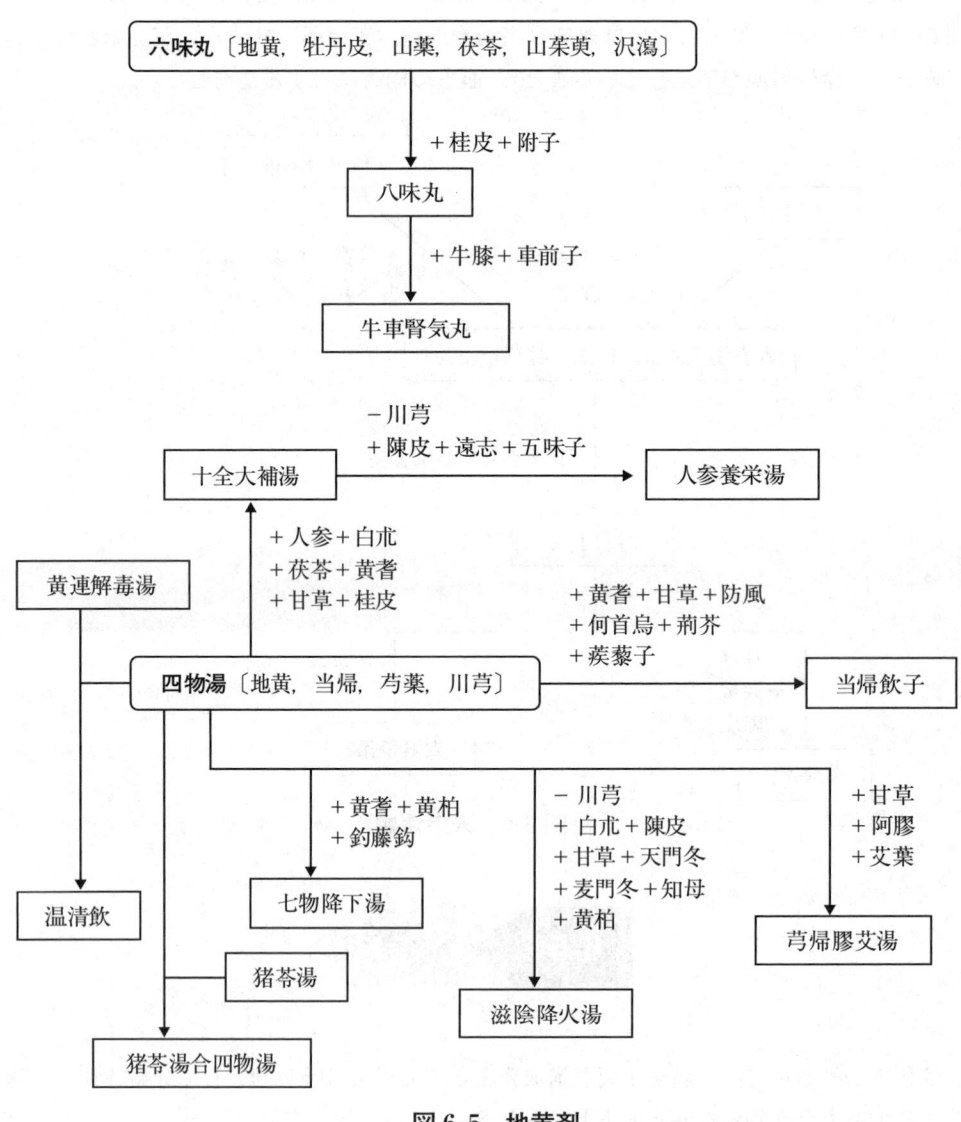

図 6-5　地黄剤

7 漢方製剤

7-1 医療用漢方製剤と一般用漢方製剤

　現在わが国で用いられている大部分の漢方薬は第2章でも述べたように製薬工場で生産される漢方製剤で，それらには医療用漢方製剤（医師，歯科医師が処方，指示する医療用医薬品）と一般用漢方処方の製剤〔以下，一般用漢方製剤，薬局で買える一般用医薬品（大衆薬）〕がある．医療用漢方製剤は1967年漢方エキス製剤4処方（葛根湯，当帰芍薬散，五苓散，十味敗毒湯）が初めて薬価収載されて以降その収載品目が年々増加し，現在約150処方が医療用医薬品として流通している．一方，1972年国内の漢方関連の成書に記載されている処方の中で，長年の使用実績から効果が認められてきたと判断される210処方が選ばれ，それらについて構成生薬，分量，用法，用量，効能・効果の基準が示され，一般用漢方処方とされた．医療用漢方製剤の大部分は210処方の中に含まれているが，両者の各製剤の用法，生薬の量，用量，効能・効果には若干の違いがある．

　漢方製剤は処方の生薬の煎液を濃縮したエキスに適当な賦形剤（乳糖やデンプン）が加えられて製造されるもので，剤形としては顆粒剤，細粒剤，錠剤，カプセル剤がある．

　基本的には以下の操作によって製造される．

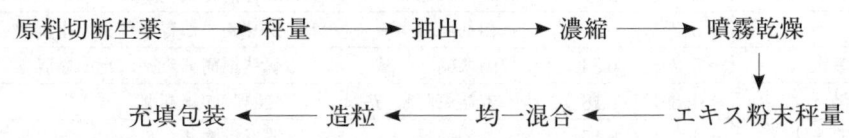

原料切断生薬 ─→ 秤量 ─→ 抽出 ─→ 濃縮 ─→ 噴霧乾燥
　　　　　　　　　　　　　　　　　　　　　　　　　　　↓
　　　充填包装 ←─ 造粒 ←─ 均一混合 ←─ エキス粉末秤量

　医薬品の品質管理のためには，原料から最終製品の包装，出荷にいたるまでの全製造過程にわたって充分な管理のもとで行われなければならず，1980年以降「医薬品の製造管理および品質管理規則」（医薬品GMP）により，医薬品を作るメーカーは，製造管理と品質管理の責任者を置き，資材や製造，一定の試験の記録をつけ，保管する義務（行政管理）を守ることが要求されている．医療用漢方エキス製剤については，原料が天然物であり，合成医薬品とは異なる特性を考慮して，1988年以降日本漢方生薬製剤協会（日漢協）が自主基準として設定した上乗せGMPと

しての「医療用漢方エキス製剤 GMP」に従って製造されている．同様に上乗せ GMP「一般用漢方・生薬製剤 GMP（自主規制）」が 1993 年から実施されている．漢方 GMP の大きな特徴は，原料用生薬の品質確保の重要性の観点から，生薬に関する専門的知識および品質鑑定能力を有する生薬管理責任者の設置と，漢方エキス製造工程に関する詳細な事項が定められていることであり，管理責任者が育成されている．

7-2　漢方処方・製剤の原典と主効能

本書で取上げられている漢方処方の一覧表を以下に示す．

漢方処方	記載頁	原典	主効能
安中散	(→ 5-7-1), p.48	和剤局方, 勿誤薬室方函口訣	鎮痛鎮痙薬, 健胃消化薬
胃風湯	(→ 5-7-2), p.52	和剤局方	止瀉整腸薬
胃苓湯	(→ 5-7-1), p.50	万病回春	止瀉整腸薬
茵蔯蒿湯	(→ 5-8), p.55	傷寒論, 金匱要略	皮膚疾患用薬
茵蔯五苓散	(→ 5-8), p.55	金匱要略	止渇薬, 利尿薬, 鎮吐薬
温経湯	(→ 5-9), p.60	金匱要略	冷え症薬, 婦人薬, 更年期障害用薬
温清飲	(→ 5-9), p.60	万病回春	婦人薬, 更年期障害用薬
温胆湯	(→ 5-5), p.42	三因方, 千金方	精神神経用薬
越婢加朮湯	(→ 5-1), p.28	金匱要略	腎炎, 痛風, 関節炎薬
越婢加半夏湯	(→ 5-1), p.27	金匱要略	鎮咳去痰薬
延年半夏湯	(→ 5-7-3), p.53	外台秘要	鎮痛鎮痙薬
黄耆建中湯	(→ 5-10), p.62	金匱要略	強壮薬
黄芩湯	(→ 5-7-2), p.52	傷寒論	止瀉整腸薬, 鎮痛鎮痙薬
応鐘散	(→ 5-11), p.63	晩成堂散方解	瀉下薬
黄連阿膠湯	(→ 5-5), p.42	傷寒論	精神神経用薬, 止血薬
黄連解毒湯	(→ 5-4), p.40	外台秘要	精神神経用薬, 止血薬, 健胃消化薬
黄連湯	(→ 5-7-1), p.48	傷寒論	鎮痛鎮痙薬, 健胃消化薬
乙字湯	(→ 5-12), p.64	原南陽	痔疾用薬
化食養脾湯	(→ 5-7-1), p.51	証治大還	健胃消化薬
藿香正気散	(→ 5-7-1), p.51	和剤局方	かぜ薬, 健胃消化薬, 止瀉整腸薬
葛根黄連黄芩湯	(→ 5-7-3), p.53	傷寒論	解熱鎮痛消炎薬, 止瀉整腸薬
葛根加朮附湯	(→ 4-3-1), p.18	吉益東洞家方	発熱時の鎮痛薬
葛根湯加川芎辛夷	(→ 4-3-1), p.17	本朝経験	消炎排膿薬
葛根紅花湯	(→ 5-13-2), p.65	方興輗	皮膚疾患用薬
葛根湯	(→ 4-3-1), p.16	傷寒論, 金匱要略	かぜ薬, 解熱鎮痛消炎薬, 鼻炎用薬
加味温胆湯	(→ 5-5), p.42	千金方	精神神経用薬
加味帰脾湯	(→ 5-5), p.43	内科摘要	精神神経用薬
加味解毒湯	(→ 5-12), p.64	寿世保元	尿路疾患用薬, 痔疾用薬
加味逍遙散	(→ 5-9), p.58	和剤局方	精神神経用薬, 婦人薬, 更年期障害用薬

7.2 漢方処方・製剤の原典と主効能

漢方処方	記載頁	原典	主効能
加味逍遙散合四物湯	(→ 5-9), p.58	和剤局方	精神神経用薬, 婦人薬, 更年期障害用薬
加味平胃散	(→ 5-7-1), p.49	医方考	健胃消化薬
乾姜人参半夏丸	(→ 5-2-1), p.33	金匱要略	鎮吐薬
甘草瀉心湯	(→ 5-5), p.41	傷寒論, 金匱要略	精神神経用薬, 止瀉整腸薬
甘草湯	(→ 5-1), p.28	傷寒論	鎮痛薬, 鎮咳去痰薬
甘麦大棗湯	(→ 5-5), p.42	金匱要略	精神神経用薬
帰耆建中湯	(→ 5-10), p.62	華岡青洲	強壮薬
桔梗石膏	(→ 5-3-3), p.38	本朝経験	鎮咳去痰, 消炎排膿薬（他の処方に加えて用いる）
桔梗湯	(→ 5-3-3), p.38	傷寒論, 金匱要略	解熱鎮痛消炎薬, 鎮咳去痰薬
帰脾湯	(→ 5-5), p.43	済生方	精神神経用薬, 強壮薬
芎帰膠艾湯	(→ 5-12), p.65	金匱要略	止血薬
芎帰調血飲	(→ 5-9), p.59	万病回春	婦人薬
芎帰調血飲第一加減	(→ 5-9), p.60	一貫堂	婦人薬
響声破笛丸	(→ 5-1), p.29	万病回春	しわがれ声用薬
杏蘇散	(→ 5-1), p.30	直指方	鎮咳去痰薬
苦参湯	(→ 5-13-3), p.68	金匱要略	外用薬
駆風解毒散	(→ 5-13-1), p.67	万病回春	解熱鎮痛消炎薬
九味檳榔湯	(→ 5-6), p.46	浅田家	浮腫薬
荊芥連翹湯	(→ 5-13-1), p.66	一貫堂	消炎排膿薬
鶏肝丸	(→ 5-10), p.62	浅田家	虚弱体質用薬
桂枝加黄耆湯	(→ 4-3-3), p.22	金匱要略	皮膚疾患用薬
桂枝加葛根湯	(→ 4-3-3), p.21	傷寒論	かぜ薬, 解熱鎮痛消炎薬
桂枝加厚朴杏仁湯	(→ 4-3-3), p.23	傷寒論	鎮咳去痰薬
桂枝加芍薬生姜人参湯	(→ 5-7-3), p.54	傷寒論	鎮痛薬, 鎮痛鎮痙薬
桂枝加芍薬大黄湯	(→ 4-3-3), p.22	傷寒論	鎮痛鎮痙薬, 瀉下薬
桂枝加芍薬湯	(→ 4-3-3), p.22	傷寒論	鎮痛鎮痙薬, 止瀉整腸薬
桂枝加朮附湯	(→ 4-3-3), p.21	吉益東洞	鎮痛薬
桂枝加竜骨牡蛎湯	(→ 4-3-3), p.23	金匱要略	精神神経用薬
桂枝加苓朮附湯	(→ 5-3-1), p.38	吉益東洞	鎮痛薬
桂枝湯	(→ 4-3-3), p.21	傷寒論, 金匱要略	かぜ薬
桂枝二越婢一湯	(→ 5-1), p.28	傷寒論	かぜ薬
桂枝人参湯	(→ 5-7-2), p.52	傷寒論	止瀉整腸薬
桂枝茯苓丸	(→ 5-9), p.56	金匱要略	解熱鎮痛消炎薬, 婦人薬, 更年期障害用薬
桂枝茯苓丸料加薏苡仁	(→ 5-9), p.60	本朝経験	皮膚疾患用薬, 婦人薬
桂芍知母湯	(→ 5-3-4), p.39	金匱要略	関節痛, 関節リウマチ薬
啓脾湯	(→ 5-7-2), p.52	万病回春	止瀉整腸薬
荊防敗毒散	(→ 5-13-1), p.67	万病回春, 証台準縄	消炎排膿薬
桂麻各半湯	(→ 4-3-3), p.23	傷寒論	かぜ薬
堅中湯	(→ 5-7-3), p.54	千金方	鎮痛鎮痙薬
甲字湯	(→ 5-9), p.56	原南陽	解熱鎮痛消炎薬, 婦人薬, 更年期障害用薬
香砂平胃散	(→ 5-7-1), p.50	万病回春	健胃消化薬
香砂養胃湯	(→ 5-7-1), p.51	万病回春	健胃消化薬

漢方処方	記載頁	原典	主効能
香砂六君子湯	(→ 5-7-1), p.51	内科摘要	健胃消化薬
香蘇散	(→ 4-3-3), p.23	和剤局方	かぜ薬
厚朴生姜半夏人参甘草湯	(→ 5-7-1), p.49	傷寒論	健胃消化薬
五虎湯	(→ 5-1), p.27	万病回春	鎮咳去痰薬, 抗喘息薬
牛膝散	(→ 5-9), p.56	婦人良方	婦人薬
牛車腎気丸	(→ 5-6), p.48	済生方	鎮痛, 利尿薬, 尿路疾患用薬, 強壮薬
五積散	(→ 5-9), p.60	和剤局方	鎮痛薬, 健胃消化薬, 婦人薬
五物解毒散	(→ 5-13-2), p.68	本朝経験	皮膚疾患用薬
五淋散	(→ 5-6), p.48	和剤局方	尿路疾患用薬
五苓散	(→ 5-6), p.45	傷寒論, 金匱要略	鎮暈薬, 止渇薬, 利尿薬, 鎮吐薬, 止瀉整腸薬
柴陥湯	(→ 4-3-2), p.20	本朝経験	解熱鎮痛消炎薬, 鎮咳去痰薬
柴胡加竜骨牡蛎湯	(→ 5-5), p.40	傷寒論	精神神経用薬, 高血圧症薬
柴胡桂枝乾姜湯	(→ 5-5), p.43	傷寒論, 金匱要略	精神神経用薬, 強壮薬, 更年期障害用薬
柴胡桂枝湯	(→ 4-3-2), p.20	傷寒論	かぜ薬, 解熱鎮痛消炎薬, 鎮痛鎮痙薬
柴胡清肝湯	(→ 5-13-1), p.67	一貫堂	消炎排膿薬
柴芍六君子湯	(→ 5-7-1), p.50	本朝経験	健胃消化薬
柴朴湯	(→ 4-3-2), p.21	本朝経験	鎮咳去痰薬
柴苓湯	(→ 4-3-2), p.21	得効方	止瀉薬, 止瀉整腸薬, 利尿薬
左突膏	(→ 5-13-3), p.69	華岡青洲	外用薬
三黄瀉心湯	(→ 5-4), p.39	金匱要略	精神神経用薬, 止血薬, 瀉下薬, 高血圧症用薬
酸棗仁湯	(→ 5-5), p.43	金匱要略	精神神経用薬
三物黄芩湯	(→ 5-6), p.45	金匱要略	解熱薬
滋陰降火湯	(→ 5-1), p.28	万病回春	鎮咳去痰薬
滋陰至宝湯	(→ 5-1), p.31	万病回春	鎮咳去痰薬
紫雲膏	(→ 5-13-3), p.69	華岡青洲	外用薬
四逆散	(→ 5-7-3), p.54	傷寒論	鎮痛鎮痙薬
四君子湯	(→ 5-7-1), p.51	和剤局方	健胃消化薬, 止瀉整腸薬
滋血潤腸湯	(→ 5-11), p.64	統旨	瀉下薬
梔子柏皮湯	(→ 5-8), p.55	傷寒論	慢性肝炎薬
治頭瘡一方	(→ 5-13-2), p.66	勿誤薬室方函口訣	皮膚疾患用薬
治打撲一方	(→ 5-3-2), p.38	香川修庵	解熱鎮痛消炎薬
七物降下湯	(→ 5-4), p.40	修琴堂	高血圧症用薬
実脾飲	(→ 5-6), p.47	万病回春	利尿薬
柿蒂湯	(→ 5-2-2), p.34	済生方	吃逆抑制薬
四物湯	(→ 5-9), p.57	和剤局方	強壮薬, 冷え症用薬, 婦人薬
炙甘草湯	(→ 5-5), p.41	傷寒論, 金匱要略	動悸抑制薬
鷓鴣菜湯	(→ 5-14), p.70	撮要方函	駆虫薬
芍薬甘草湯	(→ 5-3-1), p.36	傷寒論	鎮痛薬, 鎮痛鎮痙薬
芍薬甘草附子湯	(→ 5-3-1), p.36	吉益東洞家方	鎮痛薬
蛇床子湯	(→ 5-13-3), p.69	外科正宗	外用薬
十全大補湯	(→ 5-10), p.61	和剤局方	強壮薬
十味敗毒湯	(→ 5-13-2), p.67	華岡青洲	皮膚疾患用薬, 消炎排膿薬
潤腸湯	(→ 5-11), p.63	万病回春	瀉下薬

7.2 漢方処方・製剤の原典と主効能

漢方処方	記載頁	原典	主効能
蒸眼一方	(→ 5-13-3), p.70	万病回春	湿布薬, 洗眼薬
生姜瀉心湯	(→ 5-7-1), p.49	傷寒論	健胃消化薬, 止瀉整腸薬
小建中湯	(→ 4-3-3), p.22	傷寒論, 金匱要略	鎮痛鎮痙薬
小柴胡湯	(→ 4-3-2), p.19	傷寒論, 金匱要略	かぜ薬, 解熱鎮痛消炎薬, 健胃消化薬
小柴胡湯加桔梗石膏	(→ 4-3-2), p.20	本朝経験	解熱鎮痛消炎薬
小承気湯	(→ 5-11), p.63	傷寒論, 金匱要略	瀉下薬
小青竜湯加石膏	(→ 4-3-2), p.19	金匱要略	鎮咳去痰薬, 抗喘息薬, 鼻炎用薬
小青竜湯	(→ 4-3-2), p.18	傷寒論, 金匱要略	鎮咳去痰薬, 抗喘息薬, 鼻炎用薬
小青竜湯合麻杏甘石湯	(→ 4-3-2), p.19	本朝経験	鎮咳去痰薬, 抗喘息薬
椒梅湯	(→ 5-14), p.70	勿誤薬室方函口訣	駆虫薬
小半夏加茯苓湯	(→ 5-2-1), p.32	金匱要略	鎮吐薬
消風散	(→ 5-13-2), p.66	外科正宗	皮膚疾患用薬
升麻葛根湯	(→ 4-3-1), p.17	万病回春	かぜ薬, 皮膚疾患用薬
逍遙散	(→ 5-9), p.58	和剤局方	精神神経用薬, 婦人薬, 更年期障害用薬
四苓湯	(→ 5-6), p.47	温疫論	止渇薬, 利尿薬, 鎮吐薬
辛夷清肺湯	(→ 5-13-1), p.66	外科正宗	鼻炎用薬, 消炎排膿薬
秦艽羌活湯	(→ 5-12), p.65	衆方規矩	痔疾用薬
秦艽防風湯	(→ 5-12), p.65	蘭室秘蔵	痔疾用薬
参蘇飲	(→ 4-3-3), p.24	和剤局方	かぜ薬, 鎮咳去痰薬
神秘湯	(→ 5-1), p.28	外台秘要, 浅田家	かぜ薬, 鎮咳去痰薬
真武湯	(→ 5-10), p.62	傷寒論	精神神経用薬, 高血圧症用薬
参苓白朮散	(→ 5-7-2), p.53	和剤局方	止瀉整腸薬
清肌安蛔湯	(→ 5-14), p.70	蔓難録	駆虫薬
清湿化痰湯	(→ 5-3-1), p.36	寿世保元	鎮痛薬
清上蠲痛湯	(→ 5-3-1), p.36	寿世保元	鎮痛薬
清上防風湯	(→ 5-13-2), p.65	万病回春	皮膚疾患用薬
清暑益気湯	(→ 5-10), p.62	医学六要	鎮痛薬
清心蓮子飲	(→ 5-6), p.47	和剤局方	尿路疾患用薬
清肺湯	(→ 5-1), p.30	万病回春	鎮咳去痰薬
折衝飲	(→ 5-9), p.57	産論	婦人薬
川芎茶調散	(→ 4-3-4), p.25	和剤局方	鎮痛薬
千金鶏鳴散	(→ 5-3-2), p.38	三因方	解熱鎮痛消炎薬
銭氏白朮散	(→ 5-7-2), p.53	小児直訣	止瀉整腸薬
疎経活血湯	(→ 5-3-1), p.35	万病回春	鎮痛薬
蘇子降気湯	(→ 5-1), p.31	和剤局方	瀉下薬
大黄甘草湯	(→ 5-11), p.63	金匱要略	瀉下薬
大黄牡丹皮湯	(→ 5-9), p.56	金匱要略	瀉下薬, 消炎排膿薬, 婦人薬
大建中湯	(→ 5-7-1), p.50	金匱要略	鎮痛鎮痙薬
大柴胡湯	(→ 5-8), p.54	傷寒論, 金匱要略	瀉下薬, 高血圧症用薬, 肥満症用薬
大柴胡湯去大黄	(→ 5-8), p.55	加減方	高血圧, 胃腸薬
大承気湯	(→ 5-11), p.63	傷寒論, 金匱要略	瀉下薬
大半夏湯	(→ 5-2-1), p.33	金匱要略	鎮吐薬
大防風湯	(→ 5-3-4), p.39	和剤局方	関節痛, 関節リウマチ薬
竹筎温胆湯	(→ 5-1), p.29	万病回春	鎮咳去痰薬

漢方処方	記載頁	原典	主効能
中黄膏	(→ 5-13-3), p.69	華岡青洲	外用薬
調胃承気湯	(→ 5-11), p.63	傷寒論	瀉下薬
丁香柿蔕湯	(→ 5-2-2), p.34	寿世保元	吃逆抑制薬, 健胃消化薬
釣藤散	(→ 5-3-1), p.37	本事方	鎮痛薬, 高血圧症用薬
腸癰湯	(→ 5-7-3), p.54	集験方	虫垂炎薬
猪苓湯合四物湯	(→ 5-6), p.46	医方口訣	尿路疾患用薬
猪苓湯	(→ 5-6), p.46	傷寒論	尿路疾患用薬
通導散	(→ 5-9), p.56	万病回春	解熱鎮痛消炎薬, 瀉下薬, 高血圧症用薬, 婦人薬, 更年期障害用薬
抵当湯	(→ 5-9), p.57	傷寒論	血行異常症用薬, 駆瘀血薬, 婦人薬
桃核承気湯	(→ 5-9), p.56	傷寒論	瀉下薬, 高血圧症用薬, 婦人薬, 更年期障害用薬
当帰飲子	(→ 5-13-2), p.68	済生方	尿路疾患用薬
当帰建中湯	(→ 5-9), p.59	金匱要略	鎮痛薬, 鎮痛鎮痙薬
当帰散	(→ 5-9), p.59	千金方	鎮痛鎮痙薬
当帰四逆加呉茱萸生姜湯	(→ 5-9), p.59	傷寒論	鎮痛薬, 鎮痛鎮痙薬, 冷え症用薬
当帰四逆湯	(→ 5-9), p.59	傷寒論	鎮痛薬, 鎮痛鎮痙薬, 冷え症用薬
当帰芍薬加附子湯	(→ 5-9), p.58	加減方	鎮痛鎮痙・婦人薬
当帰芍薬散	(→ 5-9), p.58	金匱要略	鎮痛鎮痙薬, 冷え症用薬, 婦人薬, 更年期障害用薬
当帰湯	(→ 5-3-1), p.38	千金方	鎮痛鎮痙薬
当帰貝母苦参丸料	(→ 5-6), p.46	金匱要略	尿路疾患用薬
独活葛根湯	(→ 4-3-1), p.17	外台秘要	鎮痛薬
独活湯	(→ 5-3-1), p.37	医学入門	鎮痛薬
二朮湯	(→ 5-3-1), p.37	万病回春	鎮痛薬
二陳湯	(→ 5-2-1), p.32	和剤局方	鎮吐薬
女神散	(→ 5-9), p.57	浅田家	精神神経用薬, 婦人薬, 更年期障害用薬
人参養栄湯	(→ 5-10), p.62	和剤局方	強壮薬
人参湯	(→ 5-7-1), p.51	傷寒論, 金匱要略	鎮痛鎮痙薬, 健胃消化薬, 止瀉整腸薬
排膿散	(→ 5-13-2), p.68	金匱要略	消炎排膿薬
排膿散及湯	(→ 5-13-2), p.68	吉益東洞家方	化膿性皮膚疾患薬
排膿湯	(→ 5-13-2), p.68	金匱要略	消炎排膿薬
麦門冬湯	(→ 5-1), p.30	金匱要略	鎮咳去痰薬, 抗喘息薬
八味地黄丸	(→ 5-6), p.45	金匱要略	鎮痛薬, 利尿薬, 尿路疾患用薬, 強壮薬
八味逍遙散	(→ 5-9), p.58	和剤局方	精神神経用薬, 婦人薬
半夏厚朴湯	(→ 5-5), p.41	金匱要略	精神神経用薬, 鎮咳去痰薬, 鎮吐薬, しわがれ声用薬
半夏瀉心湯	(→ 5-7-1), p.49	傷寒論	健胃消化薬, 止瀉整腸薬
半夏白朮天麻湯	(→ 5-2-1), p.33	脾胃論	鎮痛薬, 鎮うん薬
白虎加桂枝湯	(→ 5-6), p.44	傷寒論, 金匱要略	解熱薬, 止渇薬
白虎加人参湯	(→ 5-6), p.44	傷寒論, 金匱要略	解熱薬, 止渇薬
白虎湯	(→ 5-6), p.44	傷寒論	解熱薬, 止渇薬
不換金正気散	(→ 5-7-1), p.49	和剤局方	健胃消化薬
茯苓飲	(→ 5-2-1), p.32	金匱要略	健胃消化薬
茯苓飲加半夏	(→ 5-2-1), p.32	類聚方広義	健胃消化薬

漢方処方	記載頁	原典	主効能
茯苓飲合半夏厚朴湯	(→ 5-2-1), p.32	本朝経験	精神神経用薬, 健胃消化薬, 鎮吐薬
伏竜肝湯	(→ 5-2-1), p.34	浅田家	鎮吐薬
附子人参湯	(→ 5-7-1), p.52	加減方	鎮痛鎮痙薬
分消湯	(→ 5-6), p.47	万病回春	利尿薬
平胃散	(→ 5-7-1), p.49	和剤局方	健胃消化薬
防已黄耆湯	(→ 5-6), p.46	金匱要略	鎮痛薬, 利尿薬, 肥満症用薬
防已茯苓湯	(→ 5-6), p.47	金匱要略	鎮痛薬, 利尿薬
防風通聖散	(→ 5-4), p.39	宣明論	瀉下薬, 高血圧症用薬, 肥満症用薬
補気建中湯	(→ 5-7-1), p.52	済生方	健胃消化薬
補中益気湯	(→ 5-10), p.61	弁惑論	強壮薬
補肺湯	(→ 5-1), p.31	千金方	鎮咳去痰薬, しわがれ声用薬
麻黄湯	(→ 4-3-1), p.18	傷寒論	かぜ薬, 解熱鎮痛消炎薬, 鼻炎用薬
麻黄附子細辛湯	(→ 4-3-3), p.25	傷寒論	鎮咳去痰薬
麻杏甘石湯	(→ 5-1), p.27	傷寒論	鎮咳去痰薬, 抗喘息薬
麻杏薏甘湯	(→ 5-3-1), p.35	金匱要略	解熱鎮痛消炎薬
麻子仁丸	(→ 5-11), p.64	傷寒論	瀉下薬
木防已湯	(→ 5-1), p.30	金匱要略	利尿薬
楊柏散	(→ 5-13-3), p.69	浅田家	外用薬
薏苡仁湯	(→ 5-3-1), p.35	明医指掌	解熱鎮痛消炎薬
抑肝散	(→ 5-5), p.41	保嬰撮要, 直指方	精神神経用薬
抑肝散加陳皮半夏	(→ 5-5), p.44	本朝経験	精神神経用薬
立効散	(→ 5-3-1), p.37	衆方規矩	解熱鎮痛消炎薬
六君子湯	(→ 5-7-1), p.50	万病回春	健胃消化薬
竜胆瀉肝湯	(→ 5-6), p.44	薛氏十六種	尿路疾患用薬, 婦人薬
苓甘姜味辛夏仁湯	(→ 5-1), p.29	金匱要略	気管支炎, 気管支喘息薬
苓姜朮甘湯	(→ 5-9), p.57	金匱要略	鎮痛薬, 冷え症用薬
苓桂甘棗湯	(→ 5-5), p.42	傷寒論, 金匱要略	精神神経用薬, 動悸抑制薬
苓桂朮甘湯	(→ 5-5), p.42	傷寒論, 金匱要略	鎮暈薬, 動悸抑制薬
六味丸	(→ 5-6), p.45	小児直訣	利尿薬, 尿路疾患用薬, 強壮薬

7-3 生薬の品質

　医薬品としての「生薬」の品質規格は, 日本薬局方, 日本薬局方外生薬規格に定められており, 多くの試験項目ならびに主要（指標）成分の含量規格などにより厳しく評価されている. 特に自然界由来の微生物による汚染を, 生薬自身のほか, 漢方エキス剤の製造時にも極力避けなければならない. そのため原料, エキスについてそれぞれ微生物限度基準値が設定されており, 生菌数試験〔好気性細菌と真菌（かび及び酵母）〕や特定微生物試験（腸内細菌, その他のグラム陰性菌, 大腸菌, サルモネラ菌および黄色ブドウ球菌）によって, 微生物学的品質確保の厳重な取り組みが行われている.

7-4 漢方製剤の問題点

漢方エキス剤は必要に応じて手軽に使用でき，携帯にも便利で，漢方薬は「煎じ薬」とのイメージを大きく変えた．次のような利点がエキス剤にあげられている．
1. 湯液を煎じる手間が省け，服用量を少なく，顆粒や錠剤に加工して飲みやすいものが作れる．
2. 保存が容易である．
3. 品質の均一な薬を大量に作れる．
4. 散剤や丸剤も錠剤，顆粒に加工できる．

漢方エキス製剤の普及が医療現場での漢方薬による治療を広げたことは事実であるが，以下のような問題点も指摘されている．
1. 処方構成が変えられない．
2. 煎じ薬とそれから作られるエキス剤とを比べると，後者の製造過程での成分変化の可能性が大きく，中でも揮発性成分（匂い）は消失又は減少しているので，まったく同じものとは言い難い．成分の配合割合が煎じ薬と変わることは，効果や性質が変わることにもつながる．また副作用が出るものになる可能性もある．
3. 内容生薬の品質が評価できない．
4. 同一方剤でもメーカーにより，構成生薬の内容や分量が異なる．
5. 製造販売されている医療用漢方製剤の品数が少なく（現在150種程度），一般用漢方製剤の品数はさらに少ない．

現在の医療用漢方製剤はすべてエキス剤であり，漢方薬はエキス剤ぬきには語れない時代になっていることを考慮すると，漢方本来の用法による効果との比較評価および製造技術の改善，進歩への取り組みが一層重要である．

漢方薬関連の生薬製剤
—家伝薬と関連生薬製剤

8-1 家伝薬

　古くから一般民衆の生活の中にとけこんだ家庭の常備薬にはいろいろな売薬や一家相伝の家伝薬があり，室町時代に作られたものが多く，特に江戸時代から昭和の初期にかけて広く使われてきた．しかし，明治時代の医制による漢方薬の全面否定以後，種類，製造量が大幅に低下してきた．ところが，大衆による根強い支持をうけてそれらが温存育成され，現在でも使用されているものが少なくない．このような家庭薬，家伝薬は複数の生薬が配合される点で漢方の処方と密接な関係があるが，使い方は漢方的ではなく，特定の病気に使う，という点で民間薬に近い．家伝薬の名には，奇応丸，反魂丹などのように3文字から成るものが多く，名前の語尾に丹，丸，散あるいは膏が付けられている．

反魂丹（はんごんたん）

　中国に古くからあった処方が室町時代に泉州堺浦の万代家に一子相伝で伝わり，備前国（岡山）藩医となった三代目（万代常閑）から富山藩がその処方を譲り受け，富山売薬として全国に広がった名薬．胃痛，腹痛，胸やけ，疳などに用いられる．木香，莪朮，縮砂，陳皮，大黄，黄連，枳実，甘草，乳香，丁子，熊胆，麝香，竜脳，連翹，黄芩，牽牛子など23味から成る．富山の売薬で代表される配置薬は「先用後利」（薬を家庭に預けておき，使用した分の代金を後で受け取り薬を補充）という独特の販売方法で全国に広がった．

万金丹

　伊勢神宮詣りの土産品として全国に名をはせ，家庭常備薬，道中薬として広がった名薬で，腹痛，胃腸病など万病に効くとされる丸剤．明治以降製造業者は減少し，伊勢神宮に近い朝熊岳にある金剛証寺門前の野間家の万金丹，小西家の万金丹などが今も製造販売されている．野間万金丹の処方は，麝香，甘草，阿仙薬，桂皮，木香，丁字，沈香，氷餅粉．

奇応丸, 救命丸

　かつて日本では栄養状態が悪く, 乳幼児の疳の虫, 気付け, 夜泣き, 発熱, 下痢などに効果があるとされる奇応丸や救命丸が, 一般庶民の家庭常備薬として広く利用されていた. しかし, 食生活が改善されて疳を起こす幼児も少なくなり, 需要が減少したこと, 貴重な配合動物生薬の確保困難などの理由で, 今日では製造が激減している. 処方が東大寺から発見された, あるいは京都の施薬院全宗に伝えられたとされる奇応丸は, 人参, 熊胆, 沈香, 麝香を金箔で覆った丸剤が基本とされ, 多くの加減方がある. 救命丸は, これに牛黄, 犀角, 竜脳などを加えたものである.

　同様の効能があるとされるものに感応丸などもある.

六神丸

　中国から伝来した処方に改良が加えられ, 明治時代後期以降, 富山の売薬として全国に広がったもので, 気付け薬, どうき, 息切れ, 胃痛, 感冒などの薬として用いられる. 貴重な動物生薬を配した処方であることが特徴で, 人参, 蟾酥, 麝香, 牛黄, 動物胆, 真珠からなるもの. これに犀角 (または羚羊角), 鹿茸, 黄連, 竜脳などを加えたものなどがある. 中国の六神丸には雄黄 (硫化ヒ素鉱), 珍珠 (真珠) 等も含まれており, のどの腫れによく用いられる.

実母散(じつぼさん)

　江戸時代の代表的な産前産後薬で, 由来については種々の説があるが, 喜谷家実母散が有名. 血の道症, 月経不順, 冷え症, 頭痛, ヒステリーなどに用いられる. 白朮, 甘草, 芍薬, 牡丹皮, 紅花, 桂皮, 川芎, 当帰, 木香, 茯苓, 川骨などから成る.

陀羅尼助(だらにすけ), 百草(ひゃくそう), 練熊(ねりぐま)

　和漢薬のなかで丹, 丸, 散などの語尾をもたない数少ないエキス剤. 真言密教の山伏が伝えた薬とされ,「陀羅尼助」の名は, 読経修行中の僧が陀羅尼を唱えるとき, 苦味によって睡魔を防ぐために口に含んだことによるとされている. また, お経のうちで最高といわれる陀羅尼経の功徳がある助 (資, 薬) の意とも言われる.

　オウバクのエキスは健胃整腸剤として, 種々の名称で古くから各地の霊場や修験の山岳などで土産物として販売され, 家庭の常備薬ともされてきた. 奈良県の霊山である大峰山の洞川 (どろかわ) 産の陀羅尼助は最も有名で, ダラスケとも略され, 大和売薬の元祖ともいわれる. 滋賀県産の「伊吹御陀羅尼助丸」, 高野山の「大師陀羅尼助錠」, 京都の「湯の川陀羅尼助」などがある. また大山(だいせん)信仰のある鳥取県産のものは, 民間の貴重薬「熊の胆」にちなんで,「練熊(ねりぐま)」, 木曾御岳や長野善光寺では,「百草」の名で陀羅尼助と同様の製剤が販売されている.

　いずれもオオバクエキスを主剤とするが, 混合される生薬は各地の製剤によって異なり, ゲンノショウコ, アオキ, センブリ, 莪朮, 延命草, 竜胆などがある.

8-2　その他の和漢薬製剤

通仙散

　華岡青洲が考案した麻酔薬．これを用いて世界で初めての全身麻酔による乳がん摘出手術（1804年）に成功した．中国の三国時代（3世紀頃）の名医，華陀がマンダラゲ入りの全身麻酔薬（麻沸湯）を使って腹部切開を行った（記録はない）と伝えられていることに刺激を受けて独自に考案したとされて，華岡麻沸湯とも呼ばれる．構成生薬は，曼陀羅華（チョウセンアサガオ　*Datura alba*），草烏頭，白芷，当帰，川芎，天南星．本処方の創出にあたっては動物実験を繰り返し，実験薬理学的手法を実践したとされている．ヒトに対する効果を確かめる実験台になることを申し出た青洲の母を亡くし，妻が失明した．

屠蘇散

　正月に1年間の無病息災，厄払いを祈念して「お屠蘇」を呑む習慣は，平安時代に中国から伝わり，宮中の儀礼から時代とともに庶民の間に広がったもので，今もなお生きつづけている．「お屠蘇」は屠蘇散を味醂または清酒に一晩浸けて作る薬酒．屠蘇散の処方はいろいろあるが，烏頭や大黄のような作用の激しいものが配合される処方は今日は使われず，一般に陳皮，朮，桂皮，山椒，丁子，桔梗，防風などからなっている．健胃薬，風邪の初期によいとされる．

枇杷葉湯

　江戸中期から街頭で売られた暑気払いの薬．枇杷葉の他，木香，桂皮，莪朮，呉茱萸，藿香から成る．

9

漢方用生薬の修治，生産と流通

9-1 原料生薬の生産と流通

　生薬の原料である植物（動物）の多くは長年にわたって野生種に依存してきており，個々の生薬生産地（生息地）は世界中の特定地域に分散している．それぞれの地域の特有の天候，自然環境などに影響されるため，品質の安定供給に大きな問題を抱えている．特に近年の自然破壊による資源の枯渇が原料供給面で深刻な問題となっている．種の絶滅のおそれのある野生動植物はワシントン条約で保護されているため，麝香，犀角，熊胆などの輸入が厳しく規制されている．国内の生薬生産は，採算上の観点から減少し，かつては生薬輸出国であった韓国も同様の傾向にある．現在の漢方薬原料生薬はほとんど中国からの輸入に依存している．したがって中国産の野生種も，栽培品もその流通は中国国内の諸変化の影響を大きく受けている．漢方製剤の需要に見合う原料の安定供給のためには，自然との共生，栽培を含めた多方面の課題が解決されなければならない．

9-2 生薬の修治

　生薬は生産地，集積場，取引市場，メーカー，消費者等の過程で，芯や毛，ひげ根などの非薬用部位，他の植物，泥や虫などの異物の除去後，乾燥，湯通しなどの基本的加工処理が施される．近年の中国ではこのような処理は**制法**と呼ばれており，全生薬に適用される基本的な操作である．しかし生薬の中には①作用が激しすぎて減毒しなければ危険なもの，②逆に作用を増強する必要のあるもの，また③薬効の改変，④味，匂いや色の改善（矯味，矯臭，賦色）などの目的で二次的な加工処理 **"修治"** が行われるものがある．

　修治の方法は目的に応じて個々の生薬について規定されている．基本的な操作には主に以下の

水製，火製，水火製の3種がある．

　水製「洗（せん）」：夾雑物を除くための水洗い処理．
　　　「漂（ひょう）」：同様の目的で流水にさらす．
　　　「浸（しん）」：水や塩水，米のとぎ汁，酒などに浸して毒性や刺激性を低下させる．
　　　「泡（ほう）」：水に浸して柔らかくし，形を整えやすくする．
　　　「水飛（すいひ）」：水の中で細かく研磨して沈殿させ，水洗いして浮遊物や水に溶ける夾雑物を除く．貝殻や鉱物生薬に適用する．
　火製「焙（ばい）」：とろ火で乾燥する．
　　　「煨（わい）」：直接あるいは練った小麦粉で包み，熱灰の中で蒸し焼きにする．
　　　「炒（しゃ）」：鍋の中で土，米などと共に炒める．
　　　「灸（しゃく）」：補料液（塩水，酒，蜂蜜など）と一緒に炒め，補料液をしみ込ませる．
　水火製「蒸（じょう）」：蒸す．「煮（しゃ）」：煮る．
　　　　水以外の液体で蒸したり，煮たりする場合（酒蒸，酢煮など）もある．
修治が施されて使用される生薬の代表的な例として人参，附子，地黄，生姜などがある．

人参

　人参はオタネニンジン（ウコギ科）の細根を除いた根を乾燥または軽く湯通しした後に乾燥した白参（はくじん）（局ニンジン）と，蒸した後に乾燥した紅参（こうじん）（局コウジン）がある．いずれも補精，強壮，鎮静，胃腸機能低下の改善の目的で配合される．

　紅参に調製される際に内部のデンプンが糊化して半透明に固化し，同時に赤褐色になる．その色が好まれて修治の目的の1つとされる．さらに虫害の防止，成分の溶出性の向上も期待されている．

Malonylginsenosides Rb₁

　成分的な変化としては，白参に多く見られるマロニルギンセノシド類が熱処理で脱マロニル化されること，20位糖類の脱離に伴う水酸基の配置の異性化などが報告されている．

附子（ぶし）

　オクトリカブト，カラトリカブト（キンポウゲ科）などの子根から調製される附子は鎮痛，強心，利尿，新陳代謝亢進などの目的で方剤に配合されるが，アコニチンやメサコニチンなどの毒性の強いアルカロイドを含み，場合によっては中毒をおこすため，古来種々の減毒処理をしたものが使用される．

　塩附子（えんぶし）：新鮮子根を乾燥したものを食塩と苦汁水に浸した後，乾燥したもの．
　炮附子類（ほうぶし）：塩附子を水洗，脱塩後，蒸したり，煮たり，焙ったりして調製したもの．

Aconitine R=CH₂CH₃
Mesaconitine R=CH₃

今日，国内ではオートクレーブ内で高温加熱する減毒法が行われている．

修治による減毒効果は，アコニチン，メサコニチンなどのC-8位での脱アセチル化，長鎖脂肪酸とのエステル交換などの成分変化によるとされている．

地黄

アカヤジオウ（ゴマノハグサ科）などの根茎は制法，修治の違いにより，新鮮根を用いる鮮地黄，そのまま乾燥する乾地黄，蒸してから乾燥する熟地黄（⑮ジオウ）などとなる．

乾地黄（性味は甘・苦，寒）は清熱涼血薬として熱性疾患による出血や湿疹などに，熟地黄（性味は甘，微温）は重要な補血薬として，また滋養薬として貧血，吐血，虚弱の治療に配合される．

修治に伴う成分の変化としては，乾地黄に見られるカタルポールなどのイリドイド配糖体やオリゴ糖成分の熟地黄での減少と，単糖類含量の増加が報告されている．

生姜

日本薬局方では，コルク皮を除いた根茎を乾燥したものを生姜または乾生姜（⑮ショウキョウ），一度蒸すか湯通しして乾燥したものを乾姜（⑮カンキョウ）としている．これらは薬効，薬性が異なるものとして区別して使用される．生姜は芳香性健胃，鎮吐，鎮咳，去痰薬として，乾姜は腹冷痛，腰痛，下痢などに応用される．新鮮ショウガ根茎には精油成分，6-gingerolなどの辛味成分が含まれているが，蒸すと精油成分が揮散し，著しく含量が低くなる一方，6-gingerolが減少し，鎮痛，鎮咳作用がより強い6-shogaol（6-gingerolの脱水物）が増加する．

10 漢方薬として用いられる生薬

第4, 5章の処方に配合されている生薬についての解説では，その生薬を含む処方が最初に出てきた場合にのみ簡単に説明したが，いくつもの処方に含まれている生薬の場合は，2度目以後は説明を省いた．それらを調べたいときの便宜を図って，本章では漢方処方に含まれる各生薬を五十音順に参考資料として配列し，各々の基原，主成分およびその効能等を整理して要点を記し，かつその生薬が含まれている漢方処方を一通り示した．

10-1 漢方薬に配合される各生薬，それらの主成分と効能，および配合処方例

阿膠（あきょう） 哺乳動物の皮や骨などから抽出・製造されたゼラチン．月経不順や更年期障害の婦人薬，痔出血の止血薬，鎮咳去痰薬，動悸抑制薬，尿量減少や排尿痛の尿路疾患用薬などに配合される．
　処方：温経湯（うんけいとう），芎帰膠艾湯（きゅうききょうがいとう），杏蘇散（きょうそさん），炙甘草湯（しゃかんぞうとう），猪苓湯（ちょれいとう）．

阿仙薬（あせんやく） *Uncaria gambir* Roxb.（アカネ科）の葉および若枝から得られた水製乾燥エキス（局）アセンヤク）．カテキン類およびこれらの関連化合物（縮合型タンニンなど）を含む．口腔清涼剤の製造原料，止血薬，整腸薬として用いられる．声がかすれたときの処方に配合される．
　処方：響声破笛丸（きょうせいはてきがん）．

亜麻仁（あまにん） アマ（アマ科）の種子．乾性油を30〜40％を含む．脂肪油が腸壁と便との潤滑によって排便を促す．瀉下薬の処方に配合される．
　処方：潤腸湯（じゅんちょうとう）．

威霊仙（いれいせん） サキシマボタンヅル（キンポウゲ科）またはその近縁植物の根および根茎（局）イレイセン）．オレアナン系サポニンのclematichinenoside A，B，C，リグナン類のprotoanemonin, anemoninなどを含む．プロトアネモニンおよびアネモニンに抗菌，解熱，鎮静活性が認めら

ている．神経痛やリウマチのしびれや痛みなどを治す鎮痛薬の処方に配合される．
　処方：疎経活血湯，二朮湯，蛇床子湯．

犬山椒　イヌザンショウ（ミカン科）の葉．葉および果皮に粘液を含む．葉を粉末にしたものを打撲の外用薬に配合する．
　処方：楊柏散．

茵蔯蒿　カワラヨモギ（キク科）の頭花（㊁インチンコウ）．クロモン誘導体の capillarisin とクマリン誘導体の scoparone（esculetin 6,7-dimethylether），フェニルプロパノイドの capillartemisin A, B, ポリアセチレンの capillin, capillene, capillarin などを含む．カピラリシンとスコパロンに胆汁分泌促進作用，カピラルテミシン A, B に胆嚢および胆管終末部の平滑筋を弛緩させる作用が認められている．口渇，嘔吐，尿量減少で黄疸症状のあるときの処方などに配合される．
　処方：茵蔯蒿湯，茵蔯五苓散，茵蔯散，加味解毒湯，茵蔯四逆湯．

茴香　ウイキョウ（セリ科）およびその栽培品種の果実（㊁ウイキョウ）．フェニルプロパノイドの anethole や estragole，モノテルペノイドの d-fenchone など精油成分を多く含む．精油には腸の蠕動運動を促進する作用が認められている．芳香性健胃薬，駆風薬として用いられる．健胃消化薬，鎮痛鎮痙薬，吃逆抑制薬とされる処方に配合される．
　処方：安中散，丁香柿蔕湯．

鬱金　ウコン（ショウガ科）の根茎をそのまま，または湯通ししたもの（㊁ウコン）．セスキテルペノイドの turmerone, zingiberene などの精油成分や黄色色素の curcumin を含む．クルクミンに胆汁分泌促進作用，精油とクルクミンに抗菌作用が認められている．利胆，健胃，鎮痛，止血効果がある．打ち身，捻挫の外用薬の処方に配合される．
　処方：中黄膏．

烏梅　ウメ（バラ科）の未熟果実をばい煙中に埋めてくん製にしたもの．クエン酸，リンゴ酸，コハク酸などの有機酸を含み，未熟種子や仁は青酸配糖体の amygdalin を含む．有機酸がジフテリア菌，ブドウ球菌，肺炎菌，綿毛状表皮菌の増殖を抑制する．止瀉，解熱，鎮咳，去痰，鎮嘔，駆虫，収れんの効果がある．駆虫薬（回虫，蟯虫），鎮咳去痰薬とされる処方に配合される．
　処方：烏梅丸，杏蘇散，椒梅湯，人参養胃湯．

烏薬　テンダイウヤク（クスノキ科）の根（㊁ウヤク）．モノテルペノイドの borneol, セスキテルペノイドの linderane や chamazulene などの精油成分，アルカロイドの laurolitsine を含む．婦人薬，芳香健胃薬，鎮痛薬，鎮痙薬とされる処方に配合される．
　処方：芎帰調血飲，烏薬順気散．

延胡索 *Corydalis turtschaninovii* Besser f. *yanhusuo* Y. H. Chou et C. C. Hsu（ケシ科）の塊茎（⊕エンゴサク）．イソキノリンアルカロイドの *d*-corydaline，*dl*-tetrahydropalmatine，dehydrocorydaline，protopine などを含む．コリダリン，プロトピンなどに血小板凝固抑制作用，テトラヒドロパルマチンに鎮痛作用，デヒドロコリダリンに抗消化性潰瘍作用，延胡索エキスにパパベリン様鎮痙作用，平滑筋弛緩作用がある．鎮痛鎮痙薬（胃痛，胃アトニーなど），健胃消化薬，婦人薬（月経痛など）とされる処方に配合される．

処方：安中散，牛膝散，折衝飲．

黄耆 キバナオウギ（マメ科）などの根（⊕オウギ）．トリテルペノイド配糖体の astragaloside I〜Ⅶ，イソフラボンの formononetin，astraisoflanin などを含む．有効成分は未詳であるが，血圧降下物質として韓国産のものに γ-aminobutyric acid の存在が報告されている．止汗，利尿，血圧降下，強心効果がある．保健強壮薬，精神神経用薬などとされる処方に配合される．

処方：黄耆建中湯，加味帰脾湯，帰耆建中湯，帰脾湯，七物降下湯，十全大補湯，清心蓮子飲，清暑益気湯，当帰飲子，当帰湯，人参養栄湯，半夏白朮天麻湯，防已黄耆湯，防風湯，補中益気湯．

黄芩 コガネバナ（シソ科）の周皮を除いた根（⊕オウゴン）．フラボノイドの baicalein や baicalin (baicalein-7-*O*-glucuronide)，wogonin などを含む．バイカレインに緩下作用，腸運動亢進作用，バイカレインとバイカリンに抗アレルギー作用，毛細血管透過性抑制作用など，バイカレイン，バイカリン，オウゴニンに利尿作用が認められており，健胃消化薬，止瀉整腸薬，消炎排膿薬，尿路疾患薬，解熱鎮痛消炎薬などとされる処方に配合される．

処方：温清飲，黄芩湯，乙字湯，黄連解毒湯，荊芥連翹湯，五淋散，柴胡加竜骨牡蛎湯，柴胡桂枝湯，柴胡桂枝乾姜湯，柴胡清肝湯，柴陥湯，柴朴湯，柴苓湯，三黄瀉心湯，三物黄芩湯，生姜瀉心湯，小柴胡湯，小柴胡湯加桔梗石膏，潤腸湯，辛夷清肺湯，清肌安蛔湯，清湿化痰湯，清上防風湯，清心蓮子飲，清肺湯，大柴胡湯，当帰散，二朮湯，女神散，半夏瀉心湯，補気建中湯，防風通聖散，竜胆瀉肝湯．

黄柏 キハダ（ミカン科）などの周皮を除いた樹皮（⊕オウバク）．アルカロイドの berberine などと苦味変形トリテルペノイドの obakunone，limonin などを含む．ベルベリンなどの抗菌作用に苦味テルペノイドが加わった止瀉薬，苦味健胃薬として家伝薬に配合される他，漢方で消炎薬とされる処方などに配合される．ベルベリンなどの作用については黄連を参照．

処方：温清飲，黄連解毒湯，柴胡清肝湯，滋陰降火湯，七物降下湯，蒸眼一方，中黄膏，半夏白朮天麻湯，楊柏散．

桜皮 ヤマザクラまたはその近縁植物（バラ科）の周皮を除いた樹皮．フラボノイドの sakuranin などを含む．化膿性皮膚疾患，急性皮膚疾患の初期，じん麻疹，水虫の治療など皮膚疾患用薬とされる処方に配合される．

処方：十味敗毒湯．

黄連 オウレン類（キンポウゲ科）の根をほとんど除いた根茎（局オウレン）．ベルベリンなどのアルカロイドを含む．これらは腸内有害細菌（赤痢菌，チフス菌，ブドウ球菌，有害大腸菌など）を殺菌し，抗生物質耐性赤痢菌にも有効である．また腸内の有害アミン（インドール，スカトールなど）の生成酵素に拮抗して腸内腐敗，発酵を抑制する．さらに腸内細菌を正常に保持し，腸管内の病原菌の増殖を抑える作用も認められる．健胃消化薬，止瀉整腸薬，止血薬，精神神経用薬とされる処方などに配合される．

処方：黄連阿膠湯，黄連解毒湯，黄連湯，葛根黄連黄芩湯，葛根紅花湯，加味解毒湯，甘草瀉心湯，荊芥連翹湯，柴陥湯，柴胡清肝湯，三黄瀉心湯，蒸眼一方，生姜瀉心湯，清上防風湯，竹茹温胆湯，女神散，半夏瀉心湯．

遠志 アジア北部産のイトヒメハギ（ヒメハギ科）の根（局オンジ）．去痰作用をもつトリテルペノイドサポニンの onjisaponin A～G を含み，去痰薬として用いられる．強壮，鎮静の効果もあり，漢方では精神神経用薬，保健強壮薬とされる処方に配合される．

処方：帰脾湯，加味温胆湯，人参養栄湯．

艾葉 ヨモギおよびオオヨモギ（キク科）の葉．カフェタンニン類の chlorogenic acid, 3,5-dicaffeoylquinic acid など，モノテルペノイドの cineole, thujone などの精油成分を含む．カフェタンニン類による収れん止血効果がある．止血薬とされる処方に配合される．

処方：芎帰膠艾湯，柏葉湯．

海人草 マクリ（フジマツモ科）の全藻（局マクリ）．回虫駆除作用のある α-kainic acid を含み，駆虫効果がある．駆虫薬とされる処方に配合される．

処方：清肌安蛔湯，鷓鴣菜湯．

訶子 ミロバラン（シクンシ科）の果実．加水分解性タンニンを多く含む．止瀉，止血，鎮咳効果がある．しわがれ声用薬とされる処方に配合される．

処方：訶梨勒散，訶子散，響声破笛丸．

何首烏 ツルドクダミ（タデ科）の塊茎（局カシュウ）．アントラキノン類の chrysophanol, emodin, ガロイル化された縮合型タンニンなどを含む．慢性湿疹やかゆみを治す皮膚疾患用薬とされる処方に配合される．

処方：当帰飲子．

莪朮 ガジュツ（ショウガ科）の根茎（局ガジュツ）．モノテルペノイドの 1,4-cineole, d-camphene, d-camphor, セスキテルペノイドの zederone, curcumenol などを成分とする精油を含む．芳香性健胃薬として用いられる．漢方で駆瘀血薬とされる処方に配合される．

処方：莪朮散，当帰活血散．

10.1 漢方薬に配合される各生薬，それらの主成分と効能，および配合処方例

藿香(かっこう)　パチョウリー（シソ科）の地上部または葉．pachouli alcohol, cycloseychelene, pogostol などの精油成分を含む．芳香性健胃薬として用いられる．漢方でかぜ薬，健胃消化薬，止瀉整腸薬とされる処方に配合される．
　処方：藿香正気散(かっこうしょうきさん)，香砂平胃散(こうしゃへいいさん)．

葛根(かっこん)　クズ（マメ科）の周皮を除いた根（局カッコン）．でんぷん（10～14％），イソフラボン類の daidzein, daidzin, puerarin, genistein などを含む．ダイゼインはパパベリンの約1/3の鎮痙作用を示す．水製エキスに発熱物質投与による体温上昇抑制作用が認められている．かぜ薬，鎮咳去痰薬，解熱鎮痛消炎薬などとされる処方に配合される．
　処方：葛根湯(かっこんとう)，葛根湯加川芎辛夷(かっこんとうかせんきゅうしんい)，桂枝加葛根湯(けいしかかっこんとう)，升麻葛根湯(しょうまかっこんとう)，参蘇飲(じんそいん)，独活葛根湯(どっかつかっこんとう)．

滑石(かっせき)　天然の含水ケイ酸アルミニウムや二酸化ケイ素などからなる．天然の含水ケイ酸マグネシウムのタルクは滑石とも呼ばれるが，漢方に使用される滑石（軟滑石）とは区別されており，代用されない．消炎，利尿，止渇，解熱の効果がある．尿路疾患用薬，瀉下薬，肥満症用薬などとされる処方に配合される．
　処方：五淋散(ごりんさん)，猪苓湯(ちょれいとう)，猪苓湯合四物湯(ちょれいとうごうしもつとう)，防風通聖散(ぼうふうつうしょうさん)．

栝楼根(かろこん)　キカラスウリまたはオオカラスウリ（ウリ科）の皮層を除いた根（局カロコン）．でんぷん，アミノ酸，脂肪酸，ステロイド，多糖類（グリカン）の trichosan A ～ F などを含む．トリコサン A ～ F に血糖降下作用が認められている．解熱，止渇，催乳，利尿，排膿効果がある．精神神経用薬，強壮薬，更年期障害用薬，消炎排膿薬とされる処方に配合される．
　処方：柴胡桂枝乾姜湯(さいこけいしかんきょうとう)，柴胡清肝湯(さいこせいかんとう)．

栝楼仁(かろにん)　キカラスウリまたはオオカラスウリ（ウリ科）の種子．脂肪酸などを含む．鎮咳去痰薬，解熱鎮痛消炎薬とされる処方に配合される．
　処方：栝楼湯(かろとう)，柴陥湯(さいかんとう)．

乾地黄(かんじおう)　アカヤジオウなどの根茎を生のまま乾燥したもの．イリドイド配糖体などを含む．鮮地黄（新鮮な根茎）とともに身体を冷やすとして熱性病に用いる．地黄の項を参照．

甘草(かんぞう)　2種のカンゾウ（マメ科）の根およびストロンで，ときには周皮を除いたもの（局カンゾウ）．トリテルペノイドサポニンの glycyrrhizic acid（甘味成分），フラバノン配糖体の liquiritin，カルコン誘導体の isoliquiritin，イソフラボノイドの licoricone などを含む．グリチルリチン酸およびそのアグリコンのグリチルレチン酸に電解質ホルモン様作用，エストロゲン様作用，鎮咳作用，抗炎症作用，利胆作用，抗アレルギー作用などが認められている．グリチルリチン酸の多量服用による偽アルドステロン症などの副作用がある．また，グリチルリチン酸および甘草エキスの分画（フラボノイド成分）に抗消化性潰瘍作用が認められており，胃潰瘍の予防および治療薬としても用いられる．その他解熱，鎮痛，鎮痙，鎮咳，去痰など多くの効果がある．

かぜ薬，解熱鎮痛消炎薬，鎮痛鎮痙薬，鎮咳去痰薬，健胃消化薬，止瀉整腸薬などとされる多くの処方に配合される．

処方：安中散，胃苓湯，温経湯，越婢加朮湯，黄耆建中湯，黄連湯，乙字湯，葛根湯，葛根湯加川芎辛夷，加味帰脾湯，加味逍遙散，甘草湯，甘草瀉心湯，甘麦大棗湯，桔梗湯，帰耆建中湯，帰脾湯，芎帰膠艾湯，響声破笛丸，杏蘇散，駆風解毒散（湯），荊芥連翹湯，桂枝加葛根湯，桂枝加芍薬湯，桂枝加芍薬大黄湯，桂枝加朮附湯，桂枝加竜骨牡蛎湯，桂枝湯，桂枝人参湯，啓脾湯，桂麻各半湯，堅中湯，香砂平胃散，香砂養胃湯，香砂六君子湯，香蘇散，五虎湯，五積散，五淋散，柴陥湯，柴胡桂枝湯，柴胡桂枝乾姜湯，柴胡清肝湯，柴芍六君子湯，柴朴湯，柴苓湯，酸棗仁湯，滋陰降火湯，滋陰至宝湯，四逆散，四君子湯，治頭瘡一方，治打撲一方，芍薬甘草湯，十全大補湯，十味敗毒湯，潤腸湯，小建中湯，小柴胡湯，小柴胡湯加桔梗石膏，小青竜湯，消風散，升麻葛根湯，秦艽羌活湯，秦艽防風湯，参蘇飲，神秘湯，清暑益気湯，清上防風湯，清肺湯，清心蓮子飲，川芎茶調散，疎経活血湯，蘇子降気湯，大黄甘草湯，大防風湯，竹茹温胆湯，調胃承気湯，釣藤散，通導散，桃核承気湯，当帰飲子，当帰散（湯），当帰建中湯，当帰四逆加呉茱萸生姜湯，独活葛根湯，二朮湯，二陳湯，女神散，人参湯，人参養栄湯，排膿散（湯），麦門冬湯，半夏瀉心湯，白虎加人参湯，平胃散，加味平胃散，防已黄耆湯，防風通聖散，補中益気湯，麻黄湯，麻杏甘石湯，麻杏薏甘湯，薏苡仁湯，抑肝散，抑肝散加陳皮半夏，立効散，六君子湯，竜胆瀉肝湯，苓甘姜味辛夏仁湯，苓姜朮甘湯，苓桂朮甘湯．

款冬花 フキタンポポ（キク科）のつぼみ．テルペノイドの farfaranone，色素の taraxanthine などを含む．鎮咳，去痰，利尿薬として用いられる．鎮咳去痰薬，しわがれ声用薬などとされる処方に配合される．

処方：款冬花散，射干麻黄湯，補肺湯．

桔梗 キキョウ（キキョウ科）の根（局キキョウ）．platycodin D を主とするトリテルペノイドサポニンを含む．粗サポニンに抗炎症，鎮咳去痰，鎮痛，解熱など多くの作用が認められており，消炎排膿薬，鎮咳去痰薬などとされる処方に配合される．

処方：桔梗湯，響声破笛丸，杏蘇散，駆風解毒散（湯），荊芥連翹湯，荊防敗毒散，鶏鳴散加茯苓，五積散，柴胡清肝湯，小柴胡湯加桔梗石膏，十味敗毒湯，参蘇飲，清肺湯，竹茹温胆湯，排膿散（湯），防風通聖散．

枳実（枳殻） ダイダイまたはナツミカンなど（ミカン科）の未熟果実をそのまま又は横に半切りにしたもの（局キジツ）．モノテルペノイドの d-limonene などの精油成分，フラボノイド配糖体の hesperidin，naringin，neohesperidin などを含む．d-リモネンに鎮静，中枢抑制，末梢血管収縮，胆汁分泌促進作用，ネオヘスペリジン，ナリンギンに抗炎症作用が認められている．苦味健胃薬として用いられる．鎮咳去痰薬，鎮痛鎮痙薬，瀉下薬，皮膚疾患用薬などとされる処方に配合される．

処方：四逆散，滋血潤腸湯，潤腸湯，小承気湯，参蘇飲，清上防風湯，大柴胡湯，竹茹温胆湯，通導散，排膿散（湯），茯苓飲，茯苓飲合半夏厚朴湯，分消湯．麻子仁丸，荊芥連翹湯，五

10.1 漢方薬に配合される各生薬，それらの主成分と効能，および配合処方例　　99

積散.

菊花　キクまたはシマカンギク（キク科）の頭花（⑮キクカ）．フラボノイドの apigenin，luteolin，その配糖体，セスキテルペノイドの chrysanthemol, kikkanol A～F，モノテルペノイドで精油成分の camphor などを含む．クリサンテモールに抗炎症作用，キッカノール A～C にアルドースリダクターゼ阻害作用，キッカノール D～F に NO 生成阻害活性が認められている．解熱，解毒，鎮痛，消炎効果がある．鎮痛薬，高血圧症用薬とされる処方に配合される．
　　処方：清上蠲痛湯，釣藤散．

橘皮　中国産の *Citrus tangerina* Hort. et Tanaka （オオベニミカン），*C. erythrosa* Tanaka （コベニミカン）などミカン科同属植物の果皮外層．*d*-limonene を主成分とする精油，フラバノン配糖体の hesperidin，多糖類のペクチンなどを含む．芳香性健胃薬として用いられる．鎮咳去痰薬，鎮痛薬，高血圧症用薬とされる処方に配合される．
　　処方：釣藤散．

羌活　中国産 *Notopterygium* 属植物（セリ科）2種の根および根茎（⑮キョウカツ）．フロクマリン類の notopterol, bergapten, bergamottin，アセチレン化合物の falcarindiol などを含む．精油に解熱作用，各種菌に対する抗菌作用，また，ノトプテロールに抗炎症作用およびバルビタールによる睡眠の延長作用が認められている．鎮痛薬，解熱鎮痛消炎薬，消炎排膿薬，痔疾用薬などとされる処方に配合される．
　　処方：駆風解毒散，荊防敗毒散，秦艽羌活湯，清湿化痰湯，清上蠲痛湯，川芎茶調散，疎経活血湯，独活湯，二朮湯．

杏仁　ホンアンズまたはアンズ（バラ科）の種子（⑮キョウニン）．青酸配糖体の amygdalin，脂肪油などを含む．煎出エキスに気管支筋のヒスタミンによる収縮の抑制作用，アミグダリンに亜硫酸ガスによる咳の鎮静作用が認められる．鎮咳去痰薬として用いられるキョウニン水の製造原料となる．鎮咳去痰薬，かぜ薬，解熱鎮痛消炎薬，瀉下薬などとされる処方に配合される．
　　処方：杏蘇散，桂麻各半湯，五虎湯，潤腸湯，神秘湯，清肺湯，麻黄湯，麻杏甘石湯，麻杏薏甘湯，麻子仁丸，苓甘姜味辛夏仁湯．

金銀花　スイカズラ（スイカズラ科）のつぼみ．フラボノイドの luteolin，脂肪酸などを含む．化膿性皮膚疾患，下痢，感冒，熱性疾患に用いられる．消炎排膿薬，皮膚疾患用薬とされる処方に配合される．
　　処方：荊防敗毒散，五物解毒散．

苦参　クララ（マメ科）の根で，しばしば周皮を除いたもの（⑮クジン）．アルカロイドの matrine, oxymatrine, sophoranol などを含む．マトリンとオキシマトリンに血圧降下作用，抗消化性潰瘍作用，中枢抑制作用などが認められている．苦味健胃薬，消炎止瀉薬，利尿薬，解熱

鎮痛薬，皮膚疾患用薬とされる処方に配合される．
　　処方：苦参湯，三物黄芩湯，消風散．

荊芥　ケイガイ（シソ科）の花穂（㊏ケイガイ）．モノテルペノイドの *l*-pulegone, *d*-menthone を主成分とする精油，モノテルペノイド配糖体の schizonepetoside A～D, フラボン配糖体の diosmetin, hesperetin などを含む．*l*-プレゴンによると考えられるアミノピリンと同程度の抗炎症作用，*d*-メントンなど精油成分によると考えられるアミノピリンと同程度の鎮痛作用が認められている．解熱鎮痛消炎薬，消炎排膿薬，皮膚疾患用薬などとされる処方に配合される．
　　処方：駆風解毒散（湯），荊芥連翹湯，荊防敗毒散，十味敗毒湯，治頭瘡一方，消風散，清上防風湯，当帰飲子，防風通聖散，川芎茶調散．

桂皮（桂枝）　中国産ケイ *Cinnamomum cassia* Blume（クスノキ科）の樹皮（古典には桂枝と書かれているが，現在は桂皮が使用されている）（㊏ケイヒ）．フェニルプロパノイドの cinnamaldehyde（ケイヒアルデヒド），cinnamyl acetate などを含む精油（ケイヒ油），ジテルペノイドの cinzeylanol, cinncassiols, 縮合型タンニンなどを含む．ケイヒアルデヒドに発汗解熱，鎮痙鎮静，血圧降下，末梢血管拡張，胆汁酸分泌促進作用など多くの作用が認められている．芳香性健胃薬として用いられる．かぜ薬，鎮痛鎮痙薬，解熱鎮痛消炎薬，動悸抑制薬，保健強壮薬，婦人薬などとされる処方に配合される．
　　処方：安中散，胃風湯，胃苓湯，茵陳五苓散，温経湯，黄耆建中湯，黄連湯，葛根湯，葛根湯加川芎辛夷，帰耆建中湯，桂枝湯，桂枝加葛根湯，桂枝加芍薬湯，桂枝加芍薬大黄湯，桂枝加朮附湯，桂枝加竜骨牡蛎湯，桂枝人参湯，桂枝茯苓丸，桂枝茯苓丸加薏苡仁，桂麻各半湯，堅中湯，牛車腎気丸，牛膝散，五積散，五苓散，柴胡桂枝湯，柴胡桂枝乾姜湯，柴胡加竜骨牡蛎湯，柴苓湯，治打撲一方，炙甘草湯，十全大補湯，小建中湯，小青竜湯，折衝飲，桃核承気湯，当帰湯，当帰建中湯，当帰四逆湯，当帰四逆加呉茱萸生姜湯，独活葛根湯，女神散，人参養栄湯，八味地黄丸，麻黄湯，木防已湯，薏苡仁湯，苓桂甘棗湯，苓桂朮甘湯．

玄参　ゴマノハグサおよび中国産の同属植物 *Scophularia ningpoensis* Hemsl.（ゴマノハグサ科）の根．イリドイド配糖体の harpagide などを含む．水浸液，煎剤は血圧降下作用を示す．消炎薬，解熱薬，利尿薬，解毒薬として用いられる．
　　処方：加味温胆湯．

膠飴　うるち米，もち米，大麦，小麦などの粉末に麦芽を加え，そのアミラーゼを利用してでんぷんを分解糖化して得られる飴．麦芽糖（マルトース）などの糖類を含む．補中緩痛薬，潤肺止咳薬として滋養，緩和，鎮痛，健胃を目的に，陰虚症の人に用いる処方に配合される．虚弱体質の人の腹痛，慢性胃炎，消化性潰瘍，感冒，慢性気管支炎，肺結核などに応用する．ただし，腹部膨満，悪心，嘔吐，歯痛などがあるときには用いない．
　　処方：黄耆建中湯，帰耆建中湯，小建中湯，大建中湯，当帰建中湯．

10.1 漢方薬に配合される各生薬，それらの主成分と効能，および配合処方例

紅花 ベニバナ（キク科）の管状花をそのまま，または黄色色素の大部分を除き圧搾して板状にしたもの（局コウカ）．carthamin（紅色），safflor yellow（黄色）などの色素を含む．水製およびエタノールエキスに血流改善作用が認められている．通経，血行障害や冷え性への効果があるとして婦人薬とされる処方などに配合される．
　処方：葛根紅花湯，芎帰調血飲第一加減，滋血潤腸湯，治頭瘡一方，蒸眼一方，秦艽羌活湯，秦艽防風湯，折衝飲，通導散．

香附子 ハマスゲ（カヤツリグサ科）の根茎（局コウブシ）．セスキテルペノイドの α-cyperone を主成分とする精油を含む．精油成分に鎮静，鎮痛作用が認められている．通経，鎮痛のための婦人薬，さらに健胃消化薬とされる処方などにも配合される．
　処方：芎帰調血飲，香砂平胃散，香砂養胃湯，香砂六君子湯，香蘇散，川芎茶調散，二朮湯，女神散，竹筎温胆湯，滋陰至宝湯．

粳米 うるち米（イネ科）のこと．でんぷん，vitamin B_1，多糖類の oryzabran A〜D などを含む．多糖類による血糖降下作用が認められている．滋養，緩和包摂，清涼，止渇効果がある．鎮咳去痰薬，解熱薬，止渇薬とされる処方に配合される．
　処方：麦門冬湯，白虎加人参湯．

厚朴 ホオノキ（モクレン科）などの樹皮（局コウボク）．アルカロイドの magnocurarine, magnoflorine, セスキテルペノイドの β-eudesmol を主成分とする精油，フェニルプロパノイドの magnolol, honokiol, それらの配糖体 magnoloside A, B などを含む．マグノロールおよびホオノキオールにストレス胃潰瘍抑制作用，抗炎症作用，抗菌作用，マグノクラリン，β-オイデスモールに筋弛緩，抗痙攣作用が認められている．健胃消化薬，瀉下薬，鎮咳去痰薬とされる処方などに配合される．
　処方：胃苓湯，藿香正気散，桂枝加厚朴杏仁湯，香砂養胃湯，厚朴生姜半夏人参甘草湯，五積散，柴朴湯，潤腸湯，小承気湯，神秘湯，蘇子降気湯，通導散，当帰湯，半夏厚朴湯，茯苓飲合半夏厚朴湯，分消湯，平胃散，補気建中湯，麻子仁丸．

藁本 *Ligusticum sinense* Oliv. またはその他近縁植物（セリ科）の根茎および根．鎮痙作用を示すフタリド類の butylidene phthalide, cnidilide などを含む．鎮痛，鎮痙，通経，抗炎症薬として用いられる．痔疾用薬，鎮痛薬とされる処方に配合される．
　処方：秦艽羌活湯，清上蠲痛湯．

牛膝 ヒナタイノコズチまたは *Achyranthes bidentata* Bl.（ヒユ科）の根（局ゴシツ）．トリテルペノイドサポニン achyranthoside A〜D, ステロイドの ecdysterone, inokosterone などを含む．駆瘀血薬，通経薬，利尿薬，関節痛改善のため婦人薬などとされる処方に配合される．
　処方：牛膝散，牛車腎気丸，折衝飲，疎経活血湯，大防風湯．

呉茱萸 ゴシュユまたは *Evodia bodinieri* Dode（ミカン科）の果実（局ゴシュユ）．アルカロイドの evodiamine, dehydroevodiamine, rutecarpine, higenamine などを含む．エボジアミンに鎮痛作用，ハイゲナミンに強心作用，デヒドロエボジアミン，ルテカルピンに子宮収縮作用などが認められている．冷え症用薬，更年期障害用薬，鎮痛薬，鎮吐薬などとされる処方に配合される．
　処方：温経湯，延年半夏湯，鶏鳴散加茯苓，呉茱萸湯，当帰四逆加呉茱萸生姜湯．

牛蒡子 ゴボウ（キク科）の果実（局ゴボウシ）．リグナンの neoarctin A, B, arctiin などが含まれている．解熱鎮痛消炎薬，消炎排膿薬，皮膚疾患用薬とされる処方に配合される．
　処方：駆風解毒散，柴胡清肝湯，消風散．

胡麻 ゴマ（ゴマ科）の種子．各種脂肪酸，リグナンの sesamin, sesamolin などを含む．皮膚疾患用薬とされる処方に配合される．
　処方：消風散，紫雲膏，桑麻丸．

五味子 チョウセンゴミシ（マツブサ科）の果実（局ゴミシ）．リグナン類の schizandrin, gomisin A～F などを含む．ゴミシンAにトランキライザー様の鎮静作用，鎮咳作用，胃潰瘍予防作用，抗炎症作用，抗アレルギー作用，利尿作用，シザンドリンにトランキライザー様の鎮静作用，鎮痛作用，胃液分泌抑制作用，利胆作用などが認められている．鎮咳去痰薬，抗喘息薬などとされる処方に配合される．
　処方：杏蘇散，小青竜湯，清暑益気湯，清肺湯，人参養栄湯，苓甘姜味辛夏仁湯．

柴胡 ミシマサイコ（セリ科）の根（局サイコ）．トリテルペノイドサポニンの saikosaponin a～f などを含む．サポニン分画に鎮静，鎮痛，解熱，鎮咳，抗炎症，胃潰瘍抑制，抗アレルギーなど多くの作用が認められており，解熱鎮痛消炎薬，鎮咳去痰薬，健胃消化薬，消炎排膿薬などとみなされる処方に配合される．
　処方：乙字湯，加味帰脾湯，荊芥連翹湯，柴陥湯，柴胡桂枝湯，柴胡桂枝乾姜湯，柴胡清肝湯，柴胡加竜骨牡蛎湯，柴芍六君子湯，柴朴湯，柴苓湯，滋陰至宝湯，四逆散，十味敗毒湯，小柴胡湯，小柴胡湯加桔梗石膏，加味逍遙散，神秘湯，大柴胡湯，竹筎温胆湯，補中益気湯，抑肝散加陳皮半夏．

細辛 ウスバサイシンまたはケイリンサイシン（ウマノスズクサ科）の根または根茎（局サイシン）．精油成分の methyleugenol，辛味成分で不飽和脂肪酸アミドの peritoline, *N*-isobutyldodecatetraenamide，アルカロイドの higenamine などを含む．メチルオイゲール，ハイゲナミン，不飽和脂肪酸アミドに抗ヒスタミン作用が認められる．鎮咳去痰薬，鎮痛鎮痙薬などとされる処方に配合される．
　処方：小青竜湯，清上蠲痛湯，当帰四逆湯，当帰四逆加呉茱萸生姜湯，立効散，苓甘姜味辛夏仁湯，麻黄附子細辛湯．

10.1 漢方薬に配合される各生薬，それらの主成分と効能，および配合処方例

山楂子（さんざし） サンザシまたはオオミサンザシ（バラ科）の偽果．quercetin, chlorogenic acid, caffeic acid, oleanolic acid などを含む．健胃，消化，整腸，抗菌，血管拡張などの効果がある．健胃消化薬とされる処方に配合される．

処方：化食養脾湯（かしょくようひとう），加味平胃散（かみへいいさん），啓脾湯（けいひとう）．

山梔子（さんしし） クチナシ（アカネ科）の果実（局サンシシ）．イリドイド配糖体の geniposide（主成分），genipin, gardenoside, 黄色色素の crocin などを含む．ゲニポシドやゲニピンに鎮痛，瀉下，胆汁分泌促進作用などが認められている．消炎，止血，利胆，解熱，鎮静効果がある．消炎排膿薬，皮膚疾患用薬，尿路疾患用薬，精神神経用薬とされる処方などに配合される．

処方：茵蔯蒿湯（いんちんこうとう），温清飲（うんせいいん），黄連解毒湯（おうれんげどくとう），加味帰脾湯（かみきひとう），加味逍遙散（かみしょうようさん），荊芥連翹湯（けいがいれんぎょうとう），柴胡清肝湯（さいこせいかんとう），辛夷清肺湯（しんいせいはいとう），清上防風湯（せいじょうぼうふうとう），清肺湯（せいはいとう），防風通聖散（ぼうふうつうしょうさん），竜胆瀉肝湯（りゅうたんしゃかんとう），五淋散（ごりんさん）．

山茱萸（さんしゅゆ） サンシュユ（ミズキ科）の偽果の果肉（局サンシュユ）．エラジタンニンの isoterchebin, cornusiin A, B, C, イリドイド配糖体の morroniside, loganin, セコイリドイド配糖体の sweroside, リンゴ酸などの有機酸，サポニンの cornin などを含む．糖類などの滋養強壮，タンニン類による収れん止血効果がある．尿路疾患用薬，利尿薬，鎮痛薬とされる処方に配合される．

処方：牛車腎気丸（ごしゃじんきがん），八味地黄丸（はちみじおうがん），六味丸（ろくみがん）．

山椒（さんしょう） サンショウ（ミカン科）の果実の果皮（局サンショウ）．モノテルペノイドの citral, limonene, geraniol などの精油成分，sanshool-Ⅰ, -Ⅱ, sanshoamide などの辛味成分を含む．腹中に冷痛がある時に温める芳香辛味性健胃薬として，または駆虫の目的で漢方処方に配合される．

処方：椒梅湯（しょうばいとう），大建中湯（だいけんちゅうとう），当帰湯（とうきとう）．

酸棗仁（さんそうにん） サネブトナツメまたは同属近縁植物（クロウメモドキ科）の種子（局サンソウニン）．トリテルペノイドサポニンの jujuboside A, B, C など，フラボノイドの swertisin, spinosin などを含む．ジュジュボシド A_1, C, アセチルジュジュボシド B にヒスタミン遊離阻害作用，スウェルチシン，スピノシンに鎮静睡眠作用が認められている．精神安定作用や止汗を目的とした処方，感冒や咽喉炎を治す処方に配合される．

処方：温胆湯（うんたんとう），加味温胆湯（かみうんたんとう），帰脾湯（きひとう），加味帰脾湯（かみきひとう），酸棗仁湯（さんそうにんとう）．

山薬（さんやく） ヤマイモ又はナガイモ（ヤマノイモ科）の周皮を除いた根茎（局サンヤク）．多糖類の dioscoran A～F および dioscoreamucilage B（血糖降下作用成分），糖たん白質，アミノ酸などを含む．多糖類に滋養強壮，止瀉，血糖降下作用が認められる．鎮痛薬，利尿薬，尿路疾患用薬，止瀉整腸薬とされる処方などに配合される．

処方：啓脾湯（けいひとう），牛車腎気丸（ごしゃじんきがん），参苓白朮散（じんれい(りょう)びゃくじゅつさん），八味地黄丸（はちみじおうがん），六味丸（ろくみがん）．

地黄 アカヤジオウ（ゴマノハグサ科）などの根（㊙ジオウ）．新鮮な根を鮮地黄（生地黄），そのまま乾燥したものを乾地黄，蒸して加工調製したものを熟地黄という．イリドイド配糖体の catalpol, rhehmannioside A～D, aucubin, catalposide, des-*p*-hydroxybenzoylcatalposide などを含む．カタルポールは遅効性の緩和な瀉下作用，カタルポシドおよびデス-パラ-ヒドロキシベンゾイルカタルポシドは利尿作用を示す．鮮地黄および乾地黄は尿路疾患用薬，皮膚疾患用薬．一方，熟地黄は保健強壮薬とされる処方に配合される．

処方：温清飲，芎帰膠艾湯，芎帰調血飲，牛車腎気丸，荊芥連翹湯，五淋散，柴胡清肝湯，三物黄芩湯，滋陰降火湯，滋血潤腸湯，七物降下湯，四物湯，炙甘草湯，十全大補湯，潤腸湯，消風散，疎経活血湯，大防風湯，猪苓湯合四物湯，当帰飲子，独活葛根湯，人参養栄湯，八味地黄丸，竜胆瀉肝湯，六味丸．

紫苑 シオン（キク科）の根および根茎．トリテルペノイドの friedelin や shionone，サポニンの aster saponin を含む．消炎性利尿，解熱，また肺に熱があって起こる咳，呼吸困難に対する抑制効果などがある．鎮咳去痰薬，利尿薬とされる処方に配合する．

処方：杏蘇散．

地骨皮 クコ又は *Lycium barbarum* L.（ナス科）の根皮（㊙ジコッピ）．betaine, kukoamine B, cinnnamic acid などを含む．水性エキスに解熱作用が認められている．鎮咳去痰薬，尿路疾患用薬とされる処方に配合される．

処方：滋陰至宝湯，清心蓮子飲．

紫根 ムラサキ（ムラサキ科）の根（㊙シコン）．ナフトキノン類の shikonin, acetylshikonin, カフェ酸誘導体の lithospermic acid, rosmarinic acid, 多糖体の lithosperman A～C などを含む．シコニンとアセチルシコニンに抗炎症作用，毛細血管透過性抑制作用，急性浮腫抑制作用，肉芽増殖促進作用，創傷治癒促進作用，殺菌作用などが認められている．痔疾用薬として用いられる．漢方では火傷，凍傷，湿疹，水疱，痔疾など皮膚疾患用薬とされる外用処方に配合される．また消炎解熱解毒薬とされる処方にも配合される．

処方：紫雲膏，紫根牡蛎湯．

紫蘇子 シソ及びチリメンジソ（シソ科）の果実で，中国では葉と同様に用いられる．蘇葉の項を参照．

柿蔕（蒂） カキノキ（カキノキ科）の果実のへた．縮合型タンニン，トリテルペノイドの ursolic acid, oleanolic acid, betulinic acid を含む．ヘタのヘミセルロースが胃中で凝固，その結果，物理的にしゃっくりを止めるとされている．しゃっくり止めの薬として，民間でも漢方処方でも用いられる．

処方：柿蔕湯，丁香柿蔕湯．

10.1　漢方薬に配合される各生薬，それらの主成分と効能，および配合処方例

蒺藜(莉)子 ハマビシ（ハマビシ科）の果実（⊕シツリシ）．精油，脂肪油，フラボノイド，ステロイドサポニンなどを含む．利尿，消炎，解毒，降圧，鎮痙，鎮静作用がある．漢方で頭痛，めまい，目の充血，視力障害，皮膚のかゆみ，腹痛などの薬に配合される．
　処方：当帰飲子，洗肝明目散（料）．

炙甘草 2種のカンゾウ（マメ科）の根およびストロンを火で炙って周皮を除いたもの．日本漢方ではほとんど用いることはない．その他は甘草を参照．
　処方：炙甘草湯．

芍薬 シャクヤク（ボタン科）の根（⊕シャクヤク）．変形モノテルペノイド配糖体のpaeoniflorin，ガロタンニン類などを含む．ペオニフロリンに鎮静作用，鎮痛作用，鎮痙作用，末梢血管拡張作用，接触性過敏反応と受身皮膚アナフィラキシーの抑制作用，抗炎症作用などがあり，鎮痛鎮痙薬，婦人薬，冷え症用薬，かぜ薬，皮膚疾患用薬，消炎排膿薬とされる処方などに配合される．
　処方：胃風湯，胃苓湯，温経湯，温清飲，黄耆建中湯，黄芩湯，葛根湯，葛根湯加川芎辛夷，帰耆建中湯，芎帰膠艾湯，荊芥連翹湯，桂枝湯，桂枝加芍薬湯，桂枝加芍薬大黄湯，桂枝加朮附湯，桂枝加竜骨牡蛎湯，桂枝茯苓丸，桂麻各半湯，堅中湯，牛膝散，五積散，五淋散，柴胡清肝湯，柴胡桂枝湯，柴芍六君子湯，滋陰降火湯，滋陰至宝湯，四逆散，滋血潤腸湯，七物降下湯，四物湯，芍薬甘草湯，十全大補湯，小建中湯，小青竜湯，升麻葛根湯，加味逍遙散，真武湯，折衝飲，疎経活血湯，大柴胡湯，大防風湯，猪苓湯合四物湯，当帰建中湯，当帰散（湯），当帰飲子，当帰四逆湯，当帰四逆加呉茱萸生姜湯，当帰芍薬散，当帰茯苓丸加薏苡仁，独活葛根湯，人参養栄湯，排膿散（湯），防風通聖散，麻子仁丸，薏苡仁湯．

車前子 オオバコ（オオバコ科）の種子（⊕シャゼンシ）．粘液性多糖類のplantasan, plantago-mucilage A，フラバノン配糖体のplantagoside，イリドイド配糖体のaucubinなどを含む．plantago-mucilage Aに血糖降下作用，抗補体作用が認められている．鎮咳去痰薬の原料として用いられる．漢方で尿路疾患用薬，利尿薬，婦人薬などとされる処方に配合される．
　処方：牛車腎気丸，五淋散，清心蓮子飲，竜胆瀉肝湯．

蛇床子 *Cnidium monnieri* Cuss.（セリ科）の成熟果実（⊕ジャショウシ）．*l*-pinene, *l*-campheneなどを成分とする精油，クマリン類のosthol, imperatorin, isopimpinellin, bergapten, cnidiadinなどを含む．オストールに喘息，遅延型過敏症および実験的かゆみ抑制作用など，インペラトリンに受身皮膚アナフィラキシー反応と接触性皮膚炎の抑制作用が認められている．外陰部のかゆみなどの炎症を治す外用薬の処方に配合される．
　処方：蛇床子湯．

十薬 ドクダミ（ドクダミ科）の花期の地上部（⊕ジュウヤク）．精油成分のdecanoylacetaldehydeにブドウ球菌及び糸状菌に対する抗菌作用，フラボノイドのquercitrinにヒスタミン，セ

ロトニンによる炎症を抑制する作用が認められる．便通薬，慢性皮膚疾患薬として，また利尿，消炎を目的に煎用する．漢方では皮膚疾患用薬とされる処方に配合される．

　　処方：五物解毒散．

熟地黄　アカヤジオウなどの根茎を黄酒に漬けて蒸す操作を繰り返して真っ黒になるまで加工したもの．イリドイド配糖体などを含む．身体を暖める滋陰補血薬とされる．地黄の項を参照．

縮砂　*Amomum xanthioides* Wall.（ショウガ科）の種子（㊓シュクシャ）．モノテルペノイドの*d*-borneol（主），bornyl acetate, linalool, *d*-camphor，セスキテルペノイドのnerolidolなどを成分とする精油を含む．芳香性健胃薬として用いられる．健胃消化薬とされる処方などに配合される．

　　処方：安中散，胃苓湯，響声破笛丸，香砂平胃散，香砂養胃湯，香砂六君子湯，参苓白朮散，分消湯．

朮〔白朮：オケラまたはオオバナオケラ（キク科）の根茎（㊓ビャクジュツ）．蒼朮：ホソバオケラまたは*Atractylodes chinensis* Koidz.（キク科）の根茎（㊓ソウジュツ）〕白朮と蒼朮をあわせて，または区別しないときは単に朮と呼ぶ．ともに精油を含む．白朮の精油はatractylon, atractylenolide I，II，IIIなどのセスキテルペノイドからなる．蒼朮の精油はatractylonをほとんど含まず，atractylodin, atractylodinolなどのポリアセチレンやβ-eudesmol, hinesolなどのセスキテルペノイドからなる．蒼朮が白朮と比べて発汗，燥湿（水分代謝の異常が主に嘔吐，腹部膨満感，下痢などの胃腸障害として現れる場合の治療法）作用が強いとして用いられることがある．ともに健胃消化，止瀉整腸，利尿，鎮暈（暈：めまい，目がくらむこと），保健強壮薬，鎮痛薬などとされる処方に配合される．

　　処方（朮または白朮の名称で配剤）：胃風湯，茵蔯五苓散，藿香正気散，帰脾湯，加味帰脾湯，芎帰調血飲，桂枝人参湯，啓脾湯，香砂六君子湯，五苓散，柴芍六君子湯，柴苓湯，滋陰降火湯，四君子湯，十全大補湯，加味逍遙散，参苓白朮散，清暑益気湯，当帰芍薬散，女神散，人参湯，薏苡仁湯，抑肝散，六君子湯，苓姜朮甘湯，苓桂朮甘湯．

　　処方（朮または蒼朮の名称で配剤，蒼朮を配剤することが望ましい）：桂枝加朮附湯，香砂平胃散，治頭瘡一方，消風散，清湿化痰湯，疎経活血湯，不換金正気散，分消湯，平胃散，加味平胃散．

生姜（乾生姜）　ショウガ（ショウガ科）の根茎（㊓ショウキョウ）．α-zingibereneを主成分とする精油および[6]-gingerol, shogaolなどの辛味成分を含む．これら精油成分，辛味成分に健胃，発汗，代謝機能促進作用が認められている．[6]-ギンゲロールと[6]-ショーガオールは解熱作用，鎮痛作用，ショーガオールは抗痙攣作用，鎮咳作用を示す．芳香辛味性健胃薬として配合剤（胃腸薬）の原料とされる．かぜ，健胃消化薬，鎮吐薬，鎮痛薬などに対応する処方に配合される．

　　処方：胃苓湯，温経湯，越婢加朮湯，黄耆建中湯，葛根湯，加味帰脾湯，加味逍遙散，甘草

10.1 漢方薬に配合される各生薬，それらの主成分と効能，および配合処方例　　**107**

湯, 桂枝湯, 桂枝加芍薬散, 桂枝加芍薬大黄湯, 桂枝加朮附湯, 桂枝加竜骨牡蛎湯, 香蘇散, 呉茱萸湯, 五積散, 柴陥湯, 柴胡桂枝湯, 柴胡加竜骨牡蛎湯, 柴朴湯, 柴苓湯, 参蘇飲, 四君子湯, 炙甘脾湯, 十味敗毒湯, 小柴胡湯, 小柴胡湯加桔梗石膏, 小半夏加茯苓湯, 小建中湯, 升麻葛根湯, 真武湯, 清肺湯, 疎経活血湯, 大柴胡湯, 竹筎温胆湯, 釣藤散, 当帰四逆加呉茱萸生姜湯, 独活葛根湯, 二朮湯, 二陳湯, 排膿散（湯）, 半夏厚朴湯, 半夏白朮天麻湯, 茯苓飲, 茯苓飲合半夏厚朴湯, 平胃散, 防已黄耆湯, 防風通聖散, 補中益気湯, 六君子湯.

乾姜 ショウガの根茎を湯通しまたは蒸したもの（㊙カンキョウ）. 生姜に比べギンゲロール類が少なく, 加熱などによって生じるショーガオール, ギンゲロンが多い.
　処方：黄連湯, 葛根湯加川芎辛夷, 桂枝人参湯, 柴胡桂枝乾姜湯, 小青竜湯, 大建中湯, 大防風湯, 当帰湯, 人参湯, 半夏瀉心湯, 半夏白朮天麻湯, 苓甘姜味辛夏仁湯, 苓姜朮甘湯.

小麦 コムギ（イネ科）の種子. 糖, でんぷん, 脂肪, たん白質などを含む. 暑苦しさを除いて, 喉の渇きや口内の乾燥を止め, 小便の排出をよくする効果がある. 神経症, 感情の不安定などに用いる.
　処方：甘麦大棗湯.

小豆蔲 カルダモン *Elettaria cardamomum* Maton（ショウガ科）の果実. 用時は種子のみを用いる（㊙ショウズク）. *d*-α-terpinyl acetate, *d*-α-terpineol などを成分とする精油を含む. 健胃消化薬の処方に白豆蔲の代わりに配合される.
　処方：香砂養胃湯.

升麻 サラシナショウマ（キンポウゲ科）または同属近縁植物の根茎（㊙ショウマ）. 4環性トリテルペノイド, クロモン誘導体の visamminol, visnagin, cimifugin などを含む. ブタノールおよびエーテル可溶画分に鎮痛作用, 抗炎症作用, ビサミノールおよびビスナギンに鎮痙作用, シミフギンに中枢抑制作用が認められている. トリテルペノイド配糖体の cimicifugoside に体温降下作用が認められている. 解毒, 鎮痛作用, 麻疹の初期で発疹がまだ始まらないときに早くする効果がある. 痔疾患用薬, かぜ薬, 皮膚疾患用薬, 鼻炎用薬などとされる処方に配合される.
　処方：乙字湯, 升麻葛根湯, 辛夷清肺湯, 秦艽羌活湯, 秦艽防風湯, 補中益気湯, 立効散.

辛夷 タムシバ, コブシまたはハクモクレン（モクレン科）のつぼみ（㊙シンイ）. モノテルペノイドの citral（コブシ）, 1, 8-cineole, α-pinene（タムシバ）, フェニルプロパノイドの eugenol, methylchavicol などを成分とする精油を含む. 精油成分に鼻づまり, 頭痛への効果があり, 頭痛, 鼻づまり, 慢性鼻炎などを治す目的の処方に配合される.
　処方：葛根湯加川芎辛夷, 辛夷清肺湯.

神麴 薬用の麴で, 中国産は小麦粉60, 麩（小麦を粉にひいたあとに残る皮）100 に鮮青蒿（カワラニンジンの全草, 現在は主にクソニンジンが青蒿の名で用いられる）1, 鮮蒼耳〔オナモ

ミ，その果実を蒼耳子（ここではその意味）と呼ぶ〕2，鮮辣蓼（ヤナギタデの全草）3をすりつぶして加え，さらに赤小豆，杏仁（皮を去る）の細末各6を入れて水で団子状に練り，平板状にして発酵させたもので，表面に黄色の菌糸が伸び出した頃に乾燥させる．日本産は米を蒸して酵母菌で発酵させたもの．消化酵素類を含む．酵素性健胃消化促進薬として漢方処方に配合される．

　処方：化食養脾湯，加味平胃散，半夏白朮天麻湯．

秦艽 *Gentiana macrophylla* Pall.（リンドウ科）の根．セコイリドイド配糖体のgentiopicrosideなどを含む．エタノールエキスに血圧降下作用が認められる．痒みを伴う，あるいは排便痛を伴う痔疾用薬とされる処方に配合される．

　処方：秦艽羌活湯，秦艽防風湯．

水蛭 ウマビル，チャイロビル，チスイビル（ヒルド科）を乾燥したもの．成分はほとんど未詳であるが，新鮮なものは抗凝血素hirudinを含み，乾燥すると壊れる．血液運行の異常に用いられ，通経薬，打撲傷の薬としても用いられる．

　処方：抵当湯．

石膏 天然の含水硫酸カルシウム（㊁セッコウ）．解熱，止渇の効果があり，解熱薬とされる漢方処方などに配合される．

　処方：越婢加朮湯，駆風解毒散（湯），五虎湯，小柴胡湯加桔梗石膏，小青竜湯加石膏，消風散，辛夷清肺湯，釣藤散，白虎湯，白虎加人参湯，防風通聖散，麻杏甘石湯，木防已湯．

川芎 センキュウ（セリ科）の根茎を通例湯通ししたもの（㊁センキュウ）．cnidilideなどのフタリド類から成る精油を含む．補血強壮，鎮痛，鎮静効果を示す．婦人薬，冷え症用薬，皮膚疾患用薬，消炎排膿薬などとされる処方に配合される．

　処方：温経湯，温清飲，応鐘散，葛根湯加川芎辛夷，芎帰膠艾湯，芎帰調血飲，荊芥連翹湯，五積散，柴胡清肝湯，酸棗仁湯，七物降下湯，治頭瘡一方，治打撲一方，四物湯，十全大補湯，十味敗毒湯，清上蠲痛湯，清上防風湯，折衝飲，川芎茶調散，疎経活血湯，当帰飲子，当帰散，当帰芍薬散，女神散，防風通聖散，抑肝散．

前胡 中国産の白花前胡または日本産のノダケ（紫花前胡）（セリ科）の根．白花前胡はクマリン誘導体のpraeruptorin，紫花前胡はクマリン誘導体のnodakeninなどを含む．解熱，鎮痛，鎮咳去痰効果などが認められており，かぜ薬，鎮咳去痰薬とされる処方に配合される．

　処方：参蘇飲．

川骨 コウホネ（スイレン科）の根茎（㊁センコツ）．アルカロイドのnupharidine，nupharamine，deoxynupharidine，エラジタンニンオリゴマーなどを含む．メタノールエキスはうっ血性浮腫抑制および利尿作用を示す．解熱鎮痛消炎薬とされる処方に配合される．

10.1 漢方薬に配合される各生薬，それらの主成分と効能，および配合処方例

処方：治打撲一方，実母散．

川楝子（せんれんし） トウセンダン（センダン科）の果実．漢方で回虫，蟯虫の駆虫薬として処方に配合される．
処方：椒梅湯．

蟬退（ぜんたい） スジアカクマゼミまたはクマゼミ類（セミ科）の幼虫のぬけ殻．キチン質．皮膚のかゆみ止め，消炎解熱薬，鎮静薬，鎮痙薬とされる処方に配合される．
処方：消風散，祛風敗毒散，蟬花散，五退散．

桑白皮（そうはくひ） マグワ（クワ科）の根皮（㊂ソウハクヒ）．プレニルフラボノイドの kuwanon A ～ H, morusin などを含む．メタノール抽出物の水可溶分画に鎮痛作用，抗炎症作用，ブタノール分画に鎮咳作用が認められている．肺に熱があって起こる咳，呼吸困難の薬，消炎性の利尿，解熱薬などとして処方に配合される．
処方：杏蘇散，五虎湯，清肺湯．

蘇木（そぼく） スオウ（マメ科）の心材（㊂ソボク）．ホモイソフラボノン類の赤色色素の brasilin, hematoxylin を含む．婦人薬，更年期障害用薬とされる処方に配合される．
処方：通導散．

蘇葉（紫蘇葉）（そよう（しそよう）） シソおよびチリメンジソ（シソ科）の葉および枝先（㊂ソヨウ）．精油成分として perillaldehyde, *l*-limonene, その他，アントシアニン配糖体として shisonin など，ポリフェノール類として rosmarinic acid などを含む．精油成分による発汗解熱，鎮咳，健胃，利尿効果，ロスマリン酸などのポリフェノール類による抗酸化作用などが認められている．鎮咳去痰薬とされる処方に配合される．
処方：藿香正気散，杏蘇散，鶏鳴散加茯苓，香蘇散，参蘇飲，神秘湯，柴朴湯，蘇子降気湯，半夏厚朴湯，茯苓飲合半夏厚朴湯．

大黄（だいおう） ダイオウ類 *Rheum palmatum* L., *R. tanguticum* Maxim., *R. officinale* Baill., *R. coreanum* Nakai またはそれらの種間雑種（タデ科）の根茎（㊂ダイオウ）．ジアントロン類の sennoside A ～ F など，アントラキノンの emodin, rhein, crysophanol，ガロイル化された縮合型タンニン類を含む．センノシド類に瀉下作用，エモジン，クリソファノールに肝障害改善作用が認められている．瀉下薬の原料として用いられる．瀉下薬，高血圧症用薬，解熱鎮痛消炎薬，皮膚疾患用薬とされる処方に配合される．
処方：茵陳蒿湯，応鐘散，乙字湯，葛根紅花湯，加味解毒湯，響声破笛丸，桂枝加芍薬大黄湯，五物解毒散，柴胡加竜骨牡蛎湯，三黄瀉心湯，滋血潤腸湯，治頭瘡一方，治打撲一方，鷓鴣菜湯，潤腸湯，小承気湯，秦艽防風湯，千金鶏鳴散，大黄甘草湯，大黄牡丹皮湯，大柴胡湯，大承気湯，調胃承気湯，通導散，桃核承気湯，独活湯，女神散，防風通聖散，麻子仁丸．

大棗 ナツメ（クロウメモドキ科）の果実（⑮タイソウ）．糖類，トリテルペノイドサポニンのjujuboside B, zizyphus saponin I～Ⅲなどを含む．皮膚アナフィラキシー抑制作用，過酸化抑制作用，滋養効果などが認められている．かぜ薬，鎮痛鎮痙薬，健胃消化薬，止瀉整腸薬，精神神経用薬とされる処方に配合される．

処方：越婢加朮湯，加味温胆湯，黄耆建中湯，黄連湯，藿香正気散，葛根湯，葛根湯加川芎辛夷，甘草瀉心湯，甘麦大棗湯，帰耆建中湯，帰脾湯，加味帰脾湯，桂枝湯，桂枝加葛根湯，桂枝加芍薬湯，桂枝加芍薬大黄湯，桂枝加朮附湯，桂枝加竜骨牡蛎湯，桂麻各半湯，堅中湯，五積散，呉茱萸湯，三黄瀉心湯，柴陥湯，柴胡加竜骨牡蛎湯，柴胡桂枝湯，四君子湯，炙甘草湯，生姜瀉心湯，小建中湯，小柴胡湯，小柴胡湯加桔梗石膏，参蘇飲，清肺湯，蘇子降気湯，大柴胡湯，大承気湯，茵蔯蒿湯，大防風湯，当帰建中湯，当帰四逆湯，当帰四逆加呉茱萸生姜湯，排膿湯，麦門冬湯，半夏瀉心湯，平胃散，防已黄耆湯，補中益気湯，六君子湯，苓桂甘棗湯，麻子仁丸．

大腹皮 ビンロウジュまたはダイフクビンロウ（ヤシ科）の成熟果実の果皮．利尿，健胃，整腸効果がある．鎮咳去痰薬とされる処方に配合される．

処方：杏蘇散，実脾飲．

沢瀉 サジオモダカ（オモダカ科）の塊茎（通常周皮を除く）（⑮タクシャ）．alisol A, Bなどのトリテルペノイドを含む．アリソール A, Bに利尿作用が認められており，利尿薬，尿路疾患用薬などとされる漢方処方に配合される．

処方：胃苓湯，茵蔯五苓散，啓脾湯，牛車腎気丸，五苓散，五淋散，柴苓湯，秦艽防風湯，当帰芍薬散，猪苓湯，猪苓湯合四物湯，八味地黄丸，半夏白朮天麻湯，茯苓沢瀉湯，分消湯，補気建中湯，竜胆瀉肝湯，六味丸．

竹茹 タケ類（イネ科）のハチクまたはマダケの第二層皮．トリテルペノイドのfriedelin, lupenone, lupeolなどを含む．解熱，鎮嘔，涼血，呼吸器疾患，血痰止血薬として用いられる．

処方：温胆湯，清肺湯，竹茹温胆湯．

竹節人参 トチバニンジン（ウコギ科）の根茎（⑮チクセツニンジン）．人参の場合とは異なり，chikusetsusaponin Ib, Ⅳa, Vなどのオレアナン系サポニンの含量が高く，chikusetsusaponin I, Ia, Ⅲなどのダマラン系サポニンの含量が低い．健胃薬，鎮咳去痰薬などの配合剤の原料として用いられる．

処方：小柴胡湯竹参のように，人参の代用として小柴胡湯，半夏瀉心湯，呉茱萸湯，大建中湯などに配合されることがある．

知母 ハナスゲ（ユリ科）の根茎（⑮チモ）．ステロイドサポニンのtimosaponin A-I～Ⅳ, B-I, Ⅱ，ノルリグナン類の*cis*-hinokiresinolなど，キサントン配糖体のmangiferin, isomangiferin，多糖類のanemaran A～Dが含まれる．チモサポニン A-Ⅲに血小板凝集阻害

漢方薬学 −現代薬学生のための漢方入門−
[第十六改正日本薬局方による改訂]

(平成21年2月25日初版発行分)

	現在	改訂
p.18　20行目	小青竜湯（しょうせいりゅうとう）	小青竜湯［局小青竜湯エキス］
p.19　21行目	小柴胡湯（しょうさいことう）	小柴胡湯［局小柴胡湯エキス］
p.20　18行目	柴胡桂枝湯（さいこけいしとう）	柴胡桂枝湯［局柴胡桂枝湯エキス］
p.21　1行目	柴朴湯（さいぼくとう）	柴朴湯［局柴朴湯エキス］
p.30　16行目	麦門冬湯（ばくもんどうとう）	麦門冬湯［局麦門冬湯エキス］
p.36　12行目	芍薬甘草湯（しゃくやくかんぞうとう）	芍薬甘草湯［局芍薬甘草湯エキス］
p.37　18行目	釣藤散（ちょうとうさん）	釣藤散［局釣藤散エキス］
p.40　4行目	黄連解毒湯（おうれんげどくとう）	黄連解毒湯［局黄連解毒湯エキス］
p.50　13行目	大建中湯（だいけんちゅうとう）の後に追加	無コウイ大建中湯［局無コウイ大建中湯エキス］（大建中湯から膠飴を省いたもの）
p.50　23行目	六君子湯（りっくんしとう）	六君子湯［局六君子湯エキス］
p.61　16行目	十全大補湯（じゅうぜんだいほとう）	十全大補湯［局十全大補湯エキス］
p.100　下から5行目　膠飴（こうい）の2行目	得られる飴.	得られる飴（局コウイ）.
p.101　12行目	粳米（こうべい）　うるち米（イネ科）のこと.	粳米（こうべい）　うるち米（イネ科）のこと（局コウベイ）.

10.1 漢方薬に配合される各生薬，それらの主成分と効能，および配合処方例

作用，ノルリグナン類にサイクリック AMP ホスホジエステラーゼ阻害および鎮静作用，アネマラン A～D に血糖降下作用が認められている．解熱，消炎，鎮静，止瀉，利尿効果がある．精神神経用薬，鎮咳去痰薬，解熱薬，皮膚疾患薬，消炎排膿薬などとされる処方に配合される．
　　処方：酸棗仁湯，滋陰降火湯，滋陰至宝湯，消風散，辛夷清肺湯，白虎加人参湯．

茶葉（茶，細茶）　チャノキ（ツバキ科）の葉．細茶はチャの葉を乾燥し細かくしたもの．中枢神経興奮，強心，利尿作用を示すカフェインのほかに止瀉作用のある (−)-epigallocatechin gallate などのタンニンを含む．のぼせ，頭痛，不快感があるときの処方に用いられる．
　　処方：川芎茶調散．

丁子　チョウジ（フトモモ科）のつぼみ（局チョウジ）．フェニルプロパノイドの eugenol, acetyleugenol, chavicol, セスキテルペノイドのα- およびβ-caryophyllene などの成分からなる精油，ステロイド配糖体，クロモン誘導体，タンニン，フラボノイドなどを含む．オイゲノールとアセチルオイゲノールに利胆作用，止瀉作用，鎮痙作用，肝内薬物解毒作用，プロスタグランジン生合成阻害作用，血小板凝集抑制作用，オイゲノールに殺菌作用，防腐作用が認められている．芳香性健胃薬として胃腸薬に配合される．漢方では打撲による解熱鎮痛消炎薬，吃逆抑制薬，婦人薬とされる処方などに配合される．
　　処方：治打撲一方，丁香柿蔕湯，女神散．

釣藤鈎　カギカズラまたはトウカギカズラ（アカネ科）のとげ（ときに茎の一部が入る）（局チョウトウコウ）．インドールアルカロイドの rhynchophylline, 3-α-dihydrocadambine, hirsutine, uncarine などを含む．リンコフィリンなどのアルカロイドに鎮痛，鎮痙作用が認められる．リンコフィリン，3-α- ジヒドロカダンビンに血圧降下作用が認められる．血圧降下，消炎，鎮痙，鎮静の目的で処方に配合される．
　　処方：七物降下湯，釣藤散，抑肝散，抑肝散加陳皮半夏．

猪苓　チョレイマイタケ（サルノコシカケ科）の菌核（局チョレイ）．ステロイドの ergosterol, 多糖類でアルカリ可溶グルカンの GU-2～4 などを含む．エルゴステロールに血小板凝集促進作用，GU-2～4 に利尿作用，抗腫瘍作用が認められ，利尿薬，尿路疾患用薬などとされる処方に配合される．
　　処方：胃苓湯，茵陳五苓散，五苓散，柴苓湯，猪苓湯，猪苓湯合四物湯，分消湯．

陳皮　ウンシュウミカン（ミカン科）などの成熟した果皮（局チンピ）．d-limonene を主成分とする精油，フラボノイド配糖体の hesperidin, naringin などを含む．精油，ヘスペリジン，その他による健胃，鎮嘔，鎮咳，去痰効果などが認められている．芳香性健胃薬として胃腸薬に配合される．漢方で健胃消化薬，鎮咳去痰薬などとされる処方に配合される．
　　処方：胃苓湯，温胆湯，加味温胆湯，藿香正気散，杏蘇散，啓脾湯，香砂平胃散，香砂養胃湯，香砂六君子湯，香蘇散，五積散，柴芍六君子湯，滋陰降火湯，滋陰至宝湯，参蘇飲，神秘

湯，清暑益気湯，清肺湯，疎経活血湯，蘇子降気湯，竹筎温胆湯，釣藤散，通導散，二朮湯，二陳湯，人参養栄湯，半夏白朮天麻湯，茯苓飲，茯苓飲合半夏厚朴湯，分消湯，平胃散，加味平胃散，補気建中湯，補中益気湯，抑肝散加陳皮半夏，六君子湯．

天南星 マイヅルテンナンショウまたはその同属植物（サトイモ科）のコルク層を除いた塊茎．安息香酸，でんぷん，シュウ酸，ギ酸などを含む．鎮痛薬とされる処方に配合される．
処方：清湿化痰湯，二朮湯．

天麻 オニノヤガラ（ラン科）の塊茎を蒸したもの（局テンマ）．vanillin, vanillyl alcohol などを含む．漢方ではめまい，偏頭痛，メニエール病などを治す鎮痛薬，鎮暈薬とされる処方に配合される．
処方：半夏白朮天麻湯．

天門冬 クサスギカズラ（ユリ科）のコルク化した外層の大部分をのぞいた根（局テンモンドウ）．ステロイドサポニン Asp-Ⅳ～Ⅶ，多糖類，アスパラギンなどを含む．鎮咳去痰薬とされる処方に配合される．
処方：清肺湯，滋陰降火湯．

冬瓜子 トウガンまたは *Benincasa cerifera* Savi f. *emarginata* K. Kimura et Sugiyama（ウリ科）の種子（局トウガシ）．hydroxybenzoic acid の配糖体などを含む．循環器障害による浮腫，腎臓炎，尿道炎，脚気などを治す処方に配合される．
処方：大黄牡丹皮湯．

当帰 トウキまたはホッカイトウキ（セリ科）の根，通例湯通ししたもの（局トウキ）．フタリド類の ligustilide, *n*-butylidenephthalide，ポリアセチレン化合物の falcarinol, falcarindiol，クマリン誘導体の scopoletin, bergapten などを含む．フタリド類には抗アセチルコリン作用，リグスチリドには抗喘息作用，鎮痙作用，筋弛緩作用，ポリアセチレン化合物には鎮痛作用が認められている．婦人薬，冷え症用薬，保健強壮薬，精神神経用薬，尿路疾患用薬などとされる処方に配合される．
処方：胃風湯，温経湯，温清飲，乙字湯，帰耆建中湯，帰脾湯，加味帰脾湯，芎帰膠艾湯，芎帰調血飲，牛膝散，五積散，柴胡清肝湯，滋陰降火湯，滋陰至宝湯，紫雲膏，滋血潤腸湯，七物降下湯，四物湯，十全大補湯，潤腸湯，消風散，加味逍遙散，秦艽防風湯，清暑益気湯，清上蠲痛湯，折衝飲，疎経活血湯，通導散，当帰飲子，当帰建中湯，当帰四逆湯，当帰四逆加呉茱萸生姜湯，当帰芍薬散，当帰湯，女神散，人参養栄湯，防風通聖散，補中益気湯，薏苡仁湯，抑肝散，竜胆瀉肝湯．

灯心草 イ（イグサ科）の茎の髄または地上部．フラボノイドの luteolin などを含む．尿路疾患用薬，利尿薬とされる処方に配合される．

10.1 漢方薬に配合される各生薬，それらの主成分と効能，および配合処方例

処方：加味解毒湯，分消湯，実脾飲．

桃仁 モモまたは *Prunus persica* Batsch var. *davidiana* Maxim.（バラ科）の種子（㊁トウニン）．青酸配糖体の amygdalin，酵素の emulsin，脂肪油などを含む．アミグダリンなどを含むが，漢方では杏仁とは薬効が異なる消炎性浄血薬として使い分ける．婦人薬，瀉下薬などとされる処方に配合される．

処方：芎帰調血飲第一加減，桂枝茯苓丸，桂枝茯苓丸料加薏苡仁，甲字湯，牛膝散，滋血潤腸湯，潤腸湯，秦艽防風湯，折衝飲，千金鶏鳴散，疎経活血湯，大黄牡丹皮湯，桃核承気湯，独活湯．

杜仲 トチュウ（トチュウ科）の樹皮（㊁トチュウ）．イリドイド配糖体の geniposide，血圧降下作用を示す geniposidic acid，リグナン配糖体の pinoresinol diglucoside などを含む．漢方では強壮の目的で処方に配合される．

処方：杜仲丸，千金保孕丸，大防風湯．

独活 日本産（和独活）はウド（ウコギ科）の根茎，中国産はシシウド（セリ科）の根茎で川独活あるいは香独活とも呼ばれる．日本産は精油，カウラン系およびピマラン系ジテルペノイド，中国産はクマリン類を含む．解熱鎮痛薬，駆風薬，通経薬などとして，かぜ，頭痛，関節炎などに用いられる．

処方：十味敗毒湯，独活葛根湯．

土鼈（別）甲 スッポンまたはシナスッポン（スッポン科）の背甲．鎮痛鎮痙薬とされる処方に配合される．

処方：延年半夏湯．

人参，紅参 オタネニンジン（ウコギ科）の細根を除いた根またはこれを軽く湯通ししたものが人参といわれ（㊁ニンジン），蒸気で蒸して乾燥したものが紅参といわれる（㊁コウジン）．トリテルペノイドサポニンの ginsenoside Ro，Ra～Rh などを含む．紅参は加熱による分解産物の ginsenoside Rs，Rg_3 を含む．ギンセノシド類に抗ストレス作用，抗疲労作用，記憶獲得作用，血液凝固抑制作用など多くの薬理作用が認められている．また，ギンセノシド Rb_1，Rb_2，Rc に中枢抑制作用，鎮痛作用，鎮静作用が，ギンセノシド Rg_1，Rg_2 には中枢興奮作用が認められている．健胃消化薬，止瀉整腸薬，鎮痛鎮静薬，保健強壮薬などとされる処方に配合される．後世方派，中医学では紅参が主として用いられる．

処方：胃風湯，温経湯，黄連湯，加味温胆湯，甘草瀉心湯，帰脾湯，加味帰脾湯，桂枝人参湯，啓脾湯，呉茱萸湯，香砂養胃湯，香砂六君子湯，柴陥湯，柴胡加竜骨牡蛎湯，柴胡桂枝湯，柴芍六君子湯，柴朴湯，柴苓湯，参蘇飲，四君子湯，炙甘草湯，十全大補湯，生姜瀉心湯，小柴胡湯，小柴胡湯加桔梗石膏，参苓白朮散，清暑益気湯，清心蓮子飲，大建中湯，大防風湯，竹茹温胆湯，釣藤散，当帰湯，女神散，人参湯，人参養栄湯，麦門冬湯，半夏瀉心湯，半夏白朮天

麻湯，白虎加人参湯，茯苓飲，茯苓飲合半夏厚朴湯，補気建中湯，補中益気湯，木防已湯，六君子湯．

忍冬 スイカズラ（スイカズラ科）の葉および茎（局ニンドウ）．イリドイド配糖体の loganin, vogeloside, カフェタンニンの chlorogenic acid，フラボン類の luteolin などを含む．浄血，利尿，解毒薬で，皮膚病その他の化膿症に用いる．日本の民間で，乾燥した全草を健胃，利尿薬とし，入浴剤にもする．
　処方：治頭瘡一方．

貝母 アミガサユリ（ユリ科）の鱗茎（局バイモ）．ステロイドアルカロイドの peimine（= verticine），peiminone（= verticindione），peiminine, verticilline, zhebeinine などを含む．ペイミンに抗ヒスタミン，抗コリン，抗セロトニン作用，ペイミンとペイミノシド（ペイミンの配糖体）に血圧降下作用が認められている．漢方では鎮咳，去痰，消炎の治療を目標とした処方に配合される．
　処方：滋陰至宝湯，清肺湯，当帰貝母苦参丸料．

麦芽 オオムギ（イネ科）の種子を発芽させたものまたはその乾燥物，広義にはイネ科の穀物を原料とするもの．強いアミラーゼ（でんぷん糖化酵素），たん白質分解酵素，その他でんぷん，ペントサン，ヘキソサン，粗たん白質などを含む．消化不良，食欲不振，乳房の張り痛みに用いる．健胃消化薬とされる処方に配合される．
　処方：化食養脾湯，加味平胃散，半夏白朮天麻湯．

白礬 天然の明礬．硫酸アルミニウムカリウム．収れん薬，防腐薬，結膜炎の洗眼，咽喉炎の含漱剤として用いられる．
　処方：蒸眼一方．

麦門冬 ジャノヒゲ（ユリ科）の根の肥大部（局バクモンドウ）．ステロイドサポニンの ophiopogonin A〜D，ホモイソフラボノイドの ophiopogonanone A, B などをでんぷんとともに含む．オフィオポゴニンなどに鎮咳作用，オフィオポゴニンDに抗アレルギー作用などが認められ，解熱，消炎，鎮咳，去痰，強心利尿，滋養強壮などの薬として処方に配合される．
　処方：温経湯，滋陰降火湯，滋陰至宝湯，炙甘草湯，辛夷清肺湯，清暑益気湯，清心蓮子飲，清肺湯，竹筎温胆湯，釣藤散，麦門冬湯．

薄荷（葉） ハッカ（シソ科）の地上部（局ハッカ）．モノテルペノイドの *l*-menthol を主成分とする精油を含む．*l*-メントールに局所麻酔，鎮痙駆風，利胆作用が認められており，発汗，解熱，鎮痛，芳香健胃，駆風効果がある．皮膚疾患用薬，消炎排膿薬，鎮痛薬，鎮咳去痰薬などとされる処方に配合される．
　処方：加味逍遙散，響声破笛丸，荊芥連翹湯，柴胡清肝湯，滋陰至宝湯，清上防風湯，川芎茶

10.1 漢方薬に配合される各生薬，それらの主成分と効能，および配合処方例

調散，防風通聖散．

浜防風 ハマボウフウ（セリ科）の根および根茎（⑮ハマボウフウ）．クマリン類の imperatorin, psoralen などを含む．防風の代用薬として使われる．
　処方：清上防風湯．

半夏 カラスビシャク（サトイモ科）のコルク層を除いた塊茎（⑮ハンゲ）．えぐ味を示すフェノール成分の homogentisic acid, 3,4-dihydroxybenzaldehyde およびこれらの配糖体，多糖類，アルカロイドとして微量の ephedrine を含む．arabinan, galacturonic acid などの多糖類に鎮嘔，鎮吐，去痰作用が認められており，健胃消化薬，鎮吐薬，鎮咳去痰薬などに対応する漢方処方に配合される．
　処方：温経湯，加味温胆湯，黄連湯，藿香正気散，甘草瀉心湯，堅中湯，香砂六君子湯，五積散，柴陥湯，柴苓湯，柴胡加竜骨牡蛎湯，柴胡桂枝湯，柴芍六君子湯，柴朴湯，参蘇飲，生姜瀉心湯，小柴胡湯，小柴胡湯加桔梗石膏，小青竜湯，小半夏加茯苓湯，参蘇飲，清湿化痰湯，蘇子降気湯，大柴胡湯，竹茹温胆湯，釣藤散，当帰湯，二朮湯，二陳湯，麦門冬湯，半夏厚朴湯，半夏瀉心湯，半夏白朮天麻湯，茯苓飲合半夏厚朴湯，抑肝散加陳皮半夏，六君子湯，苓甘姜味辛夏仁湯．

白芥子 *Brassica alba* Boiss.（アブラナ科）の種子．辛子油配糖体の sinalbin を含む．神経痛，関節痛，筋肉痛の痛み止めの処方に配合される．
　処方：清湿化痰湯．

百合 オニユリ，ハカタユリまたはその同属植物（ユリ科）の鱗茎，鱗片．多糖類，アルカロイドなどを含む．鼻づまり，慢性鼻炎，蓄膿症の治療を目標とする処方に配合される．
　処方：辛夷清肺湯．

白芷 ヨロイグサ（セリ科）の根であるが，中国産の杭白芷も使われる（⑮ビャクシ）．フロクマリン類の byak-angelicol, byak-angelicin, imperatorin などを含む．鎮痛，鎮痙，浄血薬として用いられる．鎮痛薬，かぜ薬，健胃消化薬，消炎排膿薬，婦人薬，皮膚疾患用薬とされる処方に配合される．
　処方：藿香正気散，荊芥連翹湯，五積散，清湿化痰湯，清上蠲痛湯，清上防風湯，川芎茶調散，疎経活血湯．

枇杷葉 ビワ（バラ科）の葉（⑮ビワヨウ）．トリテルペノイドの ursolic acid, oleanolic acid, メガスチグマン配糖体の eriojaposide A, B, 青酸配糖体の amygdalin などを含む．鎮咳，去痰，健胃，鎮吐，瀉下を目的とした処方に配合され，さらに皮膚疾患の浴用剤としても用いられる．
　処方：甘露飲，炙甘草湯，潤腸湯，辛夷清肺湯，枇杷清肺湯，枇杷葉湯，麻子仁丸．

檳榔子 ビンロウ（ヤシ科）の成熟種子（局ビンロウジ）．arecolin などを主成分とするアルカロイドや縮合型タンニンを含む．条虫駆除薬，下痢止薬，収れん健胃薬，利尿薬，ベテル（betel）と呼ばれる嗜好品の材料として東南アジアで使われる．漢方で駆虫薬，鎮痛鎮痙薬，婦人薬とされる処方に配合される．
　処方　延年半夏湯，鶏鳴散加茯苓，椒梅湯，女神散．

茯苓 マツホド（サルノコシカケ科）の外層を除いた菌核（局ブクリョウ）．多糖体の pachyman，トリテルペノイドの eburicoic acid，ステロイドの ergosterol などを含む．水製エキスに利尿作用，抗炎症作用，抗胃潰瘍作用が認められている．pachyman から誘導された pachymaran（β-1,3-D-glucan）に免疫増強作用が認められている．利尿薬，尿路疾患薬，精神神経用薬，鎮暈薬，鎮痛薬，健胃消化薬，止瀉整腸薬，鎮吐薬，保健強壮薬などとされる処方に配合される．
　処方：胃風湯，胃苓湯，茵陳五苓散，加味温胆湯，藿香正気散，帰脾湯，加味帰脾湯，芎帰調血飲，桂枝茯苓丸，桂枝茯苓丸加薏苡仁，啓脾湯，鶏鳴散加茯苓，堅中湯，香砂養胃湯，香砂六君子湯，牛車腎気丸，五積散，五淋散，五苓散，柴芍六君子湯，柴朴湯，柴苓湯，柴胡加竜骨牡蛎湯，酸棗仁湯，滋陰至宝湯，四君子湯，十全大補湯，十味敗毒湯，小半夏加茯苓湯，加味逍遙散，真武湯，参蘇飲，参苓白朮散，清湿化痰湯，清心蓮子飲，清肺湯，疎経活血湯，竹筎温胆湯，釣藤散，猪苓湯，猪苓湯合四物湯，当帰芍薬散，二朮湯，二陳湯，人参養栄湯，八味地黄丸，半夏厚朴湯，半夏白朮天麻湯，茯苓飲，茯苓飲合半夏厚朴湯，分消湯，補気建中湯，抑肝散，抑肝散加陳皮半夏，六君子湯，苓甘姜味辛夏仁湯，苓姜朮甘湯，苓桂甘棗湯，苓桂朮甘湯，六味丸．

伏竜肝 黄土で作った竈の中央の焼けた土．カルシウム，マグネシウム，アルミニウムなどのケイ酸塩，炭酸塩，酸化物などからなる．鎮嘔，収れん，止血薬の処方に配合される．
　処方：伏竜肝湯．

附子 ハナトリカブトまたはオクトリカブト（キンポウゲ科）の塊根を加工して毒性を弱めたもの（局ブシ）．aconitine などのアルカロイドには鎮痛作用があるが，毒性も強いので，減毒処理したものを用い，鎮痛，強心，利尿，興奮，新陳代謝機能の回復などを目標として処方に配合する．higenamine は強心作用を示す．
　処方：牛車腎気丸，桂枝加附子湯，真武湯，四逆湯，大防風湯，天雄散，八味地黄丸，麻黄附子細辛湯．

扁豆 フジマメ（マメ科）の種子（局ヘンズ）．青酸配糖体，クマリン類の scopoletin などを含む．食欲不振，慢性下痢，病後の体力低下，疲労倦怠に用いる．
　処方：参苓白朮散．

防已 オオツヅラフジ（ツヅラフジ科）のつる性の茎および根茎（局ボウイ）．イソキノリンア

10.1 漢方薬に配合される各生薬，それらの主成分と効能，および配合処方例　　　　**117**

ルカロイドの sinomenine（主），disinomenine, sinactine, tuduranine, tetrandrine, ブテノリド類の menisdaurilide などを含む．シノメニンに鎮痛作用，抗アナフィラキシー作用，抗炎症作用などが認められている．鎮痛薬，利尿薬，消炎薬とされる処方に配合される．
　　処方：疎経活血湯，防已黄耆湯，木防已湯．

茅根　チガヤ（イネ科）の細根およびりん片葉を除いた根茎（局ボウコン）．ショ糖，トリテルペノイドの cylindrin, fernenol などを含む．利尿および止血薬として，またむくみ，急性腎炎などに用いられる．
　　処方：茅根湯，茅葛湯．

芒硝　天然産の含水硫酸ナトリウム．緩下作用を示す．瀉下薬，婦人薬，高血圧症用薬とされる処方に配合される．
　　処方：大黄牡丹皮湯，大承気湯，調胃承気湯，通導散，桃核承気湯，防風通聖散．

虻虫　アブおよび同科の成虫（アブ科）の乾燥品．血液凝固阻止，溶血作用があるとして通経など血液運行の異常に用いられる．
　　処方：抵当湯．

防風　*Saposhnikovia divaricata* Schischk.（セリ科）の根および根茎（局ボウフウ）．クマリン誘導体の deltoin, fraxidin, isofraxidin, クロモン類の hamaudol, cimifugin, 5-*O*-methylvisamminol, 多糖体の saposhnikovan A〜C，ポリアセチレン化合物の falcaridol などを含む．クマリン誘導体には抗炎症作用，クロモン類には血圧降下作用，ポリアセチレン化合物にはシクロオキシゲナーゼ阻害活性が認められている．発汗，解熱，鎮痛，鎮痙効果がある．皮膚疾患用薬，消炎排膿薬，鎮痛薬とされる処方に配合される．
　　処方：駆風解毒散（湯），荊芥連翹湯，荊防敗毒散，治頭瘡一方，十味敗毒湯，消風湯，秦艽羌活湯，秦艽防風湯，清上蠲痛湯，清上防風湯，川芎茶調散，疎経活血湯，大防風湯，調胃承気湯，釣藤散，当帰飲子，防風通聖散，立効散．

樸樕　クヌギ（ブナ科）の樹皮とされている．タンニンに富む．解毒薬，鎮咳薬として用いられる．化膿性皮膚疾患，急性皮膚疾患の初期，じん麻疹，水虫の治療薬，解熱鎮痛消炎薬の処方に配合される．
　　処方：治打撲一方，十味敗毒湯．

牡丹皮　ボタン（ボタン科）の根皮（局ボタンピ）．モノテルペノイド配糖体の paeoniflorin, oxypaeoniflorin, benzoylpaeoniflorin, フェノール類の paeonol とその配糖体の paeonoside, paeonolide, ガロタンニンなどを含む．ペオニフロリン，ペオノールに免疫賦活作用，ペオノールに血小板凝集抑制，抗炎症，鎮痛，鎮痙，鎮静，解熱作用，ガロタンニンに抗ウイルス作用が認められている．婦人薬，更年期障害用薬，解熱鎮痛消炎薬，利尿薬，尿路疾患用薬などとされ

る処方に配合される．
　処方：温経湯，加味帰脾湯，加味逍遙散，芎帰調血飲，桂枝茯苓丸，桂枝茯苓丸加薏苡仁，牛膝散，牛車腎気丸，折衝飲，大黄牡丹皮湯，八味地黄丸，六味丸．

牡蛎　マガキ（イタボガキ科）の貝殻（局ボレイ）．主に炭酸カルシウム，他に免疫増強作用のある多糖類及び少量のリン酸カルシウム，ケイ酸塩とケラチン質（皮膚の上皮由来のたん白質）などを含む．鎮静，鎮痙，止瀉，収れん効果がある．制酸薬として胃腸薬の原料として用いられる．漢方では精神神経用薬とされる処方に配合される．
　処方：安中散，桂枝加竜骨牡蛎湯，柴胡桂枝乾姜湯，柴胡加竜骨牡蛎湯．

麻黄　マオウ（マオウ科）類の地上茎（局マオウ）．ephedrine 等のアルカロイドを含む．これらには交感神経興奮，気管支拡張，局所血管収縮，昇圧作用があり，鎮咳去痰薬，発汗解熱薬，気管支拡張薬，鼻炎用薬などとして配合される．
　処方：越婢加朮湯，葛根湯，葛根湯加川芎辛夷，杏蘇散，桂麻各半湯，五虎湯，五積散，小青竜湯，秦艽羌活湯，神秘湯，独活葛根湯，防風通聖散，麻黄湯，麻黄附子細辛湯，麻杏甘石湯，麻杏薏甘湯，薏苡仁湯．

麻子仁　アサ（クワ科）の果実を乾燥したもの（局マシニン）．linolenic acid, linoleic acid, oleic acid などのグリセリドを含む．潤滑性の緩下剤で，老人，子供，虚弱体質の人，妊産婦などの便秘に用いる．尿量が多く大便が乾燥して固く塊状になる場合に適する．瀉下作用を目的とした漢方処方に配合される．
　処方：炙甘草湯，潤腸湯，麻子仁丸．

蔓荊子　ハマゴウ（クマツヅラ科）の果実．精油，フラボノイド，イリドイドなどを含む．顔面痛，頭痛の鎮痛薬とされる処方に配合される．
　処方：清上蠲痛湯．

木香　インド北部，中国南部産の雲木香 *Saussurea lappa* Clarke（キク科）の根（局モッコウ）．セスキテルペノイドの costunolide（血管作用物質）などの精油成分が含まれる．精油に健胃，鎮嘔作用が認められている．芳香性健胃薬で胃腸薬に配合される．漢方では主として気の滞りを治す婦人薬，精神神経用薬とされる処方に配合される．
　処方：加味帰脾湯，参蘇飲，竜胆瀉肝湯，通導散，帰脾湯，女神散．

木通　アケビまたはミツバアケビ（アケビ科）の茎（局モクツウ）．トリテルペノイドサポニンの akeboside 類などを含む．サポニン類に利尿作用，抗炎症作用が認められる．尿量減少，むくみの薬として尿路疾患用薬，鎮痛薬などとされる処方に配合される．
　処方：加味解毒湯，五淋散，消風散，通導散，当帰四逆湯，当帰四逆加呉茱萸生姜湯，竜胆瀉肝湯．

10.1 漢方薬に配合される各生薬，それらの主成分と効能，および配合処方例

益智 ヤクチ（ショウガ科）の果実（㊋ヤクチ）．モノテルペノイドの1,8-cineole，β-pineneなど，セスキテルペノイドのnootkatone，β-caryophylleneなどを成分とする精油，ジアリルヘプタノイドのyakuchinone A, Bを含む．辛味成分のヤクチノンAに強心作用が認められている．芳香性健胃薬として胃腸薬に配合される．
 処方：益智散，縮泉丸．

益母草 メハジキ（シソ科）の花期の地上部．アルカロイドのleonurine, stachydrineなどを含む．レオヌリンに利尿，子宮筋収縮作用などが認められる．漢方では産後の神経症，調経薬として処方に配合される．
 処方：芎帰調血飲．

熊胆 ヒグマまたはその近縁動物（クマ科）の胆汁を乾燥したもの（㊋ユウタン）．胆汁酸のursodeoxycholic acid, chenodeoxycholic acid, cholic acidおよびそれらのタウリンとの包合体などを含む．ウルソデオキシコール酸やそのタウリン包合体は利胆作用，鎮痙作用，胆石溶解作用を示す．苦味健胃薬，利胆薬，解毒薬，鎮痛薬，鎮痙薬として配合剤の原料とされる．

楊梅皮 ヤマモモ（ヤマモモ科）の根皮．タンニン，フラボノイドのmyricetin, myricitrinを含む．収れん，止瀉，殺菌，止血効果がある．捻挫，打撲の外用薬の処方に配合される．
 処方：楊柏散．

薏苡仁 ハトムギ（イネ科）の種皮を除いた種子（㊋ヨクイニン）．でんぷん，たん白質，脂肪油，benzoxazinone類，ステロイドのstigmasterol, campesterolのエステル類などを含む．解熱鎮痛消炎薬とされる処方に配合される．民間でいぼや肌荒れに用いられる．
 処方：桂枝茯苓丸料加薏苡仁，参苓白朮散，十味敗毒湯，麻杏薏甘湯，薏苡仁湯．

竜眼肉 東南アジア産のリュウガン *Euphoria longata* Lam.（ムクロジ科）の果実．糖，酒石酸などの有機酸を含む．滋養強壮，鎮静効果があり，強壮薬，精神神経用薬とされる処方に配合される．
 処方：加味帰脾湯，帰脾湯．

竜骨 大型哺乳動物の化石化した骨．主に炭酸カルシウム（㊋リュウコツ）．鎮静，鎮痙，止瀉，収れん作用があり，心悸亢進，精神不安定，不眠，遺精，寝汗などに牡蛎とともに用いられる．精神神経用薬とされる少数の漢方処方に配合される．
 処方：柴胡加竜骨牡蛎湯，桂枝加竜骨牡蛎湯．

竜胆 トウリンドウまたは *Gentiana manshurica* Kitagawa（リンドウ科）の根および根茎（㊋リュウタン）．セコイリドイド配糖体のgentiopicrosideなどを含む．苦味健胃薬として胃腸薬に配合される．漢方では尿路疾患薬，痔疾用薬，鎮痛薬などとされる処方に配合される．

処方：加味解毒湯，疎経活血湯，立効散，竜胆瀉肝湯．

良姜 *Alpinia officinarum* Hance（ショウガ科）の根茎（⑮リョウキョウ）．モノテルペノイドの 1, 8-cineole など，セスキテルペノイドのα-cadinene などを成分とする精油，フラボノイドの galangin, kaempferol など，辛味成分の galangol などを含む．健胃および整腸を目的とした処方に配合される．

処方：安中散，丁香柿蒂湯．

連翹 レンギョウまたはシナレンギョウ（モクセイ科）の果実（⑮レンギョウ）．リグナンの arctigenin，リグナン配糖体の arctiin，カフェ酸誘導体などを含む．消炎排膿薬，解熱鎮痛消炎，皮膚疾患用薬などとされる処方に配合される．

処方：響声破笛丸，駆風解毒散，荊芥連翹湯，荊防敗毒散，柴胡清肝湯，治頭瘡一方，十味敗毒湯，清上防風湯，独活湯，防風通聖散．

蓮肉 ハス（スイレン科）の内果皮の付いた種子で，ときに胚を除いたもの（⑮レンニク）．nuciferine, lotusine, demethylcoclaurine などのアルカロイドを含む．デメチルコクラウリンに平滑筋弛緩作用が認められている．胃腸虚弱，慢性胃腸炎，消化不良，下痢の治療を目的として漢方処方に配合される．

処方：啓脾湯，清心蓮子飲．

10-2 主成分で分類した漢方処方生薬

1) アルカロイドを含む生薬
   鎮咳去痰作用のあるアルカロイドを含む生薬：麻黄．
   鎮痛作用のあるアルカロイドを含む生薬：延胡索，附子．
   中枢神経興奮作用のあるプリン誘導体を含む生薬：茶．
   健胃性アルカロイドを含む生薬：黄連，黄柏，苦参，呉茱萸，蓮肉．
   その他のアルカロイドを含む生薬：厚朴，川骨，貝母，防已，釣藤鈎，益母草．

2) 青酸配糖体を含む生薬：烏梅，杏仁，桃仁．

3) その他の含窒素化合物を含む生薬：地骨皮．

4) テルペノイド（精油，サポニン以外）またはその配糖体を含む生薬：藿香，甘草，款冬花，玄参，山梔子，地黄，炙甘草，芍薬，秦艽，蒼朮，竹筎，杜仲，独活，忍冬，白朮，枇杷葉，茅根，牡丹皮，木香，竜胆．

5) 精油を含む生薬：茴香，欝金，烏薬，莪朮，荊芥，桂皮，香附子，藁本，細辛，紫蘇子，縮砂，小豆蒄，辛夷，川芎，蘇葉，丁字，当帰，薄荷，益智，良姜．

6) キノン類およびそれらの配糖体を含む生薬：何首烏，紫根，大黄．

7) フラボノイドおよびそれらの配糖体を含む生薬：黄耆，黄芩，桜皮，葛根，菊花，枳実，橘皮，金銀花，紅花，十薬，桑白皮，蘇木，陳皮，灯心草．

8) クマリン，クロモン類を含む生薬：茵陳蒿，羌活，蛇床子，升麻，前胡，浜防風，白芷，防風，扁豆．

9) リグナン等を含む生薬：牛蒡子，五味子，連翹．

10) タンニンおよび関連ポリフェノール類を含む生薬：阿仙薬，艾葉，訶子，山楂子，山茱萸，柿蔕（蒂），茶葉，樸樕，楊梅皮．

11) その他のフェノール性化合物を含む生薬：冬瓜子，半夏．

12) サポニンを含む生薬：威霊仙，遠志，桔梗，紅参，柴胡，酸棗仁，紫苑，蒺藜(莉)子，大棗，沢瀉，竹節人参，知母，天門冬，人参，麦門冬，木通．

13) ステロイドまたはその配糖体を含む生薬：牛膝，猪苓，熊胆，薏苡仁．

14) 辛味成分を含む生薬：乾姜，山椒，生姜，白芥子．

15) 脂肪油に富む生薬：麻子仁，栝楼仁，胡麻．

16) 炭水化物，粘液または樹脂配糖体を含む生薬：栝楼根，膠飴，粳米，山薬，車前子，小麦，神麹，麦芽，百合，茯苓．

17) 駆虫生薬：海人草，川棟子，檳榔子．

18) 動物基原生薬：阿膠，水蛭，蝉退，土鼈（別）甲，虻虫，牡蛎，熊胆，竜骨．

19) 鉱物基原生薬：滑石，石膏，白礬，伏竜肝，芒硝．

11 漢方薬の効能の現代医学による証明と副作用

11-1 臨床および基礎研究

　漢方処方を構成する各生薬の成分とそれらによる効能については，19世紀末の麻黄からのエフェドリンの単離解明に始まる近代的薬学諸研究が主に日本で行われてきた結果，多くが明らかとなった．それらの結果は第4，5章の各処方内の生薬の解説および第10章に記した通りである．各生薬の効能はその諸成分の総合的効果として現れ，各漢方処方の効能は構成する各生薬の総合的効果となって観察される．

　一方，漢方薬が西洋医学的手法とは異なる漢方医学的な診断に基づき適用された場合に最もその臨床効果を発揮することは，漢方薬の客観的評価を受けにくくしている原因のひとつである．しかし，医療用漢方製剤の再評価に関する問題や，西洋医学における Evidence Based Medicine（EBM）の確立が重要視されてきている今日，漢方薬の臨床効果に対する評価に際してもエビデンスレベルの高いランダム化比較試験，特に，大規模な二重盲検ランダム化比較臨床試験（以下，この章では二重盲検と略記する）を行う必要がある．現在，各種の試験で漢方薬の有効性の評価が徐々に進められており，二重盲検で有効性が評価された漢方処方が多数見られる．これらに特に重点を置いてここに紹介する．また，最近，臨床での有効性を裏付ける実験薬理学的検討も多く行われるようになってきており，漢方薬の作用機序に関して理解が進んできている．漢方薬そのものを用いた *in vitro* 実験も非常に多く行われているが，それらは種々の問題点を含んでいる場合が多い．この章では特に *in vivo*, *ex vivo* 実験での成績を中心に紹介する．

小柴胡湯

【臨床研究】

　慢性活動性肝炎と診断された116例を対象にした多施設二重盲検において，小柴胡湯は慢性活動性肝炎の血清アミノトランスフェラーゼを有意に低下させ，特に，B型肝炎および軽症例に有用であり肝機能障害の改善効果が認められている．

さらに，肝硬変患者260例を対象にし，肝硬変からの肝がんの発症に対する小柴胡湯の効果を5年間追跡調査（前向きランダム化比較試験）したところ，小柴胡湯には肝硬変患者の肝がんの発症を予防する効果が認められた（しかし現在は肝硬変患者への小柴胡湯の投与は禁忌になっている）．

　また，発病後5日以上経過した感冒患者でかつ年齢は25歳以上75歳以下で口内不快（口の苦み，口の粘り，味覚の変化），食欲不振，倦怠感のいずれかを伴う患者250例を対象に感冒に対する有効性と安全性を検討した二重盲検で，小柴胡湯は全般改善度でプラセボ群より優れ（小柴胡湯群64.1％，プラセボ群43.7％）ていた．症状別改善度では，咽頭痛，倦怠感の改善，さらに，投与終了時における痰の切れ，食欲，関節痛・筋肉痛の改善で小柴胡湯はプラセボ群より有意に有効であった．

【実験薬理】
＜肝障害保護作用＞
・四塩化炭素やBCG/LPSなどを用いた実験的急性肝障害モデル動物の血中トランスアミナーゼの上昇を有意に抑制し，組織学的評価によっても，肝保護作用が明らかにされている．
・D-ガラクトサミン，四塩化炭素，ジメチルニトロサミン，または，ブタ血清により実験的に誘導されたラット線維肝モデルで，予防および治療効果を示している．ジメチルニトロソアミンやブタ血清誘導の線維肝モデルでは肝線維化への進展を抑え，肝内レチノイド含量を正常肝レベルへ改善し，肝内コラーゲン量の増加抑制，α-平滑筋アクチンやI型コラーゲンの肝内発現の抑制作用が示されている．
・虚血再灌流やジメチルニトロサミンで肝障害を与えた後に肝部分切除を行ったラットの肝再生を促進し，その作用は残余肝での肝細胞増殖因子の産生促進とTGF-β産生抑制によることが示されている．

＜免疫系に対する作用＞
・経口投与によるB細胞の幼弱化活性・抗体産生の増加，腹腔マクロファージの貪食能の亢進およびインターロイキン（IL）-1およびIL-6産生の増加，コロニー刺激因子誘導活性の増大，ナチュラルキラー（NK）細胞の活性化などが報告されている．さらに，肺胞マクロファージ，脾臓マクロファージのIL-6産生の亢進も報告されている．
・経口投与による腸管免疫系でのポリクローナルなB細胞の活性化，パイエル板中のIgA産生細胞の増加，腸管粘膜からの細菌感染に対しての防御機構の活性化が示唆されている．

大黄甘草湯

【臨床研究】
　便秘症と診断された患者156例を対象にした二重盲検において，プラセボ群と比較して有意な差が見られ，便秘症に対して有効かつ安全性の高い薬剤であることが認められた［大黄甘草湯群：有効率86.4％（38/44），プラセボ群：有効率44.7％（21/47）］．

【実験薬理】
＜止瀉作用＞
・マウスあるいはウサギにおいてコレラ毒素による回腸の液体貯留を抑制した．その作用機序

として，コレラ毒素の活性抑制，GTP 結合たん白質 Gsα の ADP-リボシル化の抑制が明らかにされ，その活性成分として大黄の部分ガロイル化縮合型タンニンが示されている．

小青竜湯
【臨床研究】

通年性鼻アレルギー患者 220 例を対象とした二重盲検において，小青竜湯はくしゃみ発作，鼻汁，鼻閉などの症状を改善し，最終全般改善率は，小青竜湯群：中等度改善以上 44.6 %（41/92）；軽度改善以上 83.7 %（77/92），プラセボ群：中等度改善以上 18.1 %（17/94）；軽度改善以上 43.6 %（41/94）であった．

また，別の臨床試験においては，水様の痰，喘鳴および咳嗽のいずれかを有する気管支炎のうち，軽症あるいは中等症で薬効を判断できる程度の症状のある 16 歳以上 65 歳未満の患者 192 例を対象に，気管支炎に及ぼす効果を二重盲検で評価した．投与終了時の中等度以上の全般的改善度は小青竜湯群 57.4 %，プラセボ群 42.9 %であった（$P = 0.060$）．症状別改善度は 3 ～ 4 日後に喀痰の切れ，喀痰の性状（膿性，粘稠度等），日常生活への支障の有無は小青竜湯群で優れていた．投与終了時は咳の回数，咳の強さ，喀痰の切れ，日常生活において小青竜湯群が有意に優れ，くしゃみ，鼻閉に関しても優れる傾向であった．

【実験薬理】
<抗アレルギー作用>

・ラット受動皮膚アナフィラキシー反応，および，ヒスタミンによる皮膚毛細血管透過性の亢進を抑制し，I 型アレルギー反応を抑制した．

・卵白アルブミン（OVA）感作アレルギー性気道炎症モデルマウスに対して，肺の CD4 陽性 T 細胞による IL-4, -5 産生を減少させ，肺洗浄液中の OVA 特異的 IgE 抗体の産生を減少させた．一方，炎症の誘発により減少したインターフェロン（IFN）-γ レベルを平常レベルに戻し，ヘルパー T 細胞を Th1>Th2 バランスに変えることにより抗アレルギー作用を発揮すると考えられている．

・抗原提示細胞，並びに，T 細胞に作用を及ぼし，ナイーブ T 細胞の Th2 細胞への分化を抑制することにより，IL-4 などのサイトカイン産生を減少させることが，抗アレルギー作用の機序として考えられている．

・OVA 感作アレルギー性気道炎症（喘息）モデルモルモットに対して気管拡張作用を示し，その作用は部分的には $β_2$-アドレナリン受容体を介していること，また，気道への好酸球の浸潤を抑制することがわかっている．

<抗インフルエンザ作用>

・経口投与は腸管パイエル板の T 細胞を活性化し，鼻腔および気道での抗インフルエンザウィルス特異的 IgA 抗体の産生を促進することにより，鼻腔および肺でのウィルス増殖を抑制する．すなわち，気管支喘息のようなアレルギー性肺炎症を持った患者のインフルエンザ感染の予防と治療に有効と示唆されている．

釣藤散

【臨床研究】

　脳血管性痴呆患者139例を対象に，釣藤散の脳血管性認知症に対する臨床効果を多施設二重盲検で評価したところ，自覚症状全般改善度，精神症候全般改善度，日常生活動作障害全般改善度でプラセボ群に比べ有意に優れ，総合的に判断された全般改善度もプラセボ群に比べ有意に優れていた．

　また別の臨床試験において，軽〜中等度の認知症患者30例を対象に，釣藤散の認知機能と日常生活動作の改善効果を二重盲検で検討した研究で，認知機能と日常生活動作を開始時に比べて有意に改善した．

【実験薬理】

<微小循環・血液レオロジー・血管内皮機能に及ぼす作用>

・脳卒中易発症自然発症高血圧ラットに対して，0.3％釣藤散エキスは8週間の投与で血圧上昇を有意に抑制し，内皮依存性弛緩反応で有意に弛緩率を上昇させ，その作用は一酸化窒素合成酵素阻害剤で抑制された．また，これらの作用は構成生薬の釣藤鈎でも見られた．

・釣藤散あるいは釣藤鈎の経口投与はスナネズミ一過性脳虚血モデルにおいて海馬体CA1領域の錐体細胞死を抑制する効果があり，その機序としてカタラーゼ活性を高めることによる抗酸化作用が関与する可能性が考えられている．

・老化促進マウスにおいて，加齢による受動回避反応の低下を改善することが明らかにされている．

・虚血性健忘モデルマウスで，空間認知障害を改善し，その機序として大脳皮質におけるコリンアセチルトランスフェラーゼ発現の低下抑制，海馬でのムスカリンM_3, M_5受容体の発現低下の抑制などを介した脳におけるコリン作動性神経機能障害の改善作用が考えられている．

六君子湯

【臨床研究】

　上部消化管機能異常に起因すると考えられる食欲不振，胃部不快感，胃もたれなどの運動不全型の上腹部不定愁訴患者235例（六君子湯群118例，低用量（40倍希釈）群117例）による多施設（54施設）共同の二重盲検において，全型症状類型別総合改善度で，六君子湯群59.3％，低用量群40.2％，最終全般改善度でも六君子湯群60.2％，低用量群41.0％で，いずれも有意に高い改善率を示した．すなわち，六君子湯は運動不全型の上腹部愁訴に対して有効かつ安全な漢方製剤と結論された．

【実験薬理】

<胃機能改善作用>

・食物が咀嚼されて咽頭・食道を通過するときの刺激により起こる胃底部の弛緩を受容性弛緩といい，食物が胃底部内に入るとその圧刺激によりさらに引き起こされる胃底部の弛緩を適応性弛緩という．六君子湯は一酸化窒素合成酵素阻害剤を経口投与することにより低下した胃排出能を顕著に回復させ，含有成分のヘスペリジン，アルギニンが同様な作用を示した．

また，六君子湯はより低い胃内圧で胃適応性弛緩を発現させ，許容量を増大させた．
<消化管機能調節作用>
・エタノールによる胃粘膜障害を抑制し，その作用はプロスタグランジンを介したものではなく，部分的には一酸化窒素を介したものであることが示唆された．
・ストレス下に上昇する副腎皮質刺激ホルモン（ACTH）および糖質コルチコイド濃度を減少させる作用を有し，視床下部／下垂体／副腎系と自律神経系に対して作用を及ぼすことにより，消化機能の低下を防いでいる可能性が考えられている．

芍薬甘草湯
【臨床研究】
　肝硬変症と診断され筋痙攣症状を有する患者101例を対象とした多施設（23施設）共同の二重盲検で，筋痙攣回数改善度の比較では，「改善」以上の改善率が67.3％であり，プラセボ群の37.5％に比べて有意に優れていた．また，痙攣持続時間や痛みの程度などを加味した最終全般改善度でも改善率は69.2％であり，プラセボ群の28.6％と比べて有意に優れていた．有用度は「有用」以上の有用率が63.3％で，プラセボ群の34.1％と比べて有意に優れていた．こうして筋痙攣の治療薬として有効性および安全性に優れた臨床的に有用な漢方製剤であることが認められた．
【実験薬理】
<鎮痛作用>
・痛覚刺激伝達が亢進している糖尿病マウスで痛覚閾値を上げることにより鎮痛効果を示し，その作用はβ_2-アドレナリン受容体を介した作用であり，セロトニン受容体は関与していないとされている．
・乳がん，卵巣がん，肺がんの治療に使用されているパクリタキセルはしばしば中程度〜激しい筋肉痛を引き起こすことがある．芍薬甘草湯はパクリタキセルで引き起こされる痛覚過敏を著しく抑制した．芍薬あるいは甘草単独では，抑制傾向は見られたが，芍薬甘草湯のような著しい効果は見られなかった．
<抗痙攣作用>
・電気刺激あるいは神経節刺激薬により誘導される神経性の回腸収縮を抑制する．また，アセチルコリンによって引き起こされる回腸の収縮も抑制する．アセチルコリン作用の阻害はムスカリン受容体へのアセチルコリンの結合の阻害が関与していると考えられている．
<ホルモン調節作用>
・卵巣に直接作用し，アロマターゼを活性化しテストステロンのエストロゲンへの変化を促進することにより，血中のテストステロン濃度を減少させる．よって，多嚢胞性卵巣を有する患者の妊娠を成立させるために有用な薬物である．

桂枝加芍薬湯
【臨床研究】
　過敏性腸症候群患者286例について，桂枝加芍薬湯エキスまたはプラセボ（実薬の1/20の濃度）を投与して二重盲検で評価した．最終全般改善度，有用性については両群で有意な差はみら

れなかったが，腹痛改善度の病型別層別解析では，下痢型においてプラセボと比べ有意に優れていた．

【実験薬理】

＜消化管機能改善作用＞

・糖尿病ラットの胃腸管平滑筋は，ホスファチジルイノシトールの代謝回転に関与しているジアシルグリセロール（DG）キナーゼの活性が上昇しており，コリン作動薬カルバコールに対する反応性が抑制されるなどの機能障害を起こしている．桂枝加芍薬湯は糖尿病ラットで見られるDGキナーゼ活性の上昇を抑え，胃腸管の機能障害を防いでいる．

・ピロカルピン，バリウム塩，ヒマシ油で誘導された下痢を著しく抑制し，ネオスチグミンによる小腸輸送の促進を用量依存的に改善した．このように，桂枝加芍薬湯の止瀉作用は過剰に促進された小腸運動を抑制し，その作用には副交感神経によるアセチルコリン遊離の抑制が部分的に関与していると考えられる．

呉茱萸湯

【臨床研究】

「証」を考慮した臨床研究で，慢性頭痛患者91例に呉茱萸湯を4週間服用させ，頭痛の重症度や頻度が改善した患者53例のレスポンダーのみを対象に二重盲検を実施したところ，慢性頭痛患者の頭痛発症頻度を改善し，鎮痛薬の内服回数を減少させた．また，頭痛だけでなく，生理痛や肩凝りにも改善傾向がみられた．

【実験薬理】

＜頭痛改善作用＞

・自律神経系機能の不均衡が慢性頭痛の原因のひとつになっているが，呉茱萸湯はひとつの作用機序として，瞳孔の自律神経支配の左右不均等を是正することにより偏頭痛，慢性頭痛を軽減することが考えられている．

黄連解毒湯

【臨床研究】

選択および除外基準に合致した高血圧症患者204例を対象に，116施設の共同で高血圧随伴症状に対する有効性と安全性に関して二重盲検を行った．結果は血圧降下度および降圧有効率にはプラセボ群との間に有意差はなかったが，のぼせ，顔面紅潮に有意に有効性を認め，興奮，精神不安，睡眠障害などの症状についてはプラセボ群を上回る改善効果を認めた．その他の自他覚症状の総合判定でも有意に改善し，高血圧症随伴症状に対して有効かつ安全である．

【実験薬理】

＜抗潰瘍作用＞

・インドメタシン誘導小腸潰瘍モデルに対して，死亡率，腸障害，出血，血清一酸化窒素濃度を減少させ，この作用は小腸粘膜におけるインドメタシンによるプロスタグランジンE2の産生抑制の回復とIL-10の産生増強によると考えられる．

・エタノール誘導胃潰瘍モデルに対して潰瘍形成を抑制し，この作用については方剤中のSH

化合物による胃粘膜の保護作用が示唆された．また，水浸ストレスによる胃粘膜障害を抑制し，その作用は炎症部位に浸潤してきた好中球のキサンチンオキシダーゼにより産生される活性酸素による脂質過酸化，SH 基の酸化の抑制によると考えられる．

<抗動脈硬化作用>
・粥状動脈硬化症モデルウサギの動脈硬化病変面積を有意に減少させ，また，バルーン内皮擦過内膜肥厚モデルラットの内膜肥厚を有意に抑制した．

<抗アレルギー作用>
・NC/Nga マウスにダニ抗原を反復塗布するアレルギー皮膚炎モデルにおいて耳介浮腫を有意に抑制し，また，ピクリルクロリド誘導マウス遅延型アレルギー反応でも耳介浮腫を有意に抑制した．

<脳機能改善作用>
・ラット虚血再灌流モデルで梗塞部位の面積を有意に減少させ，この作用は構成生薬の黄芩でも見られた．さらに，本モデルの虚血部位でのミエロペルオキシダーゼ活性を著しく阻害した．また，脳虚血モデルマウスの検討で，虚血再灌流による海馬の錐体細胞の酸化ストレスによる細胞死を，Cu/Zn-スーパーオキシドジスムターゼの発現増加によって抑制した．
・脳虚血健忘モデルラットを用いた受動回避反応試験，モーリス水迷路試験において，ラットの学習能の低下を防ぎ，この作用については脳皮質，海馬，線条でのアセチルコリン含量低下の抑制が示唆されている．
・脳梗塞を起こした患者（1 年以内）への内服で，血小板の自発的な活性化（PAC-1，CD62）を減少させ，in vitro での血小板凝集抑制作用が裏付けられた．

<大腸がんに対する作用>
・アゾキシメタンにより誘導される前がん病変である結節数をコントロール群の 59.4 ％にまで減少させた．その作用にはシクロオキシゲナーゼ-2 活性の阻害が関与することが示唆されている．

<潰瘍性大腸炎に対する作用>
・四塩化炭素急性肝障害モデルラットに対して，血清トランスアミナーゼ値の減少，脂質過酸化物の増加，グルタチオンの減少を改善し，肝障害とトリグリセリド（TG）の蓄積を抑制した．

<インスリン抵抗性の改善作用>
・糖尿病モデルラットで体重，空腹時血糖を減少させ，経口負荷グルコース耐性を改善し，グルコーストランスポーター（GLUT）4 の発現を上昇させることによりインスリン抵抗性を改善した．

牛車腎気丸
【臨床研究】
インスリン依存性糖尿病患者で角膜障害の合併症がある 50 例を対象とした二重盲検で，インスリン依存性（1 型）糖尿病患者の角膜の知覚低下，涙液分泌量，角膜表面の傷を著しく改善し，糖尿病の進展に影響を与えず，角膜障害を改善することがわかった．

【実験薬理】
<糖尿病および合併症に対する作用>
- 糖尿病状態における末梢血液循環を改善し，その血管弛緩効果は一酸化窒素の産生増加によりもたらされた．
- ストレプトゾトシン（STZ）糖尿病ラットの血小板はADPによる凝集能が亢進しており，牛車腎気丸を単回投与した糖尿病ラットではADP刺激血小板凝集が有意に低下し，この作用にはブラジキニンB_2受容体あるいはムスカリン受容体を介した一酸化窒素の産生が関与している．
- STZ糖尿病マウスでは痛覚閾値が正常マウスより低下しており，牛車腎気丸は糖尿病マウスにおいてより効果的に痛覚閾値を上げることにより鎮痛効果を示し，構成生薬の加工附子に加え，沢瀉や山薬にも同様な効果が報告された．これらの鎮痛作用にはオピオイドκ受容体を介した作用と一酸化窒素産生の亢進を伴う末梢作用の関与が考えられる．
- STZ糖尿病ラットの坐骨神経の神経伝達速度を有意に改善した．
- II型糖尿病患者のインスリン抵抗性の改善に有効であり，STZ糖尿病ラットへの単回投与により糖の利用率とインスリン抵抗性を改善し，その作用は一酸化窒素を介したものと考えられた．さらに，STZ糖尿病ラットの網膜で著しく増加する脂質過酸化と窒素酸化物を抑制し，細胞内のグルコース代謝を回復させた．

<排尿機能に対する作用>
- 膀胱内の無髄C線維の活性化は頻尿や失禁を引き起こすことが知られており，実験的には酢酸の静注がC線維の活性化による排尿筋の過剰活性化を引き起こす．牛車腎気丸は排尿障害の治療に使われており，その作用機序としてC線維の神経伝達物質であるニューロキニンA，Bやサブスタンス P，さらにバニロイド受容体1とP2X3受容体を減少させ，C線維の活性化を抑制することが考えられた．
- 膀胱の容量と，排尿閾値圧を増加させた．また，オピオイドκ受容体を介して膀胱の自立運動能を低下させた．

八味地黄丸
【臨床研究】

高齢者認知症患者33例を対象に，認知機能と日常生活動作に及ぼす効果を二重盲検で検討したところ，服用8週間後，認知症患者の認知機能検査値は13.5 ± 8.5から16.3 ± 7.7へ，機能的評価値を61.8 ± 34.6から78.9 ± 21.1へ，拍動指数値を2.5 ± 1.7から1.9 ± 0.5へといずれも有意に改善した．プラセボ群では変化を認めなかった．すなわち，八味地黄丸は高齢者認知症患者の認知機能，日常生活動作，内頚動脈の血流を改善することがわかった．

【実験薬理】
<抗痴呆作用>
- 放射状迷路試験でのスコポラミン誘発ラット認知障害に対して改善作用を示し，大脳皮質でのコリンアセチルトランスフェラーゼ活性の上昇およびアセチルコリン含量低下の抑制により，コリン作動性神経系への作用が示唆された．

- シアン化カリウムによる脳虚血モデルマウスに対して生存時間を延長し，同モデルでのフィゾスチグミンによる抗脳虚血作用を増強した．この増強はアトロピンで消失したから，コリン作動性神経系を介した作用であると考えられる．

＜糖尿病および合併症に対する作用＞
- STZ 糖尿病ラットに対して，血糖値および糖化たん白質濃度の低下，尿量減少や腎障害の改善，血清，肝臓や腎臓ミトコンドリアの過酸化物の低下作用を示した．
- KK-A^y 糖尿病マウスに対して，血糖値，中性脂質や血中インスリン濃度を低下させ，インスリン抵抗性を改善した．
- 高脂肪食負荷 WBN/Kob 糖尿病自然発症ラットに対して，腎臓の活性酸素障害，フィブロネクチンや形質転換成長因子（TGF）-$β_1$発現の抑制により，糖尿病性腎障害を防いだ．
- OLETF, II 型糖尿病モデルラットに対して，糖低下，腎萎縮抑制，線維化抑制，さらに，酸化ストレス改善作用を示した．
- 30％ガラクトース負荷白内障モデルラットおよび遺伝性白内障モデルマウスのレンズの混濁化の進行を遅延させ，レンズ内の電解質レベルの異常を正常化させた．
- 正常人への投与は，中心網膜動脈の血流を増加させた．

＜骨粗鬆症に対する作用＞
- 卵巣摘出ラットの骨密度の低下を改善した．
- 老年性骨粗鬆症モデルである SAMP6 老化促進マウスにおける大腿骨の骨密度低下を改善し，SAMP6 で減少する骨芽細胞，破骨細胞と増加するマスト細胞を正常レベル近くまで回復させた．
- アデニン投与による腎障害と骨密度低下に対して，骨の代謝回転を活性化して骨密度を増加させた．

＜加齢に対する作用＞
- 加齢ラットに投与することにより自発運動量の増加が観察された．
- SAMP1 老化促進マウスの尿中たん白質や血中の抗核抗体価を低下させた．

＜免疫系に対する作用＞
- 全身性エリテマトーデス様症状を呈する MRL/lpr マウスの尿たん白量，抗 DNA 抗体価，リンパ節腫大を改善し，免疫複合体の腎への沈着を抑制した．
- 腸管パイエル板 B リンパ球の抗原特異的 IgA 抗体の産生増強作用を示した．

＜高血圧症に対する作用＞
　Dahl 食塩感受性高血圧モデルラットに対して，食塩負荷による心臓容積の低下，動脈壁の肥厚や収縮期血圧の上昇，ならびに腎臓の動脈損傷や糸球体硬化を改善した．

防風通聖散
【臨床研究】
　耐糖能異常を有する肥満女性患者（BMI 平均 36.5kg/m^2）81 例を対象に運動療法との併用の有効性を二重盲検で検討した結果，耐糖能異常のある肥満者の治療に有用であることが示され，さらに食事・運動療法との併用で効果はより強力となった．

【実験薬理】
<糖尿病に対する作用>
- MSG肥満マウスの研究から，褐色脂肪組織のミトコンドリアの熱産生を活性化し，体重減少を引き起こした．麻黄に含まれるエフェドリンによる交感神経活性化と連翹，荊芥，甘草によるホスホジエステラーゼの阻害作用関与の可能性が示された．
- TSOD糖尿病モデルマウスにおいて，体重増加，内臓脂肪の増加を有意に抑制し，血中のグルコース，トリグリセリド（TG），インスリン，腫瘍壊死因子（TNF）-α濃度を下げ，さらに，インスリン抵抗性の改善，血圧上昇の抑制，腎障害の抑制作用を示し，肥満，各種の代謝疾患の抑制に有効と考えられている．

<脂質代謝，動脈硬化に対する作用>
- フルクトース負荷ラットに対して高トリグリセリド血症および体脂肪蓄積を改善し，その作用機序として肝臓でのTG合成の抑制，脂肪細胞でのTG分解の促進，および褐色脂肪組織での熱産生の亢進が明らかにされている
- 胆汁排泄促進剤コレスチミドと防風通聖散の併用は，高脂肪食負荷マウスの血漿脂質，肝重量，肝脂質量を著しく下げた．
- バルーン内皮擦過内膜肥厚モデルラットにおいて，内膜肥厚を抑制し，この作用には血清コレステロール，低比重リポたん白（LDL）コレステロールの低下作用，血管平滑筋細胞の遊走抑制作用の関与が明らかにされている．

半夏厚朴湯

【臨床研究】

　誤嚥性肺炎を経験した脳萎縮，ラクーナ梗塞を有する高齢者（平均年齢78歳）16例を対象に，咳反射改善に対する有効性を二重盲検で評価した．アンジオテンシン変換酵素阻害剤（ACE-I）が不顕性誤嚥を改善し，カプサイシンが咳反射を改善することが報告されているが，半夏厚朴湯には誤嚥性肺炎を引き起こす高齢者における咳反射を改善する作用があるとわかった．

【実験薬理】
<抗不安作用>
- 高架式十字迷路試験で抗不安作用を示し，構成生薬厚朴のホオノキオールが成分として重要な働きをしているとわかった．
- 視床下部におけるセロトニン，ノルアドレナリン，ドーパミン濃度を上昇させた．この作用は，これら神経伝達物質の代謝回転を遅らせた結果であり，ある種の精神障害あるいは嚥下障害などの臨床上の有効性との関係が考えられる．
- 反復採血によるストレス下で上昇するACTHおよび糖質コルチコイド濃度を抑制する作用があり，ストレス関連疾患の治療に有用と推察された．

<嚥下に対する作用>
- パーキンソン病では嚥下障害がよく見られる．嚥下反射に及ぼす効果をパーキンソン病患者で調べたところ，嚥下反射は著しく改善され，唾液中のサブスタンスP（嚥下反射と咳反射

の調整をしている）量も増加し，嚥下障害に有効と考えられた．
- 誤嚥肺炎患者では際だった嚥下反射抑制が見られる．そこで，過去に誤嚥肺炎の既往歴のある人に対する効果を検討したところ，半夏厚朴湯は唾液中のサブスタンスP量を増加させ，嚥下反射能を改善した．

補中益気湯

【臨床研究】

　気虚を有するアトピー性皮膚炎患者77例を対象に，補中益気湯のアトピー性皮膚炎に対する効果を二重盲検で評価したところ，皮疹評価点数で改善傾向はみられたが，プラセボ群との有意差は認められなかった．しかし，アトピー性皮膚炎患者のステロイドおよびタクロリムス水和物外用量を減少させ，アトピー性皮膚炎に対する補助療法として有効とわかった．

　二重盲検ではないが，60歳以上90歳未満の虚弱高齢者の中で補中益気湯の反応者のみ（15例）を対象とした制限された臨床試験で，かつN of 1ランダム化比較試験で虚弱な高齢者に対する有効性を評価した．その結果，虚弱高齢者のQOLを改善し，免疫の状態を活性化させることがわかった．

【実験薬理】

＜アレルギーに対する作用＞
- ハプテン反復塗布による接触性皮膚炎モデルマウスで，血中抗原特異的IgE抗体価や総IgE抗体価，IL-4レベルを低下させることが明らかになった．
- 抗ジニトロクロロベンゼン-IgEを投与したマウスへのジニトロクロロベンゼンの単回塗布により起こされる三相性受動皮膚アナフィラキシー反応に対し，早期および遅発期反応を抑制した．
- NC/Nga自然発症アトピー性皮膚炎様モデルマウスの血中総IgE抗体価を低下させ，皮膚炎の発症率や重症度を抑制した．
- OVA誘導気道炎症モデルに対して，気道への好酸球の浸潤抑制や気道でのTh2サイトカイン産生抑制，血中OVA特異的IgE抗体価の低下，さらに，脾T細胞のIL-4産生の抑制とIFN-γ産生の増強作用が報告されている．
- 未熟な4週齢マウスに対して，パイエル板中のCD4陽性T細胞数を増加させることにより，OVAによる経口免疫寛容誘導を増強した．

＜免疫系に対する作用＞
- 加齢マウスで低下したT細胞やNK細胞数およびT細胞依存性の抗原に対する特異的抗体産生能を改善した．
- 抗がん剤のシクロホスファミドの投与による血中の白血球の減少，好中球・単球の活性酸素産生や貪食能の低下を改善した．
- 骨髄幹細胞数を増加させ，脾臓，骨髄や肝臓でのIL-3，顆粒球マクロファージコロニー刺激因子（GM-CSF）およびIFN-γ産生細胞数を増加させた．

＜感染防御作用＞
- 宿主の免疫能を賦活化することにより細菌，ウイルス，および，真菌に対して抗感染症作用

を示した.
- インフルエンザウイルスの下気道感染モデルマウスの生存率を上昇させ，その作用には感染初期での肺における IFN-γ の産生増強作用の関与が示唆された．

＜がんに対する作用＞
- 正常マウスのがん移植部位の所属リンパ節におけるがん特異的細胞傷害性 T リンパ球活性，および拘束ストレス条件下で胆がんマウスの低下したがん細胞特異的細胞傷害 T リンパ球活性を改善した．
- 大腸がん細胞の肝転移モデルにおいて転移抑制作用を示し，NK 細胞の活性化が関与することが示された．

＜自己免疫疾患＞
- ブタ血清誘発肝炎モデルに対して，肝ヒドロキシプロリン含量や，$TGF-\beta_1$，IL-13 産生を抑制した．
- II 型コラーゲン誘発関節炎モデルマウスに対して，関節炎の重症度の改善，脾臓での抗 II 型コラーゲン抗体，IL-6 や TNF-α の産生抑制が観察された．

＜向精神性作用＞
- ラット強制水泳試験において，無動時間の短縮，自発運動能の増加，抗うつ様作用が示唆された．
- セロトニン作動性神経に作用する抗うつ薬と同様に，ラット脳のセロトニン 2C サブタイプ受容体の m RNA 発現を有意に増加させた．
- コバルトフォーカスてんかんモデルでの海馬 CA1 領域の神経細胞の変性・脱落を抑制し，抗不安作用を有することが明らかになった．

＜生殖機能に対する作用＞
- マウスへのアドリアマイシンの投与による無精子性の精細管数の増加を抑制し，正常の精子形成細胞を有する精細管数を増加させた．
- 高温多湿条件での飼育による精巣重量の減少および精細管の萎縮を改善した．

＜骨代謝に対する作用＞
- 卵巣摘出ラットに対して，低下した大腿骨密度を改善した．
- ゴナドトロピン放出ホルモンアゴニストの反復投与により誘発される大腿骨密度の低下を改善し，血中エストラジオール濃度を上昇させることにより，骨粗鬆症に対する治療作用を有することが示唆されている．

11-2 その他の重要漢方薬の試験結果

　次に，解析の精度はやや下がるが，ランダム化比較試験，準ランダム化比較試験，クロスオーバー試験で有効性が見出された漢方薬の効能について列挙する．

桂枝茯苓丸
【臨床研究】
- 更年期障害でホットフラッシュ（顔ののぼせ，ほてり）に冷えを伴う患者において，特に下肢の冷えに関して有効であり，ホットフラッシュの改善効果はホルモン補充療法より高い．またホルモン補充療法は冷えを改善しない．更年期障害への桂枝茯苓丸の非随証療法は，約6割に有効と判明した．
- 子宮筋腫および子宮腺筋症に対する性腺刺激ホルモン放出ホルモン（GnRH）療法は広く臨床応用されているが，GnRH+桂枝茯苓丸療法は4か月の時点での短期成績では腫瘍サイズの縮小化に有効と判明した．

柴朴湯
【臨床研究】
- 柴朴湯吸入は呼吸機能を改善し，患者のQOLを改善した．
- 柴朴湯はアトピー性喘息患者に対する症状改善の効果があり，肺機能検査でFEV 1.0（1秒量），FVC（Flow Volume曲線）に対する効果はなかったが，好酸球性炎症の減少効果を伴っていた．
- 気管支喘息の治療過程での吸入ベクロメタゾン減量時の柴朴湯吸入療法は有効と示唆された．
- 柴朴湯はクロチアゼパムに比較し不安症状のある気管支喘息患者の喘息症状を有意に改善した．
- 柴朴湯を先行して投与しておくことで，ジアゼパムをはじめから投与した場合に比較し，同程度以上の抗不安・抗うつ作用が認められた．
- 柴朴湯の3か月投与は舌痛症に有効であった．

十全大補湯
【臨床研究】
- 胃がん術後の補助化学療法において，5-FU（フルオロウラシル）経口剤投与時，Stage ⅢおよびStage Ⅳの症例に対しては，十全大補湯の併用が有効であった．
- 肝硬変に対して肝細胞がん発生を抑制することが示唆された．
- 担がん患者の術前自己血貯血に際して，鉄剤とEPO（エリスロポエチン，赤血球産生促進ホルモン）に十全大補湯の服用を併用すると，さらに臨床的に高い効果が得られた．
- 乳汁分泌不足感に対して有効であった．

大建中湯
【臨床研究】
- 腹部手術後患者154例のうち，術後イレウス（一定期間の消化管蠕動停止）を発症した24例に対してランダム化比較試験を行い，大建中湯は腹部手術後のイレウスに対して副作用のない，経済的で非侵襲的な治療薬であると結論された．術後イレウスに対する治療法が確立

していない現状では，臨床的に意義が大きいと考えられる．
- 非破裂性腹部大動脈瘤術後の腸管蠕動低下を改善した．
- 大腸内視鏡検査前処置法としてポリエチレングリコール（PG）液と併用すると，PG 液のみによる前処置法に比べ，腹痛，嘔気，排便頻度などの不快な症状をおさえて挿入を容易にすることがわかった．

当帰芍薬散
【臨床研究】
- 低色素性貧血を有する子宮筋腫女性に対する有効性と安全性を評価したところ，臨床症状のうち冷え，蒼白，スプーン状爪，めまいは有意に改善され（$p<0.05$），特に冷えは経口鉄群に比べ有意に高い改善率を示した．子宮筋腫を有する女性の軽〜中等度の貧血に対する 3 か月の投与は，経口鉄剤投与にくらべて臨床症状の改善に効果があり安全であると結論された．
- 更年期障害と診断された閉経後女性 67 例を対象として，更年期障害の愁訴に対する当帰芍薬散，桂枝茯苓丸，加味逍遙散，および十全大補湯の効果についての臨床的評価を行ったところ，これらの非随証療法は約 6 割に有効であった．

麦門冬湯
【臨床研究】
- かぜ症候群後咳嗽に対する麦門冬湯の有効性と安全性の評価で非喫煙者のかぜ症候群後咳嗽に対して有効であり，その効果の発現は早期であった．
- 65 歳以上でかぜ症候群後 3 週間以上持続する激しい乾性咳嗽患者 2,069 例を対象に効果を調べたところ，鎮咳効果のみでなく，さまざまな高齢者の抱える諸症状に効果が認められた．
- 原発性シェーグレン症候群の自覚症状・唾液分泌低下に有効かつ安全であり，さらに，シェーグレン症候群の乾燥症状に有効かつ安全であり，ブロムヘキシン塩酸塩より優れていた．

麻黄附子細辛湯
【臨床研究】
- インフルエンザ合併症の肺炎などの感染症で死亡する可能性が高い高齢者に対して，インフルエンザワクチン接種に及ぼす麻黄附子細辛湯の有効性と安全性を評価したところ，インフルエンザワクチンによる H3N2 抗体価の上昇を促進し特異的免疫を増強させ，予防効果の重要性が示唆された．
- 花粉症に対し小青竜湯と同様に有効であることが示唆された．小青竜湯より虚証向きであり，高齢者や虚弱体質者にまで適応できる薬剤として有用とみられる．

麻黄湯
【臨床研究】

- 体温 38℃以上のインフルエンザ様症状をもつ1～13歳の患者60例を対象に，インフルエンザに対するオセルタミビルと麻黄湯併用の解熱までの時間を二重盲検で評価したところ，小児インフルエンザ患者の発熱時間に対して麻黄湯の効果が認められた．
- インフルエンザに対し，オセルタミビルと麻黄湯併用群が西洋薬併用群に比べ有熱期間が短く，患者の活動性が維持される傾向が見られた．

人参養栄湯
【臨床研究】
- インターフェロンα-2bとリバビリン投与後の慢性C型肝炎の患者18例について，リバビリン誘導性の貧血に対し人参養栄湯が有効かつ安全とわかった．

牛車腎気丸
【臨床研究】
- 腰椎由来の腰下肢痛に対して有意な自覚症状（安静時腰痛，体動時腰痛，下肢のしびれ感）の改善を示し，その効果はベンフォチアミンより優れていた．
- 牛車腎気丸は適応症としては慢性腎炎，ネフローゼ症候群，腰痛，下半身の浮腫，乏尿などに用いるが，さらに，術後合併症の二次性の上肢リンパ浮腫群，下肢リンパ浮腫群ともに，非投与群と比べて浮腫を有意に減退させた．
- 腰部脊柱管狭窄症に伴う慢性腰痛，下肢の感覚異常症に対して牛車腎気丸，修治附子末の効果は一般の西洋薬の治療効果と同等である．
- 牛車腎気丸は肝硬変症に随伴する有痛性こむら返りに有効かつ安全で，その効果は芍薬甘草湯より優れている．

半夏瀉心湯
【臨床研究】
- 進行非小細胞肺がんのシスプラチン（CDDP），イリノテカン塩酸塩（CPT-11）併用療法でのCPT-11に伴う下痢に対して，安全で，予防および軽減の効があると判断された．

五苓散
【臨床研究】
- 糖尿病患者における起立性低血圧症において，自覚症状および起立試験での血圧低下の改善を示した．
- 五苓散の坐薬は，補中益気湯の坐薬より小児の嘔吐と吐き気に有効であった．

神秘湯
【臨床研究】
- アスピリン喘息予防では，神秘湯吸入療法はクロモグリセート吸入より有効であった．
- アスピリン喘息患者の気管支喘息症状改善に対する神秘湯吸入療法は，ロイコトリエン産生

を抑制し，アスピリン喘息発作を予防し，慢性疼痛を抑制しQOLを改善した．

温経湯
【臨床研究】
- 黄体形成ホルモン（LH）症状改善効果の客観的評価で，温経湯は排卵障害のある患者に対して，LHを正常化して排卵障害を改善し，またNon-PCOS（PCOS=多嚢胞性卵巣症候群）の患者については17β-エストラジオールのホルモンレベルを上昇させ排卵障害の改善に有効であるとわかった．さらに，黄体機能不全の改善作用も確認された．
- ホルモン補充療法で十分な効果が得られない抑うつ症状を伴う更年期症候群に対して，その補助療法として有効であり，その効果は当帰芍薬散より優れていた．またホルモン補充療法との併用療法は，ホルモン補充療法に抵抗性のうつに有効であることがわかった．

芎帰膠艾湯
【臨床研究】
- 子宮出血を伴う切迫流産症例の止血までの期間を短縮し，止血剤トラネキサム酸，カルバゾクロム・ビタミンK合剤に比較して機能性子宮出血の止血に有効であった．

芎帰調血飲
【臨床研究】
- 芎帰調血飲のマタニティーブルーに対する有効性を検討したところ，産後の気分安定化に役立つことが示された．
- 産褥管理においてメチルエルゴメトリンマレイン酸塩の代替薬になりうると判断された．
- 産褥期における精神身体異常に対する有効性と安全性の評価で，エルゴメトリンと比べて産褥期の精神身体異常の一部に対して有効であった．
- 産褥期女性の健康回復，生理的機能のいくつかにおいて芎帰調血飲の服用はメチルエルゴメトリンの服用に比べて臨床的に有益性が認められ，「産後の肥立ち薬」としての使用意義が確認された．

九味檳榔湯
【臨床研究】
- 高齢透析患者の慢性便秘に対して，九味檳榔湯は排便回数及び併用下剤使用量ともにマグネシウム薬より有効であり，その投与群はマグネシウム薬投与群よりも副作用が少なかった．

桂麻各半湯
【臨床研究】
- 春期花粉症に対し小青竜湯と同等の有効性を示した．

抑肝散
【臨床研究】

- アルツハイマー病，脳血管障害，レヴィー小体病による認知症患者52例を対象とするランダム化比較試験で認知症患者の行動障害と日常生活動作の改善に有効であった．

補中益気湯
【臨床研究】
- メチシリン耐性黄色ブドウ球菌（MRSA）感染予防の可能性が示唆された．また，外傷患者への投与でMRSAの保菌，感染症の抑制傾向がみられた．
- 急性期の帯状疱疹患者57例を対象に帯状疱疹後神経痛（PHN）に対する補中益気湯の予防効果を検討したところ，12週間内服は24週後のPHNを有意に抑制した．
- 肺がん患者の予後改善に対するクラリスロマイシンとの併用療法では化学療法や放射線療法の有効性維持に有効と思われた．

11-3 副作用

　漢方薬は西洋薬に比べ安全で副作用が少ないと一般に考えられている．漢方薬は天然資源を原料とした生薬を使用しており，それらの中には有毒成分を含む生薬があっても漢方薬の長い使用の歴史の中で淘汰され，現在は著しい毒性のものは非常に少なくなっている．また，漢方薬は本来，患者一人ひとりの証に併せて処方されるので，有害事象が出る頻度は低いと考えられる．逆に，有害事象が現れた時は，証が合ってない人に不適切な漢方薬を処方する**誤治**として理解され，その時点で漢方薬を変更するのが漢方薬治療の理論であり，激しい有害事象（副作用）の発生頻度を下げていると考えられる．また，**瞑眩**（めんげん）という，漢方薬服用後一過性の症状悪化あるいは予期しない症状発現のあと，急速に改善または治癒に向かうことがあり，医者は漢方薬服用後の患者の様子を慎重に観察することによって，副作用が現れても適切に対応でき，患者の不利益が少ないと考えられる．

　ただし，誤治により明らかに患者に不適切な漢方薬が処方された場合は有害事象（副作用）が現れる．また，患者の体質や健康状態により，生薬成分や漢方薬に対してアレルギーおよび過敏症反応を起こし，有害事象が現れることがある．さらに，漢方薬を構成する生薬の成分は，生命維持に関与する生体内の遺伝子，たん白質（酵素，受容体），脂質，糖を標的として作用を及ぼしたり，それらの産生原料となることにより生体の恒常性維持機構を調節しており，漢方薬の過量投与，服用方法の誤りは生体の恒常性維持機構の破綻を来たす可能性がある．

　そこで，漢方処方を構成する生薬について，適応をふまえた上での注意事項と，個々の生薬によるアレルギー等の副作用について述べる．さらに，個々の漢方薬について報告されている主な副作用について記す．

11-3-1 ◆ 生薬の使用上の注意

麻黄：主成分としてエフェドリンには交感神経刺激作用，中枢興奮作用があるので，狭心症，心筋梗塞の既往歴のある人は原則として禁忌．高血圧，高齢者，胃腸の弱いものは注意して使用する．その他，不眠，動悸，興奮，排尿障害，発疹などに注意する．

［慎重投与］
① 病後の衰弱期：著しく体力の衰えている人は副作用が現れやすく，重症化しやすいおそれがある．
② 著しく胃腸の虚弱な人：プロスタグランジンを介する胃粘膜への作用により食欲不振や急性胃粘膜病変による腹痛を引き起こす可能性がある．
③ 食欲不振，悪心，嘔吐のある人，またはその既往歴のある人．
④ 発汗傾向の著しい人：発汗過多，全身脱力感等が現れるおそれがある．
⑤ 狭心症，心筋梗塞等の循環器系の障害のある人，またはその既往歴のある人．
⑥ 重症高血圧症の患者．
⑦ 高度の腎障害のある人．
⑧ 排尿障害のある人．
⑨ 甲状腺機能亢進症の患者．

［併用注意］
① マオウ含有製剤，② エフェドリン類含有製剤，③ MAO阻害剤，④ 甲状腺製剤，⑤ カテコールアミン製剤，⑥ キサンチン系製剤，は交感神経刺激作用が増強されることが考えられ，不眠，発汗過多，頻脈，動悸，全身脱力感，精神興奮等が現れやすくなるので，慎重に投与する．

［副作用］
① 自律神経系：不眠，発汗過多，頻脈，動悸，全身脱力感，精神興奮など．
② 消化器系：食欲不振，胃部不快感，悪心，嘔吐など．
③ 泌尿器系：排尿障害など．

甘草：主成分であるグリチルリチン酸の加水分解物であるグリチルレチン酸は低濃度で尿細管上皮細胞の11β-hydroxysteroid dehydrogenaseを阻害し，その結果，血圧上昇，低カリウム血症，浮腫，のぼせ，めまい感などの偽アルドステロン症を引き起こす．甘草を含む処方は極めて多いので，エキス製剤を併用する場合，重複による過量投与に充分注意する必要がある．

A. 1日最大配合量がグリチルリチン酸100 mg以上または甘草2.5 g以上の製剤．

［使用禁忌］
① アルドステロン症の患者
② ミオパシーのある患者
③ 低カリウム血症のある患者

［併用注意］

① 甘草含有製剤，② グリチルリチン酸およびその塩類を含有する製剤，③ ループ系利尿剤，④ チアジド系利尿剤，はカリウム排泄促進作用があり，血清カリウム濃度の低下が促進されることが考えられ，偽アルドステロン症が現れやすくなったり，低カリウム血症の結果ミオパシーが現れやすくなる．

［副作用］

① 電解質代謝：低カリウム血症，血圧上昇，Na・体液の貯留，浮腫，体重増加などの偽アルドステロン症が現れることがあり，異常が認められた場合は投与を中止する．

② 神経・筋肉：低カリウム血症の結果としてミオパシーが現れることがあり，脱力感，四肢痙攣，麻痺等の異常が認められた場合は投与を中止する．

B. 1日最大配合量がグリチルリチン酸 40 mg 以上 100 mg 未満または甘草 1 g 以上 2.5 g 未満の製剤．

［使用上の注意］

電解質代謝：長期連用により低カリウム血症，血圧上昇，Na・体液の貯留，浮腫，体重増加等の偽アルドステロン症が現れることがあり，観察を十分に行い，異常が認められた場合には投与を中止する．また，低カリウム血症の結果としてミオパシーが現れるおそれがある．

大黄：緩下薬であり，主成分であるセンノシドがプロドラッグとして腸内細菌により分解され，生成したレインアントロンが大腸の蠕動を促進して瀉下作用を示す．

［慎重投与］

① 下痢，軟便のある人：症状が悪化するおそれがある．

② 著しく胃腸の虚弱な人：食欲不振，腹痛，下痢等が現れるおそれがある．

③ 著しく体力の衰えている人：副作用が現れやすくなり，その症状が増強されるおそれがある．

④ 妊婦または妊娠している可能性のある婦人には投与しないことが望ましい：子宮収縮作用および骨盤内臓器の充血作用により流早産の危険性がある．

⑤ 授乳中の婦人には慎重に投与すること：アントラキノン誘導体が母乳中に移行し，乳児に下痢を起こすことがある．

［副作用］

① 消化器：食欲不振，腹痛，下痢等が現れることがある．

附子：強力な新陳代謝賦活薬で，アコニチン系アルカロイドは神経毒作用があり，ハイゲナミンは交感神経β受容体興奮作用をもち，強心作用がある．生の附子は生薬の中でも用いるにあたって最も注意しなければならない．

［慎重投与］

① 体力の充実している人：副作用が現れやすく，その症状が増強されるおそれがある．

② 暑がりで，のぼせが強く，赤ら顔の人：心悸亢進，のぼせ，舌のしびれ，悪心等が現れる

おそれがある．
  ③ 妊婦または妊娠している可能性のある婦人には副作用が現れやすくなるので投与しないことが望ましい．
［副作用］
  ① 心悸亢進，のぼせ，舌のしびれ，悪心等が現れることがある．

地黄：地黄の副作用の胃腸障害は，胃排出能の低下と主成分カタルポールの弱い瀉下作用による．
［慎重投与］
  ① 著しく胃腸の虚弱な人：食欲不振，胃部不快感，悪心，嘔吐，下痢等が現れるおそれがある．
  ② 食欲不振，悪心，嘔吐のある人：これらの症状が悪化するおそれがある．
［副作用］
  ① 消化器症状：食欲不振，胃部不快感，悪心，嘔吐，下痢等が現れることがある．

人参
［慎重投与］
  頑健型タイプの人は，頭痛，のぼせ，鼻出血，血圧上昇，中枢興奮作用など発現の可能性がある．
［副作用］
  発疹，蕁麻疹などの過敏症状．

桂皮
［副作用］
  発疹，発赤，かゆみ等のアレルギー性皮膚炎．

胡麻油
［副作用］
  皮膚又は局所に発疹，かゆみ等のアレルギー症状．

桃仁，紅花，牡丹皮，牛膝などの駆瘀血薬
［副作用］
  流早産の可能性がある．

表11-1に，1998年～2007年の間に報告された漢方薬の副作用（症状）をまとめた．

11.3 副作用

表 11-1

処方名	1998 年〜 2007 年に報告された副作用の種類と件数
安中散	血圧上昇
茵蔯蒿湯	間質性肺疾患
温経湯	紅斑，かゆみ，発疹
温清飲	肝障害，肝機能異常 4，間質性肺疾患，薬疹，浮腫，発熱，湿疹 2
越婢加朮湯	間質性肺疾患，肝機能異常，排尿困難
黄芩湯	増殖性糸球体腎炎，血尿
黄連解毒湯	肝機能異常 8，間質性肺疾患 4，発熱，肝障害 5，肺障害，薬疹，黄疸，下痢 2
乙字湯	嘔吐，発熱，肝機能異常 14，肝障害，痙攣，間質性疾患 12，剥脱性皮膚炎，皮膚乾燥，肝炎 3，肺炎 2，低カリウム血症 2，心房細動，黄疸，発疹 3，異常便，浮腫，末梢性浮腫，肺炎，血圧上昇，呼吸困難，好酸球性肺炎，顔面浮腫
葛根湯	肝機能異常 8，肝障害 4，多形紅斑，浮腫，急性肝炎 2，黄疸，横紋筋融解，腎障害，膿疱性乾癬，高血圧，中毒性皮疹，スティーブンス・ジョンソン症候群，下痢，レッチング，無力症，疼痛，発熱，薬疹
葛根湯加川芎辛夷	麻痺，脳血管収縮，右脚ブロック，くも膜下出血，蕁麻疹
加味帰脾湯	間質性肺疾患，血小板減少症
加味逍遙散	偽アルドステロン症 2，肝機能異常 3，低カリウム血症 2，ミオパシー 2，間質性肺疾患，自己免疫性肝炎，紅斑 3，心室性期外収縮，心室性頻脈，偽アルドステロン症，心電図 QT 延長，湿疹 2，肝障害，熱感，血圧上昇，多汗症
芎帰調血飲	全身性浮腫，発熱，発疹
三物黄芩湯	肝障害 5，間質性肺疾患 4，アレルギー性胞隔炎，肝機能異常，肺障害，便秘
小青竜湯	血圧低下，腸炎，アナフィラキシーショック，横紋筋融解，好酸球性肺炎，間質性肺疾患 3，肝障害 2，低カリウム血症，卵巣過剰刺激症候群，急性好酸球性肺炎，薬疹，動悸，悪心，疲労，肝機能異常，無感情，出血性膀胱炎，呼吸窮迫，発疹
甘草湯	間質性肺疾患，紅斑
桔梗石膏	間質性肺疾患，肝機能異常，薬疹
荊芥連翹湯	急性肝炎，肝機能異常 6，肝障害 3，胃腸炎，黄疸
桂枝加芍薬大黄湯	低カリウム血症，呼吸不全
桂枝加芍薬湯	間質性肺疾患，肝機能異常，薬疹
桂枝湯	血小板減少症，間質性肺疾患
桂枝加苓朮附湯	不整脈，低カリウム血症，筋力低下，偽アルドステロン症，間質性肺疾患，腎血管炎，胸水，汎血球減少症
桂枝茯苓丸	アナフィラキシーショック，間質性肺疾患 3，肝機能異常 2，肝障害，湿疹
桂芍知母湯	倦怠感，肝機能異常
五虎湯	動悸，洞性頻脈，頻脈
牛車腎気丸	肝障害 2，間質性肺疾患，肝機能異常，肝細胞損傷，口唇炎，血圧上昇，低クロル血症，低ナトリウム血症，顔面浮腫，紫斑
呉茱萸湯	肝炎，皮膚乾燥，かゆみ
五淋散	間質性肺疾患，肺炎
五苓散	肝機能異常，尿閉，肝機能異常
三黄瀉心湯	間質性肺疾患
柴胡加竜骨牡蛎湯	肝機能異常 5，肝障害 5，間質性肺疾患 7，黄疸，胆汁うっ滞性黄疸，貧血，疲労，頭痛，かゆみ，発疹 2

柴胡桂枝乾姜湯	肝障害3，間質性肺疾患5，肝機能異常2，肝障害2，肺炎2，悪心，胃不快感，黄疸，着色尿，咽頭浮腫，かゆみ
柴胡桂枝湯	肝機能異常3，間質性肺疾患6，スティーブンス・ジョンソン症候群，低カリウム血症，横紋筋融解，四肢麻痺，呼吸障害，急性好酸球性肺炎，肝障害，膀胱炎，膀胱尿管逆流，播種性血管内凝固，心房細動，徐脈，倦怠感，食欲不振，頻尿
柴胡清肝湯	膀胱炎
柴朴湯	肝機能異常6，間質性肺疾患4，肝機能障害4，肝障害5，肺炎，急性肝炎，倦怠感，食欲不振
柴苓湯	肝機能異常16，黄疸2，劇症肝炎，肝障害11，肺炎，間質性肺疾患21，低カリウム血症3，口の感覚異常，構語障害，無顆粒球症，肝炎，アスパラギン酸アミノトランスフェラーゼ増加，心電図異常，総たん白質減少，筋力低下，痙攣，意識レベルの低下，注意力障害，錐体外路障害，不眠症，発声障害
芍薬甘草湯	心房細動，心不全4，心室性期外収縮，心室細動4，心室性頻脈，偽アルドステロン症24，無力症3，浮腫2，肝障害2，血圧低下，血圧上昇2，体重増加2，低カリウム血症32，横紋筋融解13，筋力低下，ミオパシー6，四肢麻痺2，無顆粒球症，左脚ブロック，末梢性浮腫，血中コルチゾール増加，血中クレアチンホスホキナーゼ増加，血中ブドウ糖増加，高クレアチン血症，腎尿崩症，薬疹，全身皮疹，腎機能障害，間質性肺疾患2，動悸，感覚減退，筋緊張低下，傾眠，振戦，顔面浮腫，顔面腫脹，瘢痕痛
十全大補湯	洞不全症候群，血中カリウム減少，白血球数減少，ミオパシー，間質性肺疾患，薬疹，肝機能異常，低カリウム血症
十味敗毒湯	皮膚炎
潤腸湯	間質性肺疾患，肝炎，肝機能異常，腹痛，嘔吐
小建中湯	膀胱炎，遺尿，汎血球減少症，肝不全，膀胱炎，膀胱尿管逆流
小柴胡湯	アレルギー性膀胱炎，好酸球性肺炎，間質性肺疾患40，心不全，黄疸，肝障害3，肺炎，低カリウム血症2，肺炎2，肝機能異常3，急性肺炎，急性好酸球性肺炎，中毒性皮疹，白血球減少症，血小板減少症，倦怠感，発熱2，膀胱炎，胸部X線異常，体重増加，横紋筋融解2，頭痛，咳嗽2，呼吸困難，低酸素症2，呼吸窮迫，呼吸不全，薬疹，蕁麻疹2
小柴胡湯加桔梗石膏	肝障害，アナフィラキシーショック，肝障害，間質性肺疾患，肝炎
消風散	好酸球増加症，発疹，急性全身性発疹性膿疱症
辛夷清肺湯	急性肝炎，肝障害2，肺炎，間質性肺疾患3，大腸炎，肝機能異常2，急性呼吸窮迫症候群，肝機能検査値異常，着色尿，かゆみ2，蕁麻疹
参蘇飲	下痢
真武湯	間質性肺疾患，突発性器質化肺炎，
清上防風湯	肝機能異常，肝炎，肝障害，間質性肺疾患
清心蓮子飲	肝機能異常2，肺炎2，間質性肺疾患4，黄疸，肝障害2，胆汁うっ滞
清肺湯	肝機能異常，間質性肺疾患2，肝障害，好酸球性肺炎
大黄甘草湯	ミオパシー
大建中湯	肝機能異常7，劇症肝炎，肝障害4，肺炎，イレウス，白血球数増加，口内炎，湿疹
大柴胡湯	倦怠感，肝障害3，間質性肺疾患9，肝機能異常2，劇症肝炎
大防風湯	肝障害
釣藤散	嘔吐，スティーブンス・ジョンソン症候群，不安，幻覚
猪苓湯	劇症肝炎，間質性肺疾患，アナフィラキシーショック，急性腎不全2
猪苓湯合四物湯	感覚鈍麻
通導散	肝機能異常，肝障害，口内炎
桃核承気湯	大腸出血，肝機能異常，下痢

当帰飲子	丘疹，全身性のかゆみ，胆汁うっ滞
当帰四逆加呉茱萸生姜湯	肝機能異常，間質性肺疾患
当帰芍薬散	肝機能異常4，黄疸，悪心，血中乳酸脱水素酵素増加，血中アルカリホスファターゼ増加，高アンモニア血症
二朮湯	肝機能異常，肝障害，肺炎
女神散	腹痛，肝機能障害，肝炎2
人参湯	ミオパシー，横紋筋融解2，腎性尿崩症，偽アルドステロン症
人参養栄湯	心不全，発疹，かゆみ，丘疹
麦門冬湯	低カリウム血症，間質性肺疾患2，肝障害2，肺炎，薬疹，偽アルドステロン症，肝機能異常3，心室性頻脈2，失神，黄疸，トルサード・ド・ポアン，横紋筋融解，好酸球性肺炎
八味地黄丸	肝機能異常，下痢，悪心，肝炎，潮紅，上腹部痛，口唇のひび割れ，口の錯感覚，かゆみ
半夏厚朴湯	播種性血管内凝固，顆粒球減少症，急性腎盂炎，ファンコニー症候群，肝障害，肝機能異常2，間質性肺疾患，薬疹
半夏瀉心湯	偽アルドステロン症，肝障害2，間質性肺疾患5，肝機能異常3，黄疸，低カリウム血症，スティーブンス・ジョンソン症候群，腹痛，血圧上昇
半夏白朮天麻湯	アナフィラキシーショック，間質性肺疾患，水疱，鼻出血
白虎加人参湯	咽喉乾燥
茯苓飲合半夏厚朴湯	発熱，肝機能異常，血圧低下，血小板数減少，発疹
防已黄耆湯	偽アルドステロン症，肝機能異常2，急性肝炎，肝障害2，ミオパシー，偽アルドステロン症，低カリウム血症，熱感，味覚異常，湿疹，紅斑2，かゆみ
防風通聖散	肝不全，肝機能異常24，肝炎3，急性肝炎6，黄疸4，肝障害18，血小板数減少，横紋筋融解，間質性肺疾患6，偽アルドステロン症2，低カリウム血症，肺障害，浮腫，疼痛，発熱，血圧上昇，呼吸困難，感覚減退
補中益気湯	多形紅斑，肝機能異常4，肝障害2，低カリウム血症3，間質性肺疾患3，発熱，胸膜炎，トルサード・ド・ポアン，心粗動，胃炎，口内炎，末梢性浮腫，心電図QT延長，食欲不振，頻尿，発疹
麻黄湯	肝障害，発熱
麻黄附子細辛湯	急性肝炎，肝障害，肝機能異常，意識変容状態，幻覚，動悸，無力症，感覚減退，傾眠，尿失禁，咽喉乾燥，咽喉頭疼痛
麻杏甘石湯	無顆粒球症，肝機能障害2，発疹
麻子仁丸	間質性肺疾患
木防已湯	心室性期外収縮
薏苡仁湯	腸閉塞
抑肝散	横紋筋融解，偽アルドステロン症，悪寒，低カリウム血症5，うっ血性心不全，肝障害
六君子湯	肝機能異常，肝障害2，アナフィラキシーショック，低カリウム血症，急性肝炎，肺障害，胃炎，口内炎，黄疸，食欲不振，着色尿，かゆみ
竜胆瀉肝湯	急性好酸球性肺炎
苓桂朮甘湯	間質性肺疾患，偽アルドステロン症

11-3-2 ◆ 漢方薬の使用上の注意

既述したように，漢方薬は安全性が高いという事実には間違いがないが，いろいろな状況下で副作用は起こりうる．小柴胡湯による間質性肺炎の報告は1989年にされ，その後200例を超える報告があり死亡例も出た．最近では死亡例の報告はないが，このような重篤な副作用の他に，日常診療では予期せぬ副作用を訴えられることも多い．通常2週間以内に再診して，好ましくない症状が現れていないことを確認する．重大な副作用として，間質性肺炎，偽アルドステロン症（ミオパシー，横紋筋融解症），肝機能障害が現れることがある．これらの重篤な副作用のある処方にはあらかじめ服薬指導が必要である．間質性肺炎では死亡例が報告されているので，発熱，咳嗽，呼吸困難をきたした場合は直ちに医師に連絡し，服薬を中止することが重要である．偽アルドステロン症をきたす甘草は7割の漢方薬に入っているため，重複して処方する場合には注意が必要である．肝障害を自覚症状を伴わない軽度のうちに発見するためには定期的な肝機能チェックが必要である．

特に，一時多量使用された小柴胡湯に関しては次のような警告・禁忌が明記されている．

[警告]
① 本剤の投与により間質性肺炎が起こり，早期に適切な処置を行わない場合，死亡などの重篤な転帰に至ることがあるので，患者の状態を充分観察し，発熱，咳嗽，呼吸困難，肺音の異常，胸部X線異常などが現れた場合には，ただちに本剤の投与を中止する．
② 発熱，咳嗽，呼吸困難が現れた場合には，本剤の服用を中止して，ただちに連絡するように患者に対して注意を行うこと．

[禁忌]
次の患者には投与しないこと．
① インターフェロン投与中の患者．
② 肝硬変，肝がんの患者：間質性肺炎が起こり，死亡などの重篤な転帰に至ることがある．
③ 慢性肝炎における肝機能障害で血小板数が10万/mm^{3}以下の患者（肝硬変が疑われる）．

12

漢方の始まりと変遷, 用語と原典

12-1　漢方の始まりとその後の時代での変化

　世界各地には各地域, 各民族によって継承されてきた医学がある. アジアにおいても, 中国伝統医学とは別に, インドでは**アユルヴェーダ医学**や**シッダ医学**が伝わり, パキスタンなど西南アジアでは, ギリシャ医学の系譜を引く**ユナニー医学**と呼ばれる体系化された伝統医療が今日でも利用されている. さらに, タイの古医学やインドネシアの**ジャムー**と呼ばれる医療, モンゴル伝統医学なども今日に伝わる. これらの間には, 古代インドと古代中国との間のように, 地域間・民族間相互の交流・干渉があって, 使用薬物（生薬）に少なからぬ共通性がみられる場合もあるが, それぞれの医療の内容には独自性がある. 日本の医学も, 歴史のそれぞれの時期の中国医学や中国の思潮の強い影響を受けながらも, 江戸時代後期までに, 現在**漢方医学**と呼ばれる独特の医学が形成されてきた. そこで, この章では中国医学の流れとその日本への導入について, その後の日本の漢方の独自の展開にも触れながら説明する.

12-1-1　先秦時代〜魏晋南北朝時代の中国の医学

　医療の歴史は人類の歴史とともに始まったと考えられる. 古代エジプトでは紀元前2000年頃, 古代メソポタミアでは紀元前600年代頃まで遡って歴史が文字で記録され今日まで伝わるが, それらの中には医療の記録も多く残されている. 中国では考古学的に古く彩陶文化, 次いで黒陶文化と呼ばれる文化が知られ, 紀元前2000年頃には都市国家の「夏」が成立していたと推定される. その後, 紀元前16世紀頃には「殷」王朝が黄河中流域に成立している. 殷は紀元前1300年頃から都を「商」（大邑商とも呼ばれ, 今日では殷墟と呼ばれる. 河南省安陽市）に固定したが, これ以後の殷後期には甲骨文字や, 青銅器に刻まれた金文が域内で祭祀の記録に広く使用されるようになり, 呪術的な医療が実施されていたことも示されている. こうした記述に基づいて経験的医療の存在が推定されている. 周（西周, 紀元前1000年頃〜前770年）の後, 春秋

時代（紀元前770年～前403年）を経て戦国時代（紀元前403年～前221年）には鉄器文化の時代となり，国の性格も都市国家から領土国家に変化したとされる．この時代には医療は呪術から分離し，薬物療法とともに**鍼灸**や**按摩**，**導引**（ある種の運動と呼吸法による治療）等も行われている．前漢の司馬遷が著した史記には，戦国時代（一説には春秋時代）の扁鵲という名医の医術が示されており，鍼や薬物を使用した治療を行ったことが記されている．この時代の医療，特に外科的療法として記述されているものにはインド医学の強い影響が指摘されている．また，戦国時代に成立した周礼には，食医を高位の医師として挙げており，食養の重要性が知られていたことがうかがわれる．

　始皇帝による統一王朝としての秦（紀元前221年～前206年）の樹立の後，漢の時代になると，医学の集大成化が進み，この作業は古代の伝説の人物（あるいは神格化されたそれ）の業績とされている．史記には中国古代の伝説時代の存在として三皇五帝が記されているが，このうち「三皇」の中の神農は，農耕や医薬についての指導を行ったものとして伝えられる．神農はあらゆる植物を嘗め分けて毒と薬を分別したとされ，こうした神農の業績にかこつけて，まとまった形でみることのできる最古の薬物書である**神農本草経**が編纂されている．日本でも神農は医薬および商業の神として，薬業関係者等によって祭られている．また，「五帝」には黄帝があり，この黄帝が漢民族の共通の祖先との認識が中国にはあるという．他方，その名のもとに古代医学の集大成として**黄帝内経**が伝えられている．

　神農本草経は前漢（紀元前202～後8年）または後漢（25年～220年）の時代に成立したものとされるが，今日，見ることができるのは，六朝の斉（479～502年），梁（502～557年）の時代に，陶弘景（456～536年）によって整理されたものである．神農本草経は，365種の薬物を上薬120種，中薬120種，下薬125種に分類し，それぞれの薬物について気味と作用・薬能を示す他，序録部分において，処方における薬物の君臣佐使（君薬は主薬；臣薬は君に協力，強化；佐薬は君を補佐，毒性軽減；使薬は薬を病変部位に導く）による配合の組み合わせの原則や，薬物間の相互作用についても説明している．上薬は，命を養い，無毒で，多くまた久しく服しても害を及ぼさず，身を軽くし気を益し，不老長寿につながるものとしている．これに対し，中薬は病を抑えて体力の低下を補うことを目的に，無毒有毒の両作用を勘案しながら使用すべきものであり，下薬は疾病を治すのに使用するもので毒性があり，久しく服すべきでないとしている．収録されている薬物には植物だけでなく，動物や鉱物由来のものがある．陶弘景はこの神農本草経に註解を加えるとともに薬物を増補し，**神農本草経集注**（集注本草）として730種の薬物について解説している．

　本草書の源流には山海経のような呪術的色彩の強い書物があるとする指摘もあり，神農本草経についても神仙思想の影響が強いとする評価もあるが，これらは以後明代の本草綱目に至る薬物書の発展の基本となっている．

　黄帝内経は遅くとも後漢初期までに成立したと考えられており，その後散逸するが，**素問**として伝わる部分は762年に唐代の王冰によって整理され，現在では素問および**霊枢**として11世紀に刊行されたものが伝わる．黄帝内経は，黄帝と6人の名医，岐伯，伯高，雷公などとの対話・質疑を基本とした独特の記述方法をとっている．**陰陽**の二元論と，木火土金水の五要素の組合せで自然界および人体を理解しようとする**五行説**を基礎としている．素問では人体や疾病の機構な

12.1 漢方の始まりとその後の時代での変化

どを解説し，また養生などを扱い，霊枢では経絡の理論や望診上のポイント，鍼を中心にした治療の方法について説明している．その後，黄帝内経の難解な点などを医療の実際的な立場から具体的に論じた**黄帝八十一難経**（難経）が著され，霊枢とともに**鍼灸医学**の基本的な古典となっている．霊枢とは多少，内容的に異なる部分もある．この書は実際には後漢の代までには成立していたようであり，扁鵲によって著されたとされることがある．後漢の名医としては，他に**華佗**が知られる．華佗は**麻沸散**と呼ばれる処方により麻酔を実施し外科手術を行ったと伝えられる．また一種の導引を奨めたことが知られる．三国志では魏の曹操によって殺されたとされる．

三国志の時代と前後して，後漢末期に長沙の太守であった**張仲景**（張機，142年頃〜210年頃）によって著された**傷寒雑病論**は，薬物・湯液療法の最も基本的な古典として今日扱われている．本書は晋（西晋，265〜316年）の時代になって王叔和（210〜285年）によって整理され，その後の変遷を経て，現在**傷寒論**および**金匱要略**の二書に分割されて伝わっている．傷寒論の序文として伝わるところによると，張仲景の一族200人の約7割が戦乱と感染症の蔓延の中で死亡したことに発憤して，多くの文献に学んで本書をまとめたという．

傷寒論は発熱性感染症の傷寒に対する治療法の提示という形で記されている．傷寒はチフスを指すといわれるが，特定の疾患をモデルとし，経過による病状の変化に沿って対応する処方（薬方）を示し，これによって急性疾患への広い応用を可能にしたと理解されている．病状の変化については，病気の時期（病期）によって**太陽病，陽明病，少陽病，太陰病，少陰病，厥陰病**と大きく六期に分けて説明し，また，疾患に罹患する人の体質によって症状の現れ方が異なること，処方の投与によって病状が変化する可能性を示し，それに対応する治療をも示している．架空の生理や病理に深入りすることなく，変化する病状に対する実践的な治療方針が具体的な処方の使用として提示されており，漢方医家によって本書は現在も重要性が高く評価されている．

他方，金匱要略は，急性発熱性疾患以外の種々の亜急性・慢性疾患など雑病について，疾患名ごとに治療法を示したもので，破傷風や関節炎，熱射病，マラリアなどに相当するものから，循環器系，呼吸器系などの各種疾患，婦人病などを含めて幅広く扱っている．金匱要略に掲載されている処方には，大建中湯，麦門冬湯，当帰芍薬散など，現在繁用されている多くの漢方処方が掲載されており，これらの処方の実用性は高い．

神農本草経，黄帝内経，傷寒雑病論は，それぞれ本草学・薬物学，医学理論，鍼灸医学，薬物療法学，湯液医学の最も基礎となるものとして，後代に大きな影響を及ぼした．これらは，いずれも，先秦時代と呼ばれる約2000年前からの経験が徐々に蓄積されたものが，漢代と前後してまとめられたものであって，実際には特定の一人の著者によって著されたものではないと考えられている．

傷寒雑病論を再構成したことで知られる晋の王叔和は，他方，**脈経**（265年頃，一説には280年成立）の著者としても知られる．本書は，脈診の方法や経絡，さらには鍼灸および湯液治療についてまとめており，日本の鍼灸の脈診においては本書の方法が重視されてきた．

南北朝の北斉（550〜577年）の時代に，徐之才によって編集された書物に**雷公薬対**がある．実際の本書の由来は，より古いと考えられている．本書は薬物どうしの組み合せによる相互作用について詳述され，その原型も含めて，**集注本草**など多くの本草書に引用されている．薬物が漢方処方に構成されていく論理については現在不明な点が多いが，こうした組み合わせについての

知見が基礎にあったと考えられる．

また，同じく南北朝の時代ではあるが100年ほど遡った，宋（劉宋，420～479年）の時代の陳延之は，**小品方**を著している．本書は問診を重視し，患者個々の状態に応じた治療をするべきことを強調した．本書は唐代に医学のテキストとして活用され，奈良・平安時代の日本の医学教育にも脈経や本草書等とともに利用されたという．

12-1-2 ◆ 隋・唐代の中国医学と日本の医学

隋（581～618年）による中国統一（589年）後，煬帝の命によって，巣元方が**諸病源候論**（病源候論）（610年）を編纂した．本書は種々の疾患について症状を整理して，風病，虚労，腰背病，消渇等々に分類し，病因として気候の影響や鬼邪の存在を推定して論じている．本書による疾病の分類は，後代の医書での疾病分類の基礎となったとされる．

唐（618～907）の時代になると，孫子邈（581頃～682）が**備急千金要方**（千金要方，千金方）（652年）を著している．本書は診断，湯液治療から，鍼灸，按摩，食養なども含めて幅広く論じている．本書に由来する漢方処方として千金内托散や温脾湯，腸癰湯（集験方由来とすることもある）などがある．千金方の約30年後に，その増補版である**千金翼方**が現れ，これも孫子邈の著とされる．本書には紫雪という処方が挙げられているが，これは口内で溶ける独特な剤型の処方である．唐代の本草書としては，高宗の命によって李勣，蘇敬らが編纂した**新修本草**が659年に成立している．本書は850種の薬物を記載しており，図版も付けられている．

また，752年には，**外台秘要方**（外台秘要）が王燾（675～755年）によって著された．本書は唐代までの広範な医書の内容を，出典を付けて集大成したもので，文献的な価値が高いとされる．温病についても詳細な記述がある．漢方処方として使用される延年半夏湯，黄連解毒湯，独活葛根湯などは本書に由来する．

唐代までの医学・医書は，渡来人や遣隋使，遣唐使によって日本にもたらされている．こうした医書を基礎にして平安時代に丹波康頼（912～995年）は，994年に**医心方**をまとめ，朝廷に献上している．医心方は諸病源候論の構成を基礎に中国および朝鮮の医書を整理している．薬物は920種が挙げられ，それぞれの薬効を示すとともに，薬の剤型についても論じている．本書は，中国では散逸したり加筆されたりした文献が，原型を残した形で見られる点で，特に中国医学史の観点からも重要な史料となっている．

日本では，すでに5世紀には，中国南北朝時代の宋（劉宋）や梁，および朝鮮諸国との間に活発な往来があり，新羅や百済の医師の来訪の記録もある．それ以後，大宝律令（701年）においては医学教育の制度も整備され，中国から導入された種々の医書がテキストとされている．多くの薬物も搬入されており，奈良時代の薬物の一部は今日正倉院薬物として見ることができる．正倉院薬物については，もともと60種の薬物があったとされるが，その後に多少使用されたり追加されている．

12-1-3 ◆ 中国宋代～明代の医学と日本

　唐代の後，五代十国と呼ばれる諸国の興亡を経て，中国は宋（北宋，960～1127年）によって979年に統一された．宋の時代は印刷技術が広く普及，発展し，それ以前の医書が現在まで伝わることをも可能とした．宋代に成立した医学関係の書物は数多いが，中でも**太平恵民和剤局方**は，勅命によって編纂された処方集で，安中散，胃風湯，藿香正気散，五積散，四君子湯，四物湯，十全大補湯，升麻葛根湯，逍遙散，参蘇飲，参苓白朮散，清心蓮子飲，蘇子降気湯，二陳湯，人参養栄湯，不換金正気散，平胃散など，現在使用される多くの処方がこれに収載されている．本書は薬局方の名称のもととなった書物として知られる．この時代の本草書としては，**開宝本草**，**嘉祐本草**，**図経本草**などが知られる．また，**大観本草**を基礎として，1116年には**政和本草**が刊行されている．

　中国東北地方の女真（女直）族によって建国された金（1115～1234年）の南下によって北宋が滅び，中国北部の金と，南部の南宋（1127～1279年）が並立する時代を経て，モンゴル族による元（1271～1368年）の時代となった．金・元時代の中国では，劉完素が**宣明論方**，張従正が**儒門事親**，李東垣が**脾胃論**や**内外傷弁惑論**，朱丹渓が**格致余論**，**局方発揮**などを著し，彼らは金元四大家と呼ばれる．それぞれの学派は特徴的な治療方針によって「寒涼派」，「攻下派」，「温補派」，「滋陰派」と呼ばれた．劉完素の防風通聖散，李東垣の補中益気湯などは現在も繁用される重要な漢方処方である．

　明代（1368～1644年）には，李梃の**医学入門**，龔廷賢の**万病回春**，**寿世保元**など，多くの医書が著された．中でも万病回春には，胃苓湯，温清飲，芎帰調血飲，響声破笛丸，駆風解毒湯，啓脾湯，荊防敗毒散，香砂平胃散，香砂養胃湯，五虎湯，五淋散，滋陰降火湯，滋陰至宝湯，潤腸湯，清上防風湯，清肺湯，疎経活血湯，竹筎温胆湯，通導散，二朮湯，分消湯，六君子湯など，現在日本で使われる多くの漢方処方が収載されている．他方，本草書としては李時珍（1518～1593年）によって**本草綱目**が著された．本書は鉱物，動物，植物など計約1900種の薬物を収載しており，日本にも江戸時代初期に持ち込まれ，大きな影響を与えた．

　日本では，中国の金・元の時代の医学が室町時代に導入され，これが現在の**後世方医学**として定着している．田代三喜（1465～1537年）は関東の人で，明に渡航して李東垣・朱丹渓の学派の医学（李朱医学と呼ばれる）を学び，帰国後，これを広めた．京都の人，曲直瀬道三（1507～1594年）は，関東で田代三喜に医学を学び，京都へ戻って開業するとともに，多くの弟子を育てた．

　江戸時代に入ると，中国の復古的思潮の影響もあり，傷寒論を基礎とした医学を重視する考え方が日本でも名古屋玄医（1628～1696年）などによって説かれた．その後を受けた後藤艮山（1659～1733年）は「一気留滞説」を唱え，気の留滞が疾患の原因であって，気をめぐらすことが治療において重要であるとした．後藤艮山の弟子には山脇東洋（1705～1762年）があり，解剖書の「臓志」を著している．

　江戸中期の古方派の中心となったのが吉益東洞（1702～1773年）で，病因を「毒」というひとつの概念のみで説明する「万病一毒説」を基礎としながら，**類聚方**，**薬徴**，**方極**などを著し，

各処方の適応する証について，自らの臨床経験にふまえて傷寒論の記述を構成生薬の薬効から再構築しようと試みた．その後継者の吉益南涯（1750～1813 年）は，**気血水薬徴**などを著し，薬物の作用の解釈に気血水の概念を積極的に活用しようとしたが，吉益東洞の万病一毒的な割り切り方からすれば後退したともみなしうる．

一方，傷寒論以降に考案された処方の中にも多数ある有用性の高いものをも積極的に生かそうとする考え方や文献考証を重視する考え方も生まれ，それぞれ**折衷派**，**考証派**と呼ばれる．こうした流れの中に浅田宗伯があり，現在の日本漢方に大きな影響を与えている．

他方，江戸時代にはオランダ医学も導入され，このオランダ医学が蘭方と呼ばれたのに対して，それまでの日本の伝統医学が中国医学を基礎とするものであったため，この伝統医学を**漢方**と呼ぶようになった．

12-2 湯液治療と鍼灸治療

歴史的に中国伝統医学の生成の過程において，傷寒論およびそれに連なる湯液治療を中心とした医学と，黄帝内経や難経にさかのぼる鍼灸治療を中心とした医学とは，系統的に異なるものであることがしばしば指摘される．その一方で，中国医学の発展の過程では，両者を組み合わせて活用し，共に実施しようとする流れも明確に存在する．

現在の日本においては，患者の疾患の治療を目的として鍼灸を実施できるのは，医師の他は，鍼師および灸師と呼ばれる資格を持ったものに限られており，薬剤師が鍼灸を行うことはそれらの資格を取らない限りできない．しかし，鍼灸医療がどのような形で行われるのかを理解することは，東洋医学の全体像を理解し，患者への最適な医療を構築していく立場からすれば，薬剤師にとっても有用であると考えられる．

日本においても，古方派あるいはその系譜においては五行や臓腑経絡の概念はなじまず，基本的に別系統の医学として理解されてきたが，これに対し中医学や後世方派に連なる医学を学んできた医師等においては，両者の併用が行われる場合も少なくない．そこでは五行説を基礎として次のように配当する考え方がある．

五行	木	火	土	金	水
五臓	肝	心	脾	肺	腎
五腑	胆	小腸	胃	大腸	膀胱
五味	酸	苦	甘	辛	鹹

五行説では自然界の事物は木火土金水に分けられ，それらの間には右の図式で表わされるような関係が成り立つとされる（図 12-1）．こうした考え方に基づく場合には，湯液治療の場合も薬物（生薬）の作用を五味に対応させて理解し，それに基づいてこれら各臓腑に対応する治療を行おうとする考え方を採る．また，臓腑にはこれらに心包と三焦を加えて六臓六腑とした．経絡には次（→ 12-2-1）のように三陰三陽と対応した名が付けられた．

```
        木
      ↗ ↘ ⋱
    水  ⤢⤡  火
    ↑  ⋰⋱  ↓
    金 ←── 土
```

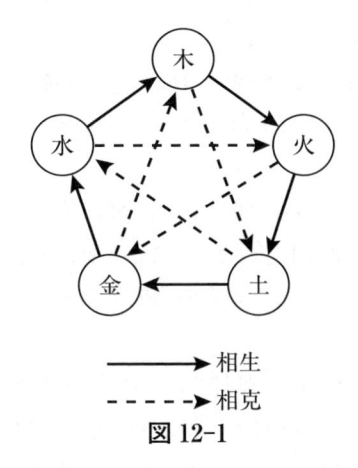

──→ 相生
╌╌→ 相克

図 12-1

12-2-1 ◆ 鍼灸治療と十二経脈

身体の各所には，生理的に，あるいは身体の異常に影響を与えるような特異的な反応点が知られ，**経穴**(けいけつ)と呼ばれる．この経穴を結ぶことによって，相互に関連をもった系統を見出すことができるとされ，これを**経絡**(けいらく)と呼んでいる．これらのうち 12 の**経脈**(けいみゃく)と呼ばれる各系統があり，各経穴を結ぶとともにそれぞれ対応する経穴が臓腑の機能と関連づけられ，治療はそれぞれの経穴を鍼などで刺激することによって実施される．

手太陰肺経(てたいいんはいけい)（＝肺経(はいけい)）：呼吸器系の機能等への影響が想定される．この経路は上腹部に始まって下行し，大腸を経て上行し，肺から喉を通り，経穴の中府(ちゅうふ)で体表に出，雲門(うんもん)，列欠(れっけつ)などの経穴を経由して，手の親指の少商(しょうしょう)に至る．

手陽明大腸経(てようめいだいちょうけい)（＝大腸経(だいちょうけい)）：肺経と表裏の関係を構成．手の第 2 指の商陽(しょうよう)という経穴に始まって，合谷(ごうこく)，曲池(きょくち)などを通り，鎖骨の部分で分かれ，一つは体内で肺から大腸に向い，体表を通る経路は顔面の迎香(げいこう)に至る．

足陽明胃経(あしようめいいけい)（＝胃経(いけい)）：消化器系の機能等への影響を想定．鼻の横から上行し，目の下の承泣(しょうきゅう)という経穴から下行し，下顎部で分岐して，一方は上行，他方は下行し，下行した経路は鎖骨部分で体内と体表部を通る経路に分岐し，体表部を通る方は欠盆(けつぼん)から，梁門(りょうもん)，天枢(てんすう)などを経て鼠径部で，体内の胃・脾を経る経路と合流し，足三里(あしさんり)，豊隆(ほうりゅう)などを通って，足の第 2 指（趾）の厲兌(れいだ)に至る．

足太陰脾経(あしたいいんひけい)（＝脾経(ひけい)）：胃経と表裏の関係を構成．足の親指にある経穴の隠白(いんぱく)に始まり，公孫(こうそん)，三陰交(さんいんこう)，陰陵泉(いんりょうせん)などを通って上行し，腹部で体内と体表の経路に分岐し，体内の経路は脾・胃を巡り，体表の経路は側胸部の大包(だいほう)に至るが，この経路は途中で分岐して咽喉，舌にも達する．

手少陰心経(てしょういんしんけい)（＝心経(しんけい)）：心臓の機能等への影響を想定．胸部から下行し小腸を経て上行して目に達し，分岐は脇下部の経穴，極泉(きょくせん)から体表に出て，青霊(せいれい)，神門(しんもん)などを通り，手の第 5 指の少衝(しょうしょう)に至る．

手太陽小腸経(てたいようしょうちょうけい)（＝小腸経(しょうちょうけい)）：心経と表裏の関係を構成．手の第 5 指の経穴，少沢(しょうたく)に始まり，後谿(こうけい)，陽谷(ようこく)などを通り，鎖骨部で分岐し，体表部を通る経路はさらに耳の横の経穴，聴宮(ちょうきゅう)に至る．

体内の経路は心臓から小腸に至る.

足太陽膀胱経（＝膀胱経）：泌尿器や生殖関連の機能への影響を想定．目の内側の経穴,睛明に始まって上行し,頭頂部から首の後ろで分岐し下行して,風門,肺兪,脾兪,腎兪などを通り,膝の後ろ側で合流し,足の第5指（趾）の至陰に至る.

足少陰腎経（＝腎経）：膀胱経と表裏の関係を構成．足の第5指（趾）から上行して,湧泉,太谿,復溜などの経穴を通り,会陰部で体表と体内に分かれ,体内の経路は腎を通り,膀胱へ行く経路と分岐したのち上行し,鎖骨部にある経穴の兪府の部分で体表部の経路と合流し,体内に入って咽喉・舌に至る.

手厥陰心包経（＝心包経）：精神の機能や動悸などへの影響を想定．胸部から心包（心を包む膜を想定）を経て分岐し,一方は脇下の経穴,天池から体表に現れ,間使,内関などを通って手の第3指の中衝に至り,他方,体内の経路は下行して臍に至る.

手少陽三焦経（＝三焦経）：心包経と表裏の関係を構成．三焦は,水分や栄養の運搬,排泄などによって他の臓腑を支える機能を想定し,これを実体化した概念．手の第4指の経穴,関衝に始まって陽池,外関から腕をさかのぼり,いったん,後ろ側から鎖骨上部に行って分岐し,体内の経路は三焦へ下行し,体表部の経路は耳の後ろから前に出て,目の外側の経穴の絲竹空に至る.

足少陽胆経（＝胆経）：胆嚢,肝臓の機能への関与を想定．目の外側部の経穴,瞳子髎に始まり,頭部で体表部の風池など,および体内に分かれながら通過し,鎖骨部で合流後また分岐し,体表の経路は体側の日月,京門などを通過し,一方,体内の経路は肝,胆を経て下行して,股関節部分で合流し,陽陵泉,外丘などを経て足の第4指（趾）の足竅陰に至る.

足厥陰肝経（＝肝経）：胆経と表裏の関係にある．足の第1指（趾）の経穴,大敦に始まり,行間,太衝,曲泉などを経て,側腹部の期門から体内に入り,肝,胆,さらには目,口唇部に連なる.

　以上のうち,名称に「手」が付く経脈は,主として腕および上半身に主要な経穴があり,「足」が付く経脈は主として下半身ないし足に主要な経穴がある．また,「太陽」,「陽明」,「少陽」の名が付く陽経は,臓腑のうち「腑」と対応し,「太陰」,「少陰」,「厥陰」の名が付く陰経は,「臓」と対応する．一般には「胆経」,「肝経」のように,手経,足経,陽経,陰経に関わる部分の名称は省略して呼ばれることが少なくない.

　以上の十二経脈の他,督脈および任脈と呼ばれる系列があり,重視されている.

督脈：脳の機能などと関係付けられる．肛門上部の経穴,長強で体表に出て背部を上行し,命門,大椎を通り,頭部の百会を経て上唇部の齦交に連なる.

任脈：月経不順や不妊症などと関連付けられる．下腹部の経穴の会陰から腹部を上行して関元,気海,中脘などを経て下唇部の承漿に連なる.

12-2-2 鍼灸治療の注意点

鍼灸治療は，場合によっては健康被害を起こす可能性があるので，注意が必要である．小児や妊婦に対しては特に注意が必要である．

禁鍼穴，**禁灸穴**とされている部位に鍼灸を使用してはならない．急性炎症を起こしている患部についても鍼灸を行ってはならない．また，高熱，衰弱，過食の際は鍼灸治療を行うべきではないとされる．

鍼の折損にも注意する必要がある．鍼による感染を防ぐため，ディスポーザブルの鍼を使用する．鍼を実施する部位によっては気胸を起こすことがあるので，これにも留意する．

12-3 漢方の用語

陰陽（いんよう）

立場によって意味内容が異なる場合があるが，概ね次のようなものを示している．
(1) からだの様子・状態を全体として2つにわけるとき，活動的，外向的，積極的なものを「陽」，沈静的，内向的，消極的なものを「陰」というように分類する．
(2) 病気の時期を定める指標として，陰陽を使う．体力が病邪に勝る時期を「陽」とし，これを太陽病，少陽病，陽明病期に分ける．また，体力が病邪に対し劣勢な時期を「陰」とし，これを太陰病，少陰病，厥陰病の3期に分ける．
(3) 「陰」を「寒」，「陽」を「熱」と同じ意味で使用する．
(4) 寒熱，虚実を含めた総合的な判断として，寒―虚―裏の傾向と連動した状態を「陰」とし，熱―実―表と連動した状態を「陽」として理解する．

さらに，これらを組み合わせた形で理解される場合もある．

また，からだの状態だけでなく，これらの基礎となる自然界の2大要素，原理として陰陽が使われている場合がある．「陽」は，日の当る部位や状態，活発な様子に対応させ，「陰」は，日の当たらない部位や状態，静穏な状態に対応させている．

虚実（きょじつ）

これも立場によって少しずつ意味内容に差がある．
(1) 「実」は体力が質的に充実した状態．「虚」は体力が質的に不足している状態．
(2) 「実」は体が緊張している状態．「虚」は弛緩している状態．

また，虚実を絶対的な指標とする考え方と，相対的に「より実証」，「より虚証」とする考え方とがある．

寒熱

　寒は，寒冷の状態，病邪に対して劣勢な状態を指し，熱は，熱のある状態，病邪に対する闘病反応として発熱している状態を指す．ただし，体温計上で熱が出ていても手足が冷え切った状態になっていて，患者の側も冷えを強く感じる，というような場合は，「寒」として扱われる．これらの他，次のように個々の熱型によって，診断が行われる．

　少陽病の時期に，悪寒と発熱が交互に起こる熱型があり，これは「往来寒熱」と呼ばれる．陽明病の時期に，悪寒がなく，身体全体に強い熱感があり，発汗もある熱型を「潮熱」，体表部よりも体内から出てくる熱感があって，発汗を伴わない場合，「身熱」と呼ぶが，少陽病の時期にしばしば現れる．

表裏

　「表」は体表部，「裏」は体の深部で，主として消化管部位を指す．また，「半表半裏」と呼ばれるのは，表と裏いずれでもないという意味であるが，実際には主として消化管以外の内臓部分に各種の症状が現れるものをいう．陽証の時期には，主として熱症状が太陽病では「表証」，陽明病では「裏証」，少陽病では「半表半裏証」として現れる．

気血水

　「気」は気体で，エネルギー，呼吸，精神活動等に関連した機能の概念．「血」は血液，「水」は，血液以外の液体を指す．

　気の上衝（下からつきあげてくる感覚）には，桂枝配合処方，気の鬱滞（滞って動かないようす）には蘇葉や柴胡を配合した処方などが使用される．

　血液の循環が滞った状態を瘀血と呼び，桃仁や牡丹皮などの配合された駆瘀血剤と呼ばれる処方が使用される．水分が胃の付近に滞ったようすを「胃内停水」と呼び，麻黄配合処方の小青竜湯などが使用される．

　水分の停滞には茯苓，沢瀉や木通などの配合処方も使用される．

腹証

　日本の漢方では，腹部症状を重視し，処方選択の指標とされる．

　胸脇苦満は，胸部の肋骨弓下部を押さえると抵抗や痛みがある状態を言い，柴胡配合処方が使用される．

　心窩痞は，みずおちの部分につかえを感じる状態で，人参配合処方などが適応となる．

　腹中雷鳴（腹鳴）は，腹部がゴロゴロと鳴ることで，半夏瀉心湯などが使用される．

　裏急は，腹部の皮膚の裏側でのひきつった感覚で，大建中湯などが使用される．

　少腹拘急は，下腹部の両側にひきつりが現れるようすで，八味地黄丸などが使用される．

　少腹急結は，下腹部，特にその左側に，圧すると強い痛みを感じる部位がある状態で，桃核承気湯などが使用される．

12-4 漢方薬の名の付け方

漢方処方の名称には
(1) 中心となる生薬名を示したもの．
(2) 生薬名を列挙したもの．
(3) 処方の作用や適応する症状を示したもの．
(4) 作用の強弱や，適応症の強弱を示すもの．
(5) 中心となる生薬を四神になぞらえたもの．
(6) 構成生薬の数，あるいは中心となる生薬の数を示したもの．
(7) 加減方や合方であることを示すもの．
などがある．

(1) 中心となる生薬名を示したもの

- **桂枝湯**（<u>桂皮</u>，甘草，芍薬，大棗，生姜）：体力が低下している（虚証の）人の風邪の初期で，<u>頭痛，のぼせ</u>，発熱，悪寒などがある場合に使用．桂皮の頭痛，のぼせに対する作用が重要．
- **葛根湯**（<u>葛根</u>，麻黄，桂皮，甘草，芍薬，大棗，生姜）：比較的体力がある（実証の）人の風邪の初期で，頭痛，発熱，悪寒，<u>肩こり</u>があって，自然発汗がないものに使用．その他，中耳炎や扁桃炎など炎症性疾患の初期，<u>肩こり，筋肉痛</u>，上半身の神経痛など．葛根の肩こりや筋肉の緊張の緩和などの作用が重要．
- **麻黄湯**（<u>麻黄</u>，杏仁，桂皮，甘草）：体力のある人の（実証の）風邪の初期で，悪寒，発熱，頭痛があり，自然発汗がなく，身体のふしぶしが痛み，<u>喘鳴，咳嗽</u>があるもの．その他，喘息，乳幼児の鼻づまりを伴う風邪．麻黄の喘鳴，咳嗽に対する作用が重要．
- **桂枝茯苓丸**（<u>桂皮</u>，<u>茯苓</u>，牡丹皮，桃仁，芍薬）：体力があって（実証で），<u>のぼせて赤ら顔</u>，足の冷え，下腹部の抵抗や痛みなどのある月経異常，月経痛に使用．桂皮ののぼせに対する作用のほか，茯苓による水分代謝・循環の調節などによる作用も重要．
- その他，人参湯，呉茱萸湯，酸棗仁湯，猪苓湯，薏苡仁湯など．
- 半夏厚朴湯，防已黄耆湯，当帰芍薬散，柴胡桂枝乾姜湯，半夏白朮天麻湯などのように，2種以上の生薬名で代表される処方もある．

(2) 生薬名をすべて示したもの

- **芍薬甘草湯**（<u>芍薬</u>，<u>甘草</u>）：腹痛，腰痛，過労性筋肉痛．
- **甘麦大棗湯**（<u>甘草</u>，<u>小麦</u>，<u>大棗</u>）：神経過敏，小児の夜泣き．
- **麻杏甘石湯**（<u>麻黄</u>，<u>杏仁</u>，<u>甘草</u>，<u>石膏</u>）：気管支喘息，気管支炎．
- **苓桂朮甘湯**（<u>茯苓</u>，<u>桂皮</u>，<u>白朮</u>，<u>甘草</u>）：めまい，身体動揺感，たちくらみ．

・その他，大黄甘草湯，甘草乾姜湯，麻黄附子細辛湯，麻杏薏甘湯，苓姜朮甘湯，苓甘姜味辛夏仁湯など．(1) と異なって，構成生薬のすべての名称が出現する．

(3) 処方の作用や適応する症状を示したもの

・**安中散**（桂皮，牡蛎，縮砂，延胡索，茴香，甘草，良姜）：胃痛，腹痛，胸やけ，心窩部（胃）の膨満感．消化器の異常を抑える（中←中焦：みずおちからへそまでの上腹部．主として胃のあたり）．
・**帰脾湯**（人参，茯苓，当帰，甘草，大棗，白朮，黄耆，遠志，木香，生姜，竜眼肉，酸棗仁）：貧血，精神不安，健忘，不眠など．心労のあまり，脾胃をわずらって種々の症状が出ているのを回復させる．
・**抑肝散**（当帰，川芎，茯苓，白朮，柴胡，釣藤鈎）：不眠，興奮，神経過敏．肝の気が昂るのを抑える．
・**補中益気湯**（人参，白朮，黄耆，当帰，陳皮，大棗，柴胡，甘草，生姜，升麻）：病後，手術後の体力低下，こじれた風邪，微熱．低下した消化器の機能を補い，「気」を回復させる．
・その他，温経湯，温清飲，瀉心湯（三黄瀉心湯），消風散，逍遙散，排膿散，平胃散，滋陰降火湯，清暑益気湯など．

(4) 作用の強弱や，適応症における症状の強弱を示すもの

・柴胡を中心とした処方：**大柴胡湯**（柴胡，半夏，生姜，黄芩，芍薬，大棗，枳実，大黄）；体力・体格ともに充実した人を対象とする⇔**小柴胡湯**（柴胡，半夏，生姜，黄芩，大棗，人参，甘草）；上腹部を中心とした緊張がそれほど強くないもの．
・腹部症状を対象とした処方：**大建中湯**（山椒，乾姜，人参，膠飴）；膨満感が強く，腸の蠕動が亢進しているもの⇔**小建中湯**（桂皮，甘草，芍薬，大棗，生姜，膠飴）；腹壁が軟弱なものを対象とする．
・腹満，便秘に使用する承気湯類：**大承気湯**（大黄，枳実，芒硝，厚朴）；作用の強いもの⇔**小承気湯**（大黄，枳実，厚朴）；比較的症状の軽いものを対象とする．
・その他，大半夏湯と小半夏湯，大陥胸湯と小陥胸湯など．

(5) 中心となる生薬を四神になぞらえたもの

・**大青竜湯**（麻黄，杏仁，桂皮，大棗，甘草，生姜，石膏），**小青竜湯**（麻黄，桂皮，芍薬，半夏，乾姜，甘草，五味子，細辛）：青竜は東の方位，春を象徴する．麻黄が対応．
・**白虎湯**（知母，粳米，石膏，甘草）：白虎は西の方位，秋を象徴．石膏が対応すると言われるが，一説に粳米とも．
・**真武湯**（茯苓，芍薬，生姜，白朮，附子）：本来は玄武で北の方位，冬を象徴．宋代にいみ避けて真武とされたという．「玄」は黒で，玄武は亀の姿を示すという．附子が対応．
・**朱雀湯**（十棗湯＝芫花，甘遂，大戟，大棗）：朱雀は南の方位，夏を象徴．大棗が対応．

(6) 構成生薬の数，あるいは中心となる生薬の数を示したもの

12.4 漢方薬の名の付け方

- 二陳湯（半夏，茯苓，陳皮，生姜，甘草）：陳皮と半夏は，採取後ある程度時間が経過し，陳（陳：ふるい）旧化したものが良いとされる．
- 二朮湯（白朮，茯苓，陳皮，香附子，黄芩，蒼朮，天南星，威霊仙，羌活，半夏，甘草，生姜）：白朮と蒼朮の2者を配合．
- 三物黄芩湯（黄芩，苦参，地黄）：3種の薬物を配合．この処方は更年期障害，自律神経失調症等に内服するが，床ずれ等に外用することがある．
- 四物湯（当帰，芍薬，川芎，地黄）：4種の生薬を配合．皮膚が枯燥した婦人に使用され，種々の処方を構成する基礎的な処方として使われる．
- 四君子湯（人参，白朮，茯苓，甘草，生姜，大棗）：原処方では，人参，白朮，茯苓，甘草の4種の生薬で構成されたが，一般に生姜と大棗を加えて使用する．
- その他，五苓散，六君子湯，六味丸，七物降下湯，八味地黄丸，九味檳榔湯，十味敗毒湯など．

(7) 加減方や合方であることを示すもの

- 桂枝加葛根湯，桂枝加芍薬湯，桂枝去芍薬湯，越婢加朮湯，当帰四逆加呉茱萸生姜湯，抑肝散加陳皮半夏，葛根湯加川芎辛夷．
- 加味逍遙散，加味帰脾湯，加味温胆湯，加減涼隔散．
- 柴胡桂枝湯（小柴胡湯合桂枝湯），柴朴湯（小柴胡湯合半夏厚朴湯），柴苓湯（小柴胡湯合五苓散），柴陥湯（小柴胡湯合小陥胸湯）．
- 桂麻各半湯，桂枝二越婢一湯．

以上は，基本的なものであるが，これらの名称の付け方が組み合わされて使われることが多い．

13 中国の中薬と中医

13-1 日本の漢方療法,漢方薬と中医,中薬との違い

13-1-1 在来の日本漢方医学と中医学

　現在日本での「漢方薬」を使用する薬物療法については,大きく分けて四つの考え方がある.

　(i) 一つ目は,現代医学(西洋医学)の診断を基本とし,各処方(薬方)の古典的な使用目標としての「証」を現代医学の各疾患の症状群に置き換えて,処方の使用のエビデンスの蓄積をみながら,活用していこうとする考え方である.すなわち,現代医学における様々な医薬品の選択の候補として,漢方処方をも利用するという考え方である.

　古方派の医師,吉益東洞は,すべて病気は一つの「毒」によって起こるとする万病一毒説を唱えたが,これは病気の原因や治療理論に関する当時の議論を空論として排斥するもので,臨床的な治療効果を重視しており,彼が各処方の作用を構成生薬の薬効の解析に基づいて再構成した業績と合わせて,近代科学的な考え方として高く評価されている.この考え方は漢方処方の使い方についての上述の今日の考え方と相通じるものがある.

　(ii) 二つ目の立場は,もう少し漢方的な概念をふまえつつ治療を行おうとする考え方をとる.特に 1) 患者の特定の症状だけに着目するのでなく,全身状態を総合的に判断する必要があるとする考え方や,2) 患者の状態について(陰陽虚実を)判断し,それに応じて同一病名でも異なる処方を使用する考え方,3) 疾患を変化する過程として捉え,(太陽病から厥陰病までの)病期を設定してそれぞれに対応する治療を行うとともに,治療方法によって病態も変化するものとする考え方などを重視する.さらに 4) 病態の判断の基準や病因として気血水の概念までは認める,というのが一般的であろう.古方派の立場を採る者でも,このように考える人は少なくない.

　(iii) 日本在来の漢方においても,診断と治療を結ぶ際に,病因の想定や治療方針の決定の過程

では漢方的な理由づけが要求される．薬物を使用する観点からは，なぜその処方や薬物を使用するのかについては，こうした考え方から薬物の性味や帰経(きけい)（臓腑経脈との関連付け）を重視する立場がある．これが第3の立場である．後世方派の考え方や，鍼灸と湯液治療を併用しようとする立場からこうした議論が行われる．

(iv) これら日本の伝統的な漢方医学においては，漢方的な診断の過程は，脈診や腹診によって情報を得る過程が客観化しにくく，徒弟制度的な技能の伝達が中心であった．また，漢方医学を学ぼうとする場合，その医学体系を学ぶというよりは，指導的な医師による処方の使用経験の蓄積の上に応用範囲の拡大を図ることが行われてきたという側面がある．これに対して，積極的に現代の中医学を学習し，取り入れようとするのが，第4の立場である．

中国伝統医学（中医学）は中華人民共和国建国後，実際上の必要性もあって，西洋医学とともに，中国医療の大きな柱として位置付けられた．そこで，中医学の教育が中国国内で積極的に進められ，その過程で理論やテキストの整備が行われ，難解なカテゴリーを使用している部分はあるが，体系的な医学として確立されてきた．これに対し，かつて日本の在来漢方では古医書の復刻なども含めてテキストが未整備であったり，技能の伝達が門外不出に近い状態であったりしたこともあり，日本においても中医学のほうが日本在来の漢方よりも学習しやすいと感じられる環境にあったとも考えられる．

13-1-2 ◆ 中医学の診断・治療の考え方

中医学での診断で望診，聞診，問診，切診の四診を行うが，その目的は，日本漢方における対応する処方と証との照合のためでなく，中医学的な病気・患者の状態の判断を行うためである．すなわち，中医学の特徴の一つは日本の漢方と「証」の概念が異なることである．日本の，特に古方派系の漢方医学では，すでに各漢方処方（薬方）について治療効果を症候パターンとして表したものが"薬方の証"として確立されており，これを現在の患者の状態と照合して，患者の状態に最も近い対応する薬方を選定する作業が診断であった．すなわち，葛根湯，小青竜湯，真武湯などが治療効果を発揮する場合を葛根湯証，小青竜湯証，真武湯証などと呼び，患者の状態をそうした薬方の証の中で最も近いものにあてはめ，その処方をもって治療するのである．これに対し，中医学では，患者の状態についてある種の基準をもとに**弁証**してこれに対する適切な治療方針を決定し，その後に薬方を選定する．まず虚実・寒熱・表裏・陰陽の8種類のカテゴリーによって，患者の状態を弁別する．これが**八綱弁証**と呼ばれる．さらに，気血，臓腑の状態や，各病因の関与をそれぞれさぐり，病証を明確にする．こうした診断の過程では，舌診が重視されるのも中医学の大きな特徴である．

その一方で，各処方（方剤と呼ばれる）については，薬効が分類整理され，辛温解表の作用をもつ方剤として麻黄湯，桂枝湯，香蘇散など，肝脾調和作用をもつ方剤として四逆散，清熱解毒作用をもつ方剤としては黄連解毒湯，などとされており，薬効に基づいて分類した処方を適用する点も中医学の大きな特徴である．

日中間では同じ処方名でも，使用する生薬量に大きな違いがあり，日本の処方では中国での使用量の1/10以下であることも珍しくないといわれる．これについては，カット方法や水質によ

る抽出率の違いや，修治による作用の差が指摘される場合もあるが，実際には，日本では漢方は補完的な医学程度の認識であるのに対して，中国では中医学が強い批判はあっても疾病治療の大きな柱の一つとなっており，これによる病態・重症度の違いも考慮すべきとする指摘がある．

13-2 漢方用生薬の名が日本と中国とで違うもの，同名異種の生薬

　生薬の品質については産地によって優劣があるということが古くから知られており，中国の本草書や，日本国内で書かれた医書にも，各生薬についてそうした記載がある．現代においても生薬の品質評価は重要な問題であるが，一つの生薬には多様な成分が含まれており，また複数の薬効が期待されている場合が多く，どのような薬効を期待するかによって，品質評価の基準を一律に設定しにくい場合もある．生薬の産地による品質の違いは，生育条件のみならず，種や系統の違いによる可能性も考えられる．場合によっては形態の類似する他の植物が混入する可能性もある．最近では基原植物の自生地の砂漠化や濫獲による生産の減少，薬用植物栽培の経済的な困難など種々の要因による需給関係の逼迫があって，新たな産地の開発が求められることもある．

　まずは，これまでに使用されてきた生薬の基原植物を明確にする必要があるが，中国国内では同一生薬名で複数の基原植物に由来するものが多くあり，また，日本と中国で異なる基原植物に由来するものを使用している場合もある．歴史的な経緯として，中国の医書，本草書に掲載されていても日本国内での入手が困難な場合に，日本国内で代用できる植物が探索され，その結果，異なる植物が充てられることになったものがある．当帰や川芎がその例である．また，防風は代用品として浜防風が使用され，人参の代用品として竹節人参が使用された．結果的には，これらは国内での新しい生薬の開発につながっている．

　茵陳蒿の場合は，同じ植物でも日本と中国で異なる部位が使用されてきており，使用目的を定めた品質の優劣は明確でない．

　これに対し，同名異物品で特に注意が必要なのが，防已，木通，および木香である．これらは本来の基原植物はいずれもウマノスズクサ科植物ではないが，中国産の同名生薬に有害なアリストロキア酸類を含むウマノスズクサ科植物由来のものがあり，健康被害が問題となった．これは，中国国内での採集，流通の問題が大きいと思われる．

当帰

　中国産の当帰の基原植物はセリ科の *Angelica sinensis* Diels（カラトウキ），韓国産の当帰は *A. gigas* Nakai が主であるのに対し，日本薬局方では，当帰の基原植物を *A. acutiloba* Kitagawa（トウキ．ニホントウキまたはヤマトトウキとも呼ばれる．）および *A. acutiloba* Kitagawa var. *sugiyamae* Hikino（ホッカイトウキ）と規定している．日本国内で使用される当帰は群馬，岩手，青森，奈良，北海道などの産が主であるが，韓国や中国でも日本から持ち込まれた *acutiloba* 種が生産されているという．日本で栽培されている *A. acutiloba* の由来については，(1) *A. acutiloba* var. *iwatensis* Hikino（ミヤマトウキ）またはその品種 forma *tsukubana* Hikino

の改良によるとする説，(2) 原植物の野生品は消失したが，大和地方にあったものが栽培されてきたとする説，(3) 国内在来種と中国産との雑種とする説などがあり，明確ではない．また，ホッカイトウキの由来については，トウキと *A. anomala* Lallemant（エゾノヨロイグサ）との雑種とする説があったが，現在は否定されており，不明となっている．

川芎

　中国産の川芎の基原植物はセリ科の *Ligusticum chuanxiong* Hort. であるとされるが，日本薬局方では *Cnidium officinale* Makino（センキュウ）を基原植物としている．また，センキュウは *Cnidium* 属の代わりに *Conioselinum* 属を充てるほうが良いとする説もある．センキュウの生産は北海道，岩手，群馬などで行われている．本植物の野生品は，国内はもとより中国でも見つかっていないが，ある時期に中国から持ち込まれたと推定されている．川芎はもともと芎藭（キュウキュウ）と呼ばれた生薬で，吉益東洞の薬徴にも芎藭の名で出てくるが，中国四川省産のものが上質であったため川芎と呼ばれるようになったものである．

防風と浜防風

　中国東北部に産するセリ科の *Saposhnikovia divaricata* Schischk. の根と根茎が日本にも輸入されており，日本薬局方でも本植物を防風の基原植物としている．日本には，江戸時代に中国から導入された藤助防風と呼ばれるものがあり，栽培されてきた歴史がある．このほか，中国の防風には，*Ligusticum brachylobum* Franch. や *Sereli mairei* Wolff，韓国の防風には *Peucedanum japonicum* Thunb.（ボタンボウフウ）に由来するものがあるとされる．日本国内では，中国産の防風の代用として，各地に自生する *Glehnia littoralis* Fr. Schm. ex Miq.（ハマボウフウ）が多く使用されてきた．日本薬局方では，本植物由来の生薬を，防風とは別に浜防風と規定している．北海道，鳥取，新潟などで生産される．他方，本植物は若い地上部が刺身のツマやテンプラなどに食用として利用されている．

人参と竹節人参

　人参類の生薬として，日本薬局方では人参，紅参，竹節人参の3種が挙げられている．人参および紅参の基原はいずれもウコギ科の *Panax ginseng* C. A. Meyer（オタネニンジン）の根で，中国東北部や韓国で栽培または自生のものが採集されるほか，日本国内でも長野，福島，島根に栽培があり，国内栽培品の一部は輸出されている．竹節人参は，日本特産の *P. japonicus* C. A. Meyer（トチバニンジン）の根茎で，もともと江戸時代に人参の代用品として使われるようになったが，生薬の形状は人参と明瞭に異なり，独自の生薬として使われる．一般用漢方処方にも「小柴胡湯（竹参）」があり，発熱性疾患には竹節人参が配合されたほうの処方を使う場合がある．また，心窩痞（みずおちがつかえる）に対しても人参より竹節人参が推奨されることがある．

茵陳蒿（茵陳）

　日本，中国ともにキク科の *Artemisia capillaris* Thunb.（カワラヨモギ）を基原植物とする

が，日本では頭花または花穂を使用する（日本薬局方では頭花を規定）のに対して，中国では伝統的に毛に包まれ細裂した根生薬を使用し，日本ではこれを綿茵陳と呼んでいる．成分面でも差があり，どちらを使用すべきか難しい問題である．

防已，木通，木香

　日本では，防已を，日本薬局方で規定しているようにツヅラフジ科の *Sinomenium acutum* Rehd. et Wils.（オオツヅラフジ）を基原植物としており，四国各県や長野，宮崎県など日本国内で採取されたものが使用されている．ところが，中国産の防已（中国では防己と表示し，fang-ji と読む．日本語読みではボウキ）は，*Stephania tetrandra* S. Moore（シマハスノハカズラ）が基原植物の生薬であり，これを防已（または漢防已）として扱う．日本にも自生するツヅラフジ科植物の *Cocculus trilobus* DC.（アオツヅラフジ）の根は，木防已（モクボウイ）として日本で使われることがある．また，中国では防已の一種としてウマノスズクサ科の *Aristolochia fangchi* Y. C. Wu ex L. D. Chow 由来の生薬が広防已または木防已として流通しているといわれる．この *A. fangchi* 由来の生薬が配合された製剤によってベルギーで腎障害が起こり（1990 ～ 1992 年），原因はその成分の aristolochic acid I 等のアリストロキア酸類によると考えられた．

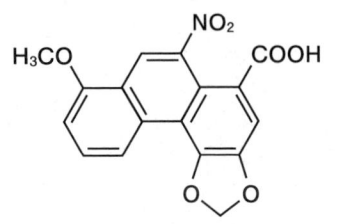

　他方，日本薬局方では木通の基原植物は，アケビ科の *Akebia quinata* Decne.（アケビ）および *Akebia trifoliata* Koidz.（ミツバアケビ）と規定されているが，中国ではウマノスズクサ科の *Aristolochia manshuriensis* Kom.（キダチウマノスズクサ）由来の生薬が関木通または木通として，また，*Aristolochia kaempferi* Willd.（オオバウマノスズクサ）も淮通または木通として流通している可能性が考えられた．

　また，木香は日本薬局方では，キク科の *Saussurea lappa* Clarke が基原植物として規定されているが，中国ではウマノスズクサ科の *Aristolochia deblis* Sieb. et Zucc.（ウマノスズクサ）由来の生薬が青木香，*Aristolochia yunnanensis* Franch. 由来の生薬が南木香と呼ばれ，それぞれ木香として扱われる可能性が考えられる．

　アリストロキア酸は，ウマノスズクサ科の *Aristolochia* 属植物に広く含まれており，このように本属の植物は，防已の他，木通や木香として使われることがあるため，日本の厚労省は安全性情報などによって注意を喚起している．その他，細辛についても，地上部が混入しないように注意する必要のあることが指摘されている．また 2003 年には，中国国家食品薬品局からもアリストロキア酸を含む一部生薬の利用を禁止する通知が出されている．

その他

　柴胡の基原植物は，日本薬局方ではセリ科の *Bupleurum falcatum* L.（ミシマサイコ）が充てられるが，中国では *B. chinense* DC.（マンシュウミシマサイコ）および *B. scorzonerifolium* Willd.（ホソバミシマサイコ）が使用される．これらは地域変異の範囲とする考え方もあるが，異説もある．

山椒の基原植物は，日本薬局方ではミカン科の *Zanthoxylum piperitum* DC.（サンショウ）が充てられるが，中国では蜀椒（ショクショウ）または花椒（カショウ）として，*Z. bungeanum* Max.（カホクザンショウ）が使用される．成分は両者に多少の差異があるとされている．

　白朮・蒼朮には，日中で基原植物に混乱がみられるが，現在，基原となる *Atractylodes* 属植物の遺伝子鑑別の方法が確立されてきた．これらの他，厚朴（唐厚朴と和厚朴）のように，日本産の植物と中国産の植物が異なることが明らかになった上で，両者が使用される場合も少なくない．今後，主要な漢方処方構成生薬については，基原植物のさらなる明確化が進められるであろう．

14 日本の民間薬

　民間薬は各地で特定の病気に有効として伝承されてきた民間療法に用いられる薬草．漢方薬が病人の証という適応条件によって複数の生薬を配合して用いられるのに対して，民間薬は基本的に単味で病人の症状に応じて用いられる点で区別される．しかし民間薬にも漢方用薬として用いられるものもあり，両者を薬物としてより用法で区別する方がよいものもある．
　わが国で古くから伝承利用されてきた民間薬は数多いが，以下に代表的なものをあげる．

ゲンノショウコ

　花期に採取した地上部が，濃く煎じて下痢止め，浅く煎じて便秘の両方に用いられる．その効き目の確かさから，「現の証拠」の名があり，タチマチグサ，イシャイラズ，イシャナカセ等の別名もある．主成分はエラジタンニンの geraniin（ゲラニイン）で，煎じているうちに化学構造が変化する．

ドクダミ

　生葉を火であぶって患部に貼り付けて膿出しに，またもんだ葉を鼻につめ，蓄膿症に用いるなどの民間療法に用いられる．生葉は特有の臭いがあるが乾燥するとほとんど無味無臭となる．乾燥した全草は生薬「ジュウヤク」で，膿出しの他，利尿，消炎，整腸など多目的に用いられる．生薬名は薬効の多様性から十薬，重薬の意．生葉の臭い成分は抗菌作用のある decanoylacetaldehyde．その他の成分として quercitrin, isoquercitrin などのフラボノイド配糖体が知られている．

Geraniin

Quercitrin R=rhamnosyl
Isoquercitrin R=glucosyl

センブリ

全草に苦味配糖体（sweroside, swertiamarin, amarogentin など）を含み，当薬の名で苦味健胃薬として用いられる．植物名の由来は「千振り」の意で，千回振り出してもなお苦いことによる．発毛促進作用があるとして，若はげ，円形脱毛症などにも用いられる．

ハトムギ

種皮を除いた種子（薏苡仁）を民間薬としていぼや肌荒れ，魚の目などに内服する．ハトムギ茶としても飲用される．また漢方では解熱，鎮痛，消炎，健胃，排膿などの目的で薏苡仁湯，麻杏薏甘湯などの方剤に配合される．成分としては，多量のデンプン，たん白質，脂肪の他，ステロールエステルを含む．

ヨモギ

葉を乾燥したもの（艾葉）が腹痛，下痢などに整腸剤として，吐血，子宮出血などに止血剤として用いられる他，喘息にも用いられる．乾燥葉をつき砕いて集めた綿毛は「もぐさ」として灸に用いられる．成分としては，精油（cineole, thujone など）の他，3,5-dicaffeoylquinic acid などのカフェタンニンを含む．

ユキノシタ

別名ミミダレグサとも言われるように生薬の汁を耳だれ（中耳炎）に外用する．また葉を火であぶり，軽い火傷，ひび，しもやけ，腫れ物の吸出しなどにも外用される．また汁を内服すると小児のひきつけや感冒の解熱にもよいといわれ，古くから民間で用いられている．乾燥した葉（虎耳草）の煎じ液は痔の痛みに外用して効果があるともいわれる．花期は5～7月であるが，葉は1年中あるので必要に応じて利用できる重宝な薬草である．アントシアニンの他，高度にガロイル化された縮合型タンニンの存在が明らかにされている．

オオバコ

葉が大きいことから「大葉子」．花期の全草を乾燥したもの（車前草）および葉のみを乾燥したもの（車前葉）は消炎，利尿，止瀉，咳止めなどによいとして利用される．種子（車前子）は漢方用薬として牛車腎気丸などに配合される．成分として plantaginin などのフラボノイド配糖体，acetoside などのカフェ酸誘導体，イリドイド配糖体の aucubin などが知られている．

クコ

神農本草経の上薬にも記載があるが，わが国では平安時代から民間薬として用いられてき

た．葉を茶剤とし，高血圧，動脈硬化に良いとされる．ビタミンCやB群，rutin, betaine などを含み，その煎液は血管強化作用により，高血圧や頭痛，肩こり，疲労回復に効果があるといわれる．根皮（地骨皮）は血圧降下，血糖降下，痰切りに煎液を服用する．果実（枸杞子）はクコ酒にして強壮，疲労回復に用いる．

参考図書

1) 第 15 改正日本薬局方解説書　2006　廣川書店
2) 一般用漢方処方の手引　厚生省薬務局監修　1976　薬業時報社
3) 天然薬物事典　奥田拓男編　1986　廣川書店
4) 最新生薬学　奥田拓男編　2007　廣川書店
5) 最新薬用植物学　奥田拓男編　2007　廣川書店
6) 中薬大辞典　江蘇医学院中薬大辞典編寫組　1979　上海科学技術出版社
7) 漢方用語大辞典　創医学学術部編　2001　燎原
8) 漢方医語事典　西山英雄編著　1977 復刻 4 版　創元社
9) 漢方治療の ABC　日本医師会編　1992　医学書院
10) 漢方業務指針改訂 4 版　日本薬剤師会編　1997　薬業時報社
11) 症例による漢方治療の実際第 5 版　大塚敬節著　2000　南山堂
12) 傷寒論解説　大塚敬節著　1966　創元社
13) 金匱要略講話　大塚敬節著　1979　創元社
14) 臨床応用漢方処方解説　矢数道明著　1981　創元社
15) 漢方概論　藤平　健・小倉重成著　1979　創元社
16) 和訓類聚方広義・重校薬徴　吉益東洞原著　尾台榕堂校註　西山英雄訓訳　1976　創元社
17) 漢薬の臨床応用　中山医学院編・神戸中医学研究会訳　1979　広東人民出版社

日本語索引

ア

アオツヅラフジ 165
あかぎれ 69
アカヤジオウ 91, 97, 104, 106
阿膠 93
アケビ 118, 165
アコニチン 90
アサ 118
浅田家方 79
足厥陰肝経 154
足少陰腎経 154
足少陽胆経 154
足太陰脾経 153
足太陽膀胱経 154
足陽明胃経 153
アセチルオイゲノール 111
アセチルシコニン 104
アセチルジュジュボシド 103
あせも 68, 69
阿仙薬 93
アデノイド 66
アトピー性皮膚炎 66
アネマラン 111
アネモニン 93
アブ 117
アマ 93
亜麻仁 93
アミガサユリ 114
アミグダリン 99, 113
アミノピリン 100
アユルヴェーダ 3
アユルヴェーダ医学 147
アリソール 110
アルカロイド 120
アンズ 99
安中散 48, 143
アントラキノン 109
按摩 148
3-α-ジヒドロカダンビン 111

イ

イ 112
医王湯 61
医学入門 82, 151
医学六要 81
胃経 153

イシャイラズ 167
イシャナカセ 167
医心方 150
イソフラボン 95
胃腸の鎮痛鎮痙および消炎薬 53
胃腸の不調 48
一貫堂 79
一般用漢方処方 5
一般用漢方製剤 1, 77
イトヒメハギ 96
イヌザンショウ（犬山椒） 94
胃風湯 52
医方口訣 82
医方考 79
いらいら 40
イリドイド配糖体 91
医療用漢方エキス製剤 GMP 78
医療用漢方製剤 5, 77
医療用漢方薬 1
威霊仙 93
胃苓湯 50
茵蔯蒿 94, 164
茵蔯蒿湯 55, 143
茵蔯五苓散 55
咽頭炎 67
インドール 96
陰部痒痛 64
インペラトリン 105
陰陽 148, 155
陰陽五行説 10

ウ

ウイキョウ（茴香） 94
魚の目 69
ウコン（欝金） 94
ウスバサイシン 102
打ち身 69
ウド 113
烏梅 94
ウマノスズクサ 165
ウマビル 108
ウメ 94
烏薬 94
ウルソデオキシコール酸 119
うるち米 101
温経湯 60, 138, 143
ウンシュウミカン 111
温清飲 60, 68, 76, 143

温胆湯 42
雲木香 118

エ

エキス剤 5
越婢加朮湯 28, 39, 73, 143
越婢加半夏湯 27
エモジン 109
エラジタンニン 103
エラジタンニンオリゴマー 108
エルゴステロール 111
延胡索 95
延胡索エキス 95
延年半夏湯 53

オ

オイゲノール 111
黄耆 95
黄耆建中湯 62, 71
オウゴニン 95
黄芩 95
黄芩湯 52, 143
応鐘散 63
オウバク（黄柏） 86, 95
桜皮 95
黄連 96
黄連阿膠湯 42
黄連解毒湯 40, 64, 128, 143
黄連湯 48
オオカラスウリ 97
オオツヅラフジ 116, 165
オオバウマノスズクサ 165
オオバコ 105, 168
オオバナオケラ 106
オオベニミカン 99
オオミサンザシ 103
オオムギ 114
オオヨモギ 96
オキシマトリン 99
オクトリカブト 90, 116
オケラ 106
オストール 105
オタネニンジン 90, 113, 164
乙字湯 64, 74, 143
オニノヤガラ 112
オニユリ 115
オフィオポゴニン 114

遠志　96

カ

外耳炎　66, 67
外傷　69
回虫　70
海人草　96
開宝本草　151
艾葉　96, 168
カウラン系ジテルペノイド　113
香川修庵　80
カギカズラ　111
カキノキ　104
格致余論　151
加減方　7, 81
訶子　96
何首烏　96
ガジュツ（莪朮）　96
化食養脾湯　51
加水分解性タンニン　96
かぜ症候群　13, 15
華佗　149
カタルポシド　104
カタルポール　91, 104
藿香　97
藿香正気散　51
葛根　97
葛根黄連黄芩湯　53
葛根加朮附湯　18
葛根紅花湯　65
葛根湯　16, 73, 143
　加減方　17
葛根湯加川芎辛夷　17, 143
葛根湯証　10
滑石　97
カテキン類　93
家伝薬　85
化膿性疾患　65
カピラリシン　94
カピラルテミシン　94
カフェイン　111
カフェ酸誘導体　120
かぶれ　69
加味温胆湯　42
加味帰脾湯　43, 143
加味解毒湯　64
加味逍遙散　58, 143
加味逍遙散合四物湯　58
加味平胃散　49
嘉祐本草　151
かゆみ　66, 68

カラスビシャク　115
カラトウキ　163
カラトリカブト　90
カルダモン　107
栝楼根　97
ガロタンニン　105, 117
栝楼仁　97
寒　9
感応丸　86
肝機能障害　54
乾姜　91, 107
乾姜人参半夏丸　33, 61
肝経　154
眼瞼縁炎　70
乾地黄　91, 97, 104
含水ケイ酸アルミニウム　97
含水硫酸カルシウム　108
含水硫酸ナトリウム　117
関節炎　39
カンゾウ（甘草）　97, 105, 140
甘草瀉心湯　41, 49
甘草湯　28, 143
含窒素化合物　120
款冬花　98
寒熱　156
寒熱虚実　9
甘麦大棗湯　42
漢方医学　3
漢方エキス製剤4処方　77
漢方処方のエキス製剤　1
漢方製剤　1, 5, 77
漢方薬　1, 3
　実験薬理学的検討　123
　使用上の注意　146
　副作用　139, 143
　臨床研究　123
漢方用薬　3
漢薬　3

キ

偽アルドステロン症　97
奇応丸　86
キカラスウリ　97
気管支炎　27
気管支喘息　27
帰耆建中湯　62
キキョウ（桔梗）　98
桔梗石膏　38, 143
桔梗湯　38
キク　99

菊花　99
気血水　156
気血水薬徴　152
枳殻　98
枳実　98
キダチウマノスズクサ　165
キッカノール　99
橘皮　99
キノン類　121
キハダ　95
キバナオウギ　95
帰脾湯　43
芎黄散　63
芎帰膠艾湯　65, 76, 138
芎帰調血飲　59, 138, 143
芎帰調血飲第一加減　60
急性発熱性疾患　63
救命丸　86
虚　9
羌活　99
胸脇苦満　156
響声破笛丸　29
杏蘇散　30
蟯虫　70
杏仁　99
キョウニン水　99
去加方　7
局方発揮　151
虚実　155
虚弱　61
虚弱体質　62, 65
虚証　14
禁灸穴　155
金匱要略　1, 4, 14, 78, 149
金銀花　99
[6]-ギンゲロール　106
ギンゲロン　107
禁鍼穴　155
ギンセノシド　113

ク

クエン酸　94
駆瘀血薬　142
クコ　104, 168
枸杞子　169
クサスギカズラ　112
苦参　99
苦参湯　68
クズ　97
クチナシ　103
駆虫薬　70, 121

クヌギ 117
駆風解毒散 67
クマリン類 121
九味檳榔湯 40, 46, 138
クララ 99
クリサンテモール 99
クリソファノール 109
グリチルリチン酸 97
クルクミン 94
クロモン類 121

ケ

ケイ 100
ケイガイ（荊芥） 100
荊芥連翹湯 66, 143
鶏肝丸 62
経穴 153
ケイ酸マグネシウム 97
桂枝 100
桂枝加黄耆湯 22, 71
桂枝加葛根湯 21, 72
桂枝加厚朴杏仁湯 23, 31
桂枝加芍薬生姜人参湯 54
桂枝加芍薬大黄湯 22, 72, 143
桂枝加芍薬湯 22, 50, 127, 143
桂枝加朮附湯 21, 72
桂枝加附子湯 72
桂枝加竜骨牡蛎湯 23, 42, 72
桂枝加苓朮附湯 38, 72, 143
桂枝去芍薬湯 71
桂枝湯 21, 71, 143
　　加減方 21
　　合方 23
桂枝湯証 10
桂枝二越婢一湯 28
桂枝人参湯 52
桂枝茯苓丸 56, 60, 135, 143
桂枝茯苓丸料加薏苡仁 60
桂芍知母湯 39, 143
桂皮 100, 142
ケイヒアルデヒド 100
啓脾湯 52
荊防敗毒散 67
桂麻各半湯 23, 31, 138
経脈 153
経絡 149, 153
ケイリンサイシン 102
外台秘要 78
外台秘要方 150
月経困難 57, 58
月経不順 56, 57, 58

厥陰病 9, 149
結膜炎 70
健胃消化薬 48
玄参 100
倦怠感 40
堅中湯 54
ゲンノショウコ 167

コ

膠飴 100
紅花 101, 142
口渇 44
高血圧 39
甲字湯 56
香砂平胃散 50
香砂養胃湯 51
香砂六君子湯 51
考証派 152
紅参 113
香蘇散 23, 42
黄帝内経 3, 148
黄帝八十一難経 149
口内炎 67
更年期障害 56, 57, 60
香附子 101
鉱物基原生薬 121
粳米 101
合方 8
厚朴 101
厚朴生姜半夏人参甘草湯 49
コウホネ 108
藁本 101
肛門裂傷 64, 69
コガネバナ 95
五行説 148, 152
五虎湯 27, 73, 143
牛膝 101, 142
牛膝散 56
五積散 60
牛車腎気丸 48, 75, 129, 137, 143
ゴシュユ（呉茱萸） 102
呉茱萸湯 128, 143
後世派 1
後世方 4, 10
後世方医学 151
誤治 139
コハク酸 94
コブシ 107
コベニミカン 99
古方 4
ゴボウ 102

牛蒡子 102
古方派 1, 11
ゴマ（胡麻） 102
ゴマノハグサ 100
胡麻油 142
五味子 102
ゴミシン A 102
コムギ 107
五物解毒散 68
コリダリン 95
五淋散 48, 143
五苓散 45, 137, 143

サ

柴陥湯 20, 74
柴胡 102, 165
柴胡加竜骨牡蛎湯 40, 74, 143
柴胡桂枝乾姜湯 43, 74, 144
柴胡桂枝湯 20, 55, 74, 144
柴胡剤 74
柴胡清肝湯 67, 144
柴芍六君子湯 50
細辛 102
済生方 79
細茶 111
柴朴湯 21, 55, 74, 135, 144
柴苓湯 21, 55, 74, 144
サキシマボタンヅル 93
坐骨神経痛 59, 57
サジオモダカ 110
左突膏 69
サネブトナツメ 103
サポニン 121
サラシナショウマ 107
三陰三陽 9, 152
三因方 78, 81
三黄瀉心湯 39, 40, 143
産科婦人科の諸病 56
産後の肥立ち薬 138
サンザシ（山楂子） 103
山梔子 103
サンシュユ（山茱萸） 103
サンショウ（山椒） 103, 166
三焦経 154
産褥熱 60
産前産後 57
酸棗仁 103
酸棗仁湯 43
三味鷸鴣菜湯 70
三物黄芩湯 45, 143
山薬 103

産論　81

シ

痔　64
滋陰降火湯　28, 76
滋陰至宝湯　31
紫雲膏　69
地黄　91, 104, 142
地黄剤　75, 76
シオン（紫苑）　104
痔核　61
四逆散　54, 74
子宮炎　60
子宮筋腫　57
四君子湯　51, 75
滋血潤腸湯　64
地骨皮　104, 169
シコニン　104
紫根　104
シザンドリン　102
シシウド　113
痔疾　69
梔子柏皮湯　55, 68
止瀉整腸薬　52
痔出血　64, 65
四診　10
治頭瘡一方　66
シソ　104, 109
紫蘇子　104
紫蘇葉　109
治打撲一方　38
七物降下湯　40, 76
実　9
実証　14
湿疹　66, 67
シッダ医学　147
実脾飲　47
実母散　86
蒺藜（莉）子　105
柿蔕　104
柿蔕湯　34
シナスッポン　113
シナレンギョウ　120
シノメニン　117
脂肪油　121
シマカンギク　99
シミフギン　107
四物湯　57, 76
しもやけ　69
炙甘草　105
炙甘草湯　41

シャクヤク（芍薬）　105
芍薬甘草湯　36, 127, 144
芍薬甘草附子湯　36
瀉下薬　93
鷓鴣菜湯　70
蛇床子　105
蛇床子湯　69
車前子　105, 168
車前草　168
しゃっくり止め　32, 34
ジャノヒゲ　114
ジャムー　147
習慣性流産　58
集験方　82
修琴堂　80
修治　89
十全大補湯　61, 76, 135, 144
集注本草　149
十二経脈　153
衆方規矩　81
十味敗毒湯　67, 144
ジュウヤク（十薬）　105, 167
縮合型タンニン　93
熟地黄　91, 104, 106
縮砂　106
酒皶鼻　65
樹脂配糖体　121
ジュジュボシド　103
寿世保元　78, 151
酒石酸　119
朮　106
儒門事親　151
潤腸湯　63, 144
証　6, 10
少陰病　9, 149
消炎鎮痛　38
ショウガ　106, 107
蒸眼一方　70
傷寒雑病論　4, 149
傷寒論　1, 4, 14, 78, 149
生姜　91, 106
生姜瀉心湯　49
小建中湯　22, 71, 144
小柴胡湯　19, 55, 123, 144, 146
　加減方　20
　合方　20
小柴胡湯加桔梗石膏　20, 55, 144
常習性便秘　63
小承気湯　63
小豆蔲　107
小青竜湯　18, 73, 125, 143
小青竜湯加石膏　19, 29

小青竜湯合麻杏甘石湯　19, 29, 73
証台準縄　79
小腸経　153
椒梅湯　70
小麦　107
小半夏加茯苓湯　32, 61
小品方　150
消風散　66, 144
少腹急結　156
少腹拘急　156
升麻　107
升麻葛根湯　17
生薬　93
　修治　89
　品質　83
逍遙散　58
少陽病　9, 149
ショーガオール　107
[6]-ショーガオール　106
諸病源候論　150
しらくも　69
自律神経失調症　40
四苓湯　47
辛夷　107
辛夷清肺湯　66, 144
心窩痞　156
神麹　107
鍼灸　148
鍼灸医学　149
鍼灸治療　3, 153
腎虚　75
秦艽　108
秦艽羌活湯　65
秦艽防風湯　65
心経　153
腎経　154
神経症　40
新修本草　150
尋常性乾癬　68
参蘇飲　24, 144
神農　148
神農本草経　148
神農本草経集注　148
神秘湯　28, 73, 137
真武湯　62, 144
心包経　154
じんま疹　67
辛味成分　121
参苓白朮散　53

ス

スイカズラ　99, 114
水蛭　108
水分代謝　44
水疱　66
スウェルチシン　103
スオウ　109
スカトール　96
図経本草　151
スコパロン　94
スジアカクマゼミ　109
スッポン　113
ステロイド　121
ステロイドサポニン　112
スピノシン　103

セ

清肌安蛔湯　70
性器出血　59
青酸配糖体　94, 99, 120
清湿化痰湯　36
清上蠲痛湯　36
清上防風湯　65, 144
清暑益気湯　62
精神神経症状　58
精神不安　40
清心蓮子飲　47, 144
清肺湯　30, 144
制法　89
精油　121
生理痛　57
政和本草　151
咳　27
石膏　108
折衝飲　57
切診　10
折衷派　11, 152
ゼラチン　93
山海経　148
センキュウ（川芎）　108, 164
川芎茶調散　25
千金鶏鳴散　38
千金方　78
千金翼方　150
前胡　108
川骨　108
鮮地黄　104
銭氏白朮散　53
蝉退　109
センブリ　168
宣明論　83
宣明論方　151
川楝子　109

ソ

臓志　151
蒼朮　106, 166
桑白皮　109
疎経活血湯　35
蘇子降気湯　31
蘇木　109
素問　3, 148
蘇葉　109

タ

太陰病　9, 149
大黄　109, 141
大黄甘草湯　63, 126, 144
大黄甘草湯エキス　63
大黄牡丹皮湯　56
大観本草　151
帯下　60
大建中湯　50, 75, 135, 144
大柴胡湯　54, 74, 144
大柴胡湯去大黄　55
大承気湯　63
ダイゼイン　97
大棗　110
ダイダイ　98
大腸経　153
大半夏湯　33
大腹皮　110
ダイフクビンロウ　110
太平恵民和剤局方　151
大防風湯　39, 144
太陽病　9, 16, 149
タウリン　119
沢瀉　110
ただれ　68, 69
ただれ目　70
タチマチグサ　167
脱肛　61, 64
打撲　38, 69
たむし　68
タムシバ　107
陀羅尼助　86
痰　27
胆経　154
炭酸カルシウム　119

炭水化物　121
タンニン　117, 119, 121

チ

チガヤ　117
竹節　110
竹節温胆湯　29
竹節人参　110, 164
蓄膿症　65
チスイビル　108
血の道症　60
知母　110
チモサポニン　110
チャイロビル　108
チャノキ　111
茶葉　111
中医　3, 161
中医療法　7
中黄膏　69
中耳炎　66, 67
中成薬　7
中薬　3, 7, 161
調胃承気湯　63
丁香柿蔕湯　34
チョウジ（丁子）　111
チョウセンアサガオ　87
チョウセンゴミシ　102
張仲景　149
釣藤鈎　111
釣藤散　37, 126, 144
腸癰湯　54
猪苓　111
猪苓湯　46, 144
猪苓湯合四物湯　46, 144
チョレイマイタケ　111
チリメンジソ　104, 109
鎮痙薬　35
鎮痛薬　35
鎮吐薬　32
陳皮　111

ツ

通仙散　87
通導散　56, 144
ツルドクダミ　96
つわり　61

テ

抵当湯　57

手厥陰心包経 154
手少陰心経 153
手少陽三焦経 154
手太陰肺経 153
手太陽小腸経 153
テトラヒドロパルマチン 95
デヒドロコリダリン 95
デメチルコクラウリン 120
手陽明大腸経 153
テルペノイド 120
テンダイウヤク 94
天南星 112
天麻 112
天門冬 112

ト

導引 148
湯液治療 3, 152
トウカギカズラ 111
桃核承気湯 56, 144
冬瓜子 112
トウガン 112
トウキ（当帰） 112, 163
動悸 40
当帰飲子 68, 76, 145
当帰建中湯 59
当帰散 59
当帰四逆加呉茱萸生姜湯 59, 72, 145
当帰四逆湯 59
当帰芍薬加附子湯 58
当帰芍薬散 58, 136, 145
当帰湯 38, 59
当帰貝母苦参丸料 46
陶弘景 148
統旨 80
灯心草 112
トウセンダン 109
凍瘡 59
桃仁 113, 142
動物基原生薬 121
同名異種の生薬 163
東洋医学 3
トウリンドウ 119
得効方 80
ドクダミ 105, 167
督脈 154
屠蘇散 87
トチバニンジン 110, 164
トチュウ（杜仲） 113
独活 113

独活葛根湯 17
独活湯 37
土鼈甲 113
富山売薬 85
トリコサン 97

ナ

内外傷弁惑論 151
内科摘要 78
ナガイモ 103
ナツミカン 98
ナツメ 110
夏痩せ 62
生地黄 104
ナリンギン 98
難経 149
軟性下疳 68

ニ

にきび 67
二酸化ケイ素 97
二重盲検 123
二重盲検ランダム化比較臨床試験 123
二朮湯 37, 145
二陳湯 32
210 処方 77
ニホントウキ 163
日本薬局方 1, 15
乳腺炎 67
女神散 57, 145
人参 90, 113, 142, 164
人参湯 51, 75, 145
人参養栄湯 62, 76, 137, 145
忍冬 114
任脈 154

ネ

ネオヘスペリジン 98
熱 9
ねぶと 67, 68
練熊 86
捻挫 69

ノ

ノダケ 108
ノトプテロール 99
野間万金丹 85

ハ

バイカリン 95
バイカレイン 95
肺経 153
ハイゲナミン 102
排尿の異常 44
排膿散 68
排膿散及湯 68
排膿湯 68
貝母 114
ハカタユリ 115
麦芽 100, 114
麦芽糖 100
白参 90
白礬 114
ハクモクレン 107
麦門冬 114
麦門冬湯 30, 136, 145
麦粒腫 67, 70
バージャー病 59
ハス 120
ハチク 110
八綱弁証 162
八味丸 75
八味地黄丸 45, 75, 130, 145
八味逍遙散 58
パチョウリー 97
薄荷（葉） 114
ハッカ 114
発汗 62
発熱症状 15
ハトムギ 119, 168
華岡青洲 79, 87
華岡麻沸湯 87
ハナスゲ 110
ハナトリカブト 116
ハマゴウ 118
ハマスゲ 101
ハマビシ 105
ハマボウフウ（浜防風） 115, 164
はやり目 70
原南陽 79
半夏 115
半夏厚朴湯 33, 41, 61, 132, 145
半夏瀉心湯 49, 61, 137, 145
半夏白朮天麻湯 33, 61, 145
反魂丹 85

ヒ

脾胃論　82, 151
冷え性　58, 59
鼻炎　66
皮下腫瘍　68
備急千金要方　150
ヒグマ　119
脾経　153
ビサミノール　107
ビスナジン　107
ヒナタイノコズチ　101
ひび　69
皮膚炎　60, 66
皮膚病　65
ピマラン系ジテルペノイド　113
白芥子　115
百合　115
白芷　115
白朮　106, 166
百草　86
白虎加桂枝湯　44
白虎加人参湯　44, 145
白虎湯　44
病期　9
療疽　68
表熱証　16
表裏　156
ビワ　115
枇杷葉　115
枇杷葉湯　87
ビンロウ　116
檳榔子　116
ビンロウジュ　110

フ

フェノール性化合物　121
不換金正気散　49
フキタンポポ　98
副作用　139
腹証　156
腹中雷鳴　156
腹部膨満感　63
伏竜肝　116
伏竜肝湯　34, 61
茯苓　116
茯苓飲　32, 50, 61, 75
茯苓飲加半夏　32, 61
茯苓飲合半夏厚朴湯　32, 61, 145
附子　90, 116, 141

附子人参湯　52
フジマメ　116
附子理中湯　52
婦人良方　80
不定愁訴　40, 56, 58
不妊症　57, 58
不眠症　58
ふらつき　40
フラボノイド　95, 121
l-プレゴン　100
プロトアネモニン　93
プロトピン　95
分消湯　47
聞診　10

ヘ

平胃散　49
閉塞性血栓血管炎　59
ペイミノシド　114
ペイミン　114
ペオニフロリン　105, 117
ペオノール　117
ヘキソサン　114
ヘスペリジン　111
ベーチェット病　60
ベテル　116
ベニバナ　101
ベルベリン　95, 96
扁鵲　149
扁豆　116
扁桃炎　65, 67
扁桃腺肥大　67
ペントサン　114
便秘症　63
弁惑論　83
β-オイデスモール　101

ホ

防已　116, 165
防已黄耆湯　46, 145
防已茯苓湯　47
蜂窩織炎　68
方極　151
膀胱経　154
茅根　117
芒硝　117
望診　10
虻虫　117
防風　117, 164
防風通聖散　39, 44, 131, 145

ホオノキ　101
ホオノキオール　101
補気建中湯　52
樸樕　117
ホソバオケラ　106
ボタン　117
牡丹皮　117, 142
補中益気湯　61, 75, 133, 139, 145
ホッカイトウキ　112, 163
ほてり　44
補肺湯　31
ホモイソフラボノイド　114
ポリフェノール類　121
牡蛎　118
ホンアンズ　99
本事方　82
本草綱目　151
本朝経験　78

マ

マイヅルテンナンショウ　112
マオウ（麻黄）　118, 140
麻黄剤　72
麻黄湯　18, 27, 73, 137, 145
麻黄附子細辛湯　25, 31, 136, 145
マガキ　118
麻杏甘石湯　27, 73, 145
麻杏薏甘湯　35, 73
マグノクラリン　101
マグノロール　101
マクリ　96
マグワ　109
麻子仁　118
麻子仁丸　64, 145
マダケ　110
マツホド　116
マトリン　99
曲直瀬道三　151
麻沸散　149
麻沸湯　87
マルトース　100
万金丹　85
蔓荊子　118
蔓難録　81
万病一毒説　151
万病回春　78, 151

ミ

ミシマサイコ　102
水虫　67

ミ

ミツバアケビ　118, 165
ミミダレグサ　168
脈経　149
ミヤマトウキ　163
明礬　114
ミロバラン　96
民間薬　167
民間療法　167

ム

むくみ　44
ムラサキ　104

メ

明医指掌　83
メサコニチン　90
メチルオイゲノール　102
メハジキ　119
めまい　40
瞑眩　139
面疔　67
l-メントール　114
d-メントン　100

モ

もぐさ　168
木通　118, 165
木防已　165
木防已湯　30, 145
木香　118, 165
ものもらい　70
モモ　113
問診　10

ヤ

ヤクチ（益智）　119
ヤクチノン　119
薬徴　151
益母草　119
火傷　69

ユ

夜尿症　57
ヤマイモ　103
ヤマザクラ　95
ヤマトトウキ　163
大和売薬　86
ヤマモモ　119

ユ

熊胆　119
ユキノシタ　168
ユナニー医学　147

ヨ

癰　67, 68
腰痛　59, 57
楊梅皮　119
楊柏散　69
陽明病　9, 149
薏苡仁　119, 168
薏苡仁湯　35, 73, 143
抑肝散　41, 138, 145
抑肝散加陳皮半夏　44
吉益東洞家方　78
ヨモギ　96, 168
ヨロイグサ　115

ラ

雷公薬対　149
蘭室秘蔵　81
蘭方　152

リ

リウマチ　39
裏急　156
リグスチリド　112
リグナン　121
六君子湯　50, 75, 126, 145
立効散　37
d-リモネン　98
リュウガン　119

竜眼肉　119
竜骨　119
硫酸アルミニウムカリウム　114
竜胆　119
竜胆瀉肝湯　44, 145
苓甘姜味辛夏仁湯　29
良姜　120
苓姜朮甘湯　57
苓桂甘棗湯　42
苓桂朮甘湯　42, 145
リンゴ酸　94
リンコフィリン　111
リン酸カルシウム　118
リンパ腺炎　67
リンパ腺腫　67

ル

類聚方　151
類聚方広義　82
瘰癧　67

レ

霊枢　3, 148
レイノー病　59
レオヌリン　119
レンギョウ（連翹）　120
蓮肉　120

ロ

六神丸　86
六味丸　45, 75
六味地黄丸　45
ロスマリン酸　109

ワ

和漢薬　4
和剤局方　78
ワシントン条約　89
和薬　4

外国語索引

A

acetyleugenol 111
acetylshikonin 104
Achyranthes bidentata 101
achyranthoside 101
aconitine 116
Akebia quinata 165
Akebia trifoliata 165
akeboside 118
alisol 110
Alpinia officinarum 120
γ-aminobutyric acid 95
Amomum xanthioides 106
amygdalin 94, 99, 113, 115
anemaran 110
anemonin 93
anethol 94
Angelica acutiloba 163
Angelica acutiloba var. *iwatensis* 163
Angelica acutiloba var. *sugiyamae* 163
Angelica gigas 163
Angelica sinensis 163
apigenin 99
arabinan 115
arctigenin 120
arctiin 102, 120
arecolin 116
Aristolochia deblis 165
Aristolochia fangchi 165
Aristolochia kaempferi 165
Aristolochia manshuriensis 165
Aristolochia yunnanensis 165
Artemisia capillaris 164
aster saponin 104
astragaloside 95
astraisoflanin 95
atractylenolide 106
Atractylodes chinensis 106
atractylodin 106
atractylodinol 106
atractylon 106
aucubin 104, 105

B

baicalein 95
baicalin 95
Benincasa cerifera 112
benzoxazinone 119
benzoylpaeoniflorin 117
berberine 95
bergamottin 99
bergapten 99, 105, 112
betaine 104
betulinic acid 104
borneol 94
d-borneol 106
bornyl acetate 106
brasilin 109
Brassica alba 115
Bupleurum chinense 165
Bupleurum falcatum 165
Bupleurum scorzonerifolium 165
butylidene phthalide 101, 112
byak-angelicin 115
byak-angelicol 115

C

α-cadinene 120
caffeic acid 103
campesterol 119
d-camphene 96
l-camphene 105
camphor 99
d-camphor 96, 106
capillarin 94
capillarisin 94
capillartemisin 94
capillene 94
capillin 94
carthamin 101
β-caryophyllene 111, 119
catalpol 104
catalposide 104
chamazulene 94
chavicol 111
chenodeoxycholic acid 119
chikusetsusaponin 110
chlorogenic acid 96, 103, 114

cholic acid 119
chrysanthemol 99
chrysophanol 96
cimicifugoside 107
cimifugin 107, 117
cineole 96
1,4-cineole 96
1,8-cineole 107, 119, 120
cinnamaldehyde 100
Cinnamomum cassia 100
cinnamyl acetate 100
cinncassiols 100
cinnnamic acid 104
cinzeylanol 100
citral 103, 107
Citrus erythrosa 99
Citrus tangerina 99
clematichinenoside 93
cnidiadin 105
cnidilide 101, 108
Cnidium monnieri 105
Cnidium officinale 164
Cocculus trilobus 165
cornin 103
cornusiin 103
d-corydaline 95
Corydalis turtschaninovii 95
costunolide 118
crocin 103
crysophanol 109
curcumenol 96
curcumin 94
cycloseychelene 97
cylindrin 117
α-cyperone 101

D

daidzein 97
daidzin 97
Datura alba 87
decanoylacetaldehyde 105
dehydrocorydaline 95
dehydroevodiamine 102
deltoin 117
demethylcoclaurine 120
deoxynupharidine 108
des-*p*-hydroxybenzoylcatalposide 104

3,5-dicaffeoylquinic acid　96, 168
3-α-dihydrocadambine　111
3,4-dihydroxybenzaldehyde　115
dioscoran　103
dioscoreamucilage　103
diosmetin　100

E

EBM　123
eburicoic acid　116
ecdysterone　101
Elettaria cardamomum　107
emodin　96, 109
emulsin　113
ephedrine　115, 118
(−)-epigallocathechin　111
ergosterol　111, 116
eriojaposide　115
estragole　94
β-eudesmol　101, 106
eugenol　107, 111
Euphoria longata　119
Evodia bodinieri　102
evodiamine　102
Evodia officinalis　102

F

falcarindiol　99, 112
falcarinol　112, 117
farfaranone　98
d-fenchone　94
fernenol　117
formononetin　95
fraxidin　117
friedelin　104, 110

G

galacturonic acid　115
galangin　120
gallate　111
gardenoside　103
genipin　103
geniposide　103, 113
geniposidic acid　113
genistein　97
Gentiana macrophylla　108
Gentiana manshurica　119
gentiopicroside　108, 119

geraniin　167
geraniol　103
[6]-gingerol　91, 106
ginsenoside　113
Glehnia littoralis　164
glycyrrhizic acid　97
gomisin　102

H

hamaudol　117
harpagide　100
hematoxylin　109
hesperetin　100
hesperidin　98, 99, 111
higenamine　102, 116
hinesol　106
cis-hinokiresinol　110
hirsutine　111
hirudin　108
homogentisic acid　115
honokiol　101
hydroxybenzoic acid　112

I

imperatorin　105, 115
inokosterone　101
N-isobutyldodecatetraenamide　102
isofraxidin　117
isoliquiritin　97
isomangiferin　110
isopimpinellin　105
isoquercitrin　167
isoterchebin　103

J

jujuboside　103, 110

K

kaempferol　120
α-kainic acid　96
kikkanol　99
kukoamine B　104
kuwanon　109

L

laurolitsine　94

leonurine　119
licoricone　97
Ligusticum brachylobum　164
Ligusticum chuanxiong　164
Ligusticum sinense　101
ligustilide　112
limonene　103
d-limonene　98, 111
l-limonene　109
limonin　95
linalool　106
linderane　94
linoleic acid　118
linolenic acid　118
liquiritin　97
lithosperman　104
lithospermic acid　104
loganin　103, 114
lotusine　120
lupenone　110
lupeol　110
luteolin　99, 112, 114
Lycium barbarum　104

M

magnocurarine　101
magnoflorine　101
magnolol　101
magnoloside　101
mangiferin　110
matrine　99
menisdaurilide　117
l-menthol　114
d-menthone　100
methylchavicol　107
methyleugenol　102
5-O-methylvisamminol　117
morroniside　103
morusin　109
myricetin　119
myricitrin　119

N

naringin　98, 111
neoarctin　102
neohesperidin　98
nerolidol　106
nodakenin　108
nootkatone　119
notopterol　99

nuciferine 120
nupharamine 108
nupharidine 108

O

obakunone 95
oleanolic acid 103, 104, 115
oleic acid 118
onjisaponin 96
ophiopogonanone 114
ophiopogonin 114
oryzabran 101
osthol 105
oxymatrine 99
oxypaeoniflorin 117

P

pachouli alcohol 97
pachyman 116
pachymaran 116
paeoniflorin 105, 117
paeonol 117
paeonolide 117
paeonoside 117
Panax ginseng 164
Panax japonicus 164
peimine 114
peiminine 114
peiminone 114
perillaldehyde 109
peritoline 102
l-pinene 105
α-pinene 107
β-pinene 119
pinoresinol diglucoside 113
plantaginin 168
plantago-mucilage A 105
plantagoside 105
plantasan 105
platycodin D 98
pogostol 97
praeruptorin 108
protoanemonin 93
protopine 95
Prunus persica var. *davidiana* 113
psoralen 115
puerarin 97

l-pulegone 100

Q

quercetin 103, 105, 167

R

rhehmannioside 104
rhein 109
Rheum coreanum 109
Rheum officinale 109
Rheum palmatum 109
Rheum tanguticum 109
rhynchophylline 111
rosmarinic acid 104, 109
rutecarpine 102

S

safflor yellow 101
saikosaponin 102
sakuranin 95
sanshoamide 103
sanshool 103
saposhnikovan 117
Saposhnikovia divaricata 117, 164
Saussurea lappa 118, 165
schizandrin 102
schizonepetoside 100
scoparone 94
scopoletin 112, 116
Scrophularia ningpoensis 100
sennoside 109
sesamin 102
sesamolin 102
shikonin 104
shionone 104
shisonin 109
shogaol 91, 106
sinactine 117
sinalbin 115
sinomenine 117
Sinomenium acutum 165
sophoranol 99
spinosin 103
stachydrine 119
stigmasterol 119
sweroside 103

swertiamarin 168
swertisin 103

T

taraxanthine 98
d-α-terpineol 107
dl-tetrahydropalmatine 95
tetrandrine 117
thujone 96
timosaponin 110
trichosan 97
tuduranine 117
turmerone 94

U

Uncaria gambir 93
uncarine 111
ursodeoxycholic acid 119
ursolic acid 104, 115

V

vanillin 112
vanillyl alcohol 112
verticilline 114
visamminol 107
visnagin 107
vitamin B_1 101
vogeloside 114

W

wogonin 95

Y

yakuchinone 119

Z

Zanthoxylum piperitum 166
zederone 96
zhebeinine 114
zingiberene 94
α-zingiberene 106
zizyphus saponin 110

漢方薬学
―現代薬学生のための漢方入門―

定価（本体3,600円＋税）

編者 奥田拓男

平成21年2月25日 初版発行©

発行者 廣川節男
東京都文京区本郷3丁目27番14号

発行所 株式会社 廣川書店

〒113-0033 東京都文京区本郷3丁目27番14号
〔編集〕電話 03(3815)3656　FAX 03(5684)7030
〔販売〕電話 03(3815)3652　FAX 03(3815)3650

Hirokawa Publishing Co.
27-14, Hongō-3, Bunkyo-ku, Tokyo

最新 薬物治療学

京都大学教授　赤池　昭紀
北里大学教授　石井　邦雄
明治薬科大学教授　越前　宏俊　編集
京都大学教授　金子　周司

B5判　490頁　5,250円

薬学教育モデル・コアカリキュラムにおける「薬物治療」の内容をカバーしつつ，最適な薬物治療に向けて薬剤師が持つべき疾病の病態と薬物治療に関して，必要かつ十分な記述をもつ教科書としてまとめた．

専門基礎：化学入門 その論理と表現

東京大学名誉教授　藤原　鎭男　著

A5判　130頁　1,890円

本書は，専門科目としての「化学」の学習を始める前に，学生諸君がその準備として持つべき心構えと，知識を示している．主として，これから大学院課程の「化学」に進もうとする学生を対象にしている．
主要目次：元素の周期律／原子構造／近代科学の基本量／科学知識の表現／文献／数値・事象／画像／専門学習助言／科学をなぜ学ぶか．どう学ぶか

薬学生のための 生物物理化学入門

北海道大学教授　加茂　直樹
徳島大学教授　嶋林　三郎　編集

B5判　200頁　3,150円

薬学生初心者対象の教科書，生体構成分子，生体膜，医薬品の作用，生体のエネルギー源，酵素反応などを本文8章と特別講義6講で解説，薬学会モデル・コアカリキュラム，国試出題基準，日本薬局方関連事項にも着目して執筆．豊富な練習問題で定期試験・薬剤師国家試験対策もOK．この教科書一冊で「関連分野にこわいものなし」．

薬学領域の物理化学

帝京平成大学教授
東京薬科大学名誉教授　渋谷　皓　編集

A5判　380頁　5,460円

"薬学教育モデル・コアカリキュラム"のC1の物理化学領域の項目を網羅した．各章の冒頭にはコアカリキュラムに則した学習目標を記載し，各章の内容を薬学生の物理学，数学の学力で確実に理解できるようにわかりやすく記述した．章末の演習問題で理解度をチェックできる．

物理化学テキスト

松山大学教授　葛谷昌之　編集

B5判　250頁　4,200円

「構造」「物性」「反応」の3部構成にし，平易な表現でかつ，簡潔にを目標に執筆した．各項目にSBOを明記し，薬学共用試験及び薬剤師国家試験への対応も施した．

わかりやすい医療英語

名城大学名誉教授　鈴木　英次　編集

B5判　250頁　3,150円

本書は，薬学，看護学などの学生を対象とする．高頻度の医療単語の語源，基礎から臨床分野の英文を厳選し，詳しい語句の解説と演習によって，正確な和訳の習得を目指した．テキスト，自習書として最適である．

CBT 対策と演習シリーズ

薬学教育研究会　編

A5判　各130～250頁　各1,890円

本シリーズは，CBTに対応できる最低限の基礎学力の養成をめざした問題集である．
〈既刊〉有機化学 1,890円／分析化学 1,890円／薬理学 1,890円
〈近刊〉薬剤学／衛生薬学／生化学／機器分析

廣川書店
Hirokawa Publishing Company

113-0033　東京都文京区本郷3丁目27番14号
電話03(3815)3652　FAX03(3815)3650　http://www.hirokawa-shoten.co.jp/